Dein Körper - Dein Freund

Welche Nahrung er zum Gesundsein, Schlanksein, Glücklichsein braucht.

Your body – Your friend

Basierend auf wissenschaftlichen Erkenntnissen

Anna I. Jäger

Wichtiger Hinweis für den Leser: Die Verfasser geben weder direkt noch indirekt medizinische Ratschläge, noch verordnen sie die Anweisungen einer Diät ohne medizinische Beratung als Behandlungsform für Krankheiten. Ernährungsfachleute und andere Experten auf dem Gebiet der Gesundheit und Ernährung vertreten unterschiedliche Meinungen. Es liegt nicht in der Absicht der Verfasser, Diagnosen zu stellen oder Verordnungen zu erteilen. Ihre Zielsetzung besteht lediglich darin, Informationen aus dem Gesundheitsbereich anzubieten und bei dem Streben nach Gesundheit die Zusammenarbeit mit Ihrem Arzt zu unterstützen. Wenn Sie die vorliegenden Informationen ohne Einschaltung eines Arztes anwenden, so verordnen Sie sich eine Selbstbehandlung — ein Recht, das Ihnen zusteht. Herausgeber und Verfasser übernehmen jedoch keine Verantwortung.

Durch Forschung und klinische Erfahrungen unterliegen die Erkenntnisse in Medizin und Naturwissenschaften einem beständigen Wandel. Die Autoren haben sorgfältig geprüft, dass die in diesem Werk getroffenen therapierelevanten Aussagen und Angaben dem derzeitigen Wissensstand entsprechen. Hierdurch wird der Leser dieses Werkes jedoch nicht von der Verpflichtung entbunden, ggf. auch anhand anderer Werke zu diesem Thema zu prüfen, ob die dort getroffenen Aussagen und Angaben von denen in diesem Werk abweichen.

Ggf. erwähnte Produktnamen sind geschützte Marken oder eingetragene Markenzeichen der jeweiligen Eigentümer, Unternehmen oder Organisationen, auch wenn sie im Einzelnen nicht ausdrücklich als solche gekennzeichnet wurden.

Bibliografische Information der Deutschen Nationalbibliothek

Die Deutsche Nationalbibliothek verzeichnet diese Publikation in der Deutschen Nationalbibliografie; detaillierte bibliografische Daten sind im Internet über dnb.d-nb.de abrufbar.

ISBN-13: 978-1505284997
ISBN-10: 1505284996

Dieses Buch basiert auf wissenschaftlichen Experimenten, Begründungen und Erkenntnissen unterschiedlicher unabhängiger Quellen.

Die aufgeführten Quellen sind, unter anderem:

Harvey Diamond, Marilyn Diamond
Fit fürs Leben: Fit for Life
Fit fürs Leben, Teil 2

T. Colin Campbell, Thomas M. Campbell
China Study
Die wissenschaftliche Begründung für eine vegane Ernährungsweise

Dr. John A. McDougall, MD
The Starch Solution
Eat the foods you love, regain your health, and lose the weight for good

Dr. Neal Bernard, MD
Iss dich fit
Die vitalisierende Kraft natürlicher Ernährung

Dr. Caldwell B. Esselstyn Jr.
Prevent and Reverse Heart Disease:
The Revolutionary, Scientifically Proven, Nutrition-Based Cure

Komplette Liste in den Verweisen

Inhaltsverzeichnis

Einstieg i

I. Aha-Momente 7
Wenig essen macht dick 8
Warum Du *viel* essen musst, um dauerhaft sehr schlank zu werden 14
Das Minnesota-Hungerexperiment 14
Die bekannte Set-Point-Theorie 17
Senkung des Set-Points 20
Dein Körper. So tickt er. (Stoffwechsel verständlich erklärt) 25
Dcr Mensch: zu 100% Herbivore? 33
Wundermittel Obst 45
Das Zucker Geheimnis – Kohlenhydrate machen schlank 57
Fett 66
Protein 70
Salz 76
Alkohol 79
Vorteile, mit dem Trinken aufzuhören 87
Hallo Raucher 88

II. Dein Körper – Dein Freund 89
Abnehmen kann jeder! 90
Der Effekt von Negativkalorien 94
Lebensmittel zur Fettverbrennung 96
Heilung 101
Die Vorteile der HCLF Ernährung (High Carb Low Fat): 103
Diabetes – heilbar! 104
Krebs – heilbar! 104
Die bekanntesten Pläne 108
Fit for Life (nach Harvey Diamond) 109
80/10/10 (nach Dr. Douglas Grahams) 110
Raw Till 4 (nach Freelee Bell) 111
Iss Dich fit! (nach Dr. Neal Barnard, MD) 112
Starch Solution (nach Dr. McDougall) 113
Fehler in der Ernährungsweise 116
Vier häufige Fehler bei veganer Ernährung 116
Die Sache mit der Waage 118
Unkontrollierte Fressattacken und Frustessen 121
Essstörungen – den Teufelskreis durchbrechen 121

Maximale Gewichtsabnahme (Schnellere Resultate) 125

III. Die 4 Glücksbringer (Kurze Erläuterung) 128
1. Wasser 129
2. Ernährung 132
3. Schlaf 134
4. Bewegung 136

IV. 90 Tage vegan Ein Tagebuch-Erfahrungsbericht 139
Zur Person 139
Grober Überblick 142
Das Tagebuch 143
Nach 30 Tagen 158
Nach 60 Tagen 166
Ein 90-Tage-Fazit 182

V. Wie fange ich an? 30-Tage-Anleitung 185
Fragen und Antworten (FAQ) 196
Wie lange dauert es, bis es zu Gewichtsverlust kommt? 196
Wenn ich nicht schnell abnehme, verliere ich mein Interesse und gebe auf.. 197
Ich nehme nicht ab. Was soll ich tun? 197
Die Waage zeigt einen Verlust an, obwohl ich nicht schlanker aussehe. 198
Ich nehme zu schnell ab! Ist das normal? 199
Oh nein! Gewichtszunahme? 199
Woher bekommst Du Dein Protein? 200
Woher bekommst Du Dein Kalzium? 200
Was ist *80/10/10*? 201
Was ist *90/5/5* oder *Raw Till 4* (*RT4*)? 201
Low Carb vs. High Carb 201
Was, wenn man nicht sportlich aktiv ist/sein kann? 201
Tipps bei Koffeinabhängigkeit? 201
Kopfschmerzen bei Koffeinentzug? 202
Ist eine Fastenkur empfehlenswert? 202
Ich habe „gesündigt“ und habe etwas gegessen, was nicht vegan ist... 203
Wie viel Reis Nudeln und Kartoffeln darf ich essen? 204
Es ist 19.00 Uhr und ich bin noch hungrig. Bis wann darf ich essen? 204
Kann ich veganen Rotwein trinken? 204
Darf ich jetzt nie wieder Schokolade oder Kuchen essen? 205
Obst heilt Diabetes? Wie geht das? 205
Ich mag kein Obst / ich habe nicht genug Obst vorrätig. Was tun? 205
Können meine Zähne kaputt gehen, wenn ich viel Obst esse? 205
Was ist zu tun gegen Blähungen nach Obstgenuss? 206
Wie verhält es sich mit Tofu? 207
Warum werden 2500kcal als minimaler Grundwert empfohlen? 207
Ich habe Lust auf Kartoffel-Chips 207
Ich habe Lust auf salziges Essen! 208
Ich habe Lust auf süßes Essen! 208

VI. Ein Potpourri an Informationen 209
Veganer sind extrem! 210
Vitamin B12 213
Was Du alleine bewirken kannst 217
Du veränderst die Welt 220
Lieblingsrezepte 222
Nicecream (fettfreies Bananeneis) 223
Reis mit Champignons und Gemüse 223
Naturreis mit Baked Beans 224
Naturreis „Texas Mix“ Mais & Kidney Bohnen (scharf) 224
Kartoffelspalten mit Tomatensauce 224
Leckere Möhrensuppe (fettarm + simpel!) 225
Pizza vegan 225
Karottenkuchen (fettfrei) 226
Vegane Lebensmittel aus dem Supermarkt 227
Vegane Alternativen für Lebensmittel 231

Erfahrungen und Success Stories 232

Ausstieg 233

Hallo lieber Freund! 238
Literaturverzeichnis 239
Verweise 240

Ebenfalls erhältlich 245
NEU erhältlich 246
Hinweise, Rechtliches und Impressum 248

Anmerkungen 249

"Zu wenige Menschen wissen, dass sie kostenlos all die Gesundheit und Schönheit, die Geld nicht kaufen kann, haben können."[1]
~ Dr. John McDougall, MD

"If you want life, put life inside your body."
~ Harley Johnstone

"Das Fett, dass Du isst, ist das Fett, das Du mit Dir herumträgst!"
~ Dr. John McDougall, MD

"It's never too late to start eating well."
~ T. Colin Campbell

Einstieg

Hallo meine liebe Freundin, mein lieber Freund.

Die meisten von uns haben ihren Körper über viele Jahre, oft Jahrzehnte, nicht wie einen Freund behandelt. Wir haben ihn mit Diäten, Hungerkuren und schlechter, ungesunder Nahrung gequält. Bei allem, was wir taten, hat er entsprechend reagiert. Als wir ihn mit Diäten unglücklich machten (und uns gleich mit), lehrten wir ihn, eine **effektive Fettspeichermaschine** zu werden. Wir waren dabei sehr erfolgreich! So wurden wir nach einer Diät noch dicker, unser Körper sozusagen eine noch massivere Fettlagerhalle als zuvor. Wir wollten ihn doch zu einer flinken Fettverbrennanlage machen und haben mit unserem Diätenwahn nur das Gegenteil erreicht: Unser Körper weiß de facto, wie er schnell und sicher viel Fett einlagert. Was haben wir ihn und uns dafür gehasst, dass er uns das wieder antut. Aufgepasst! Unser Körper, dieses schöne kluge Wunderwerk, will uns nur einen Gefallen tun. Er weiß nicht, dass wir schlank werden wollen. Er will nach dem Ende einer kalorienreduzierten Diät einfach nur für schlechte Zeiten vorsorgen, falls er wieder einmal hungern muss. Schließlich will er überleben. Er weiß nur, dass er während einer Diät viel zu wenige Kalorien bekommt. Und da wir es unserem „bösen Körper" meist noch extra schwer machen wollen, geben wir ihm während einer Diät nicht nur zu wenige Nahrungsmittel, sondern zumeist auch noch die falschen. Nun steht er also da. Er bekommt nicht genug Treibstoff, und von dem wenigen auch noch den falschen. Was soll er also tun, so von uns in die Ecke gedrängt? Ganz einfach. Er verliert an Gewicht (ungern!), fährt den

Stoffwechsel drastisch herunter (schließlich muss er sparen), und lernt dabei ganz artig vorzubeugen, falls wieder eine Hungerperiode kommt. Schnell lagert er am Ende der Hungerperiode mehr Treibstoff ein, damit er in Zukunft bloß genug davon zur freien Verfügung hat. Der Stoffwechsel ist im Keller und bleibt da auch erst einmal. Ohne Energie kann eh keine Nahrung verbrannt werden.

Wie können wir also unseren Körper dazu bewegen, endlich die lästigen Pfunde loszuwerden? Was müssen wir tun, um schlank und gesund zu werden, und zwar für immer? Nun, das ist so einfach, dass es fast lächerlich ist. 1. Wir müssen mit unserem Körper Frieden schließen, uns mit ihm verbünden und ab sofort in seinem Interesse agieren. 2. Wir müssen unserem Körper beibringen, dass es genug zu essen gibt. Wir müssen ihm verständlich machen, dass es genug Treibstoff für ihn gibt, aber nicht irgendeinen Treibstoff. Für unseren Verbündeten gibt es ab sofort nur den allerbesten Treibstoff überhaupt, sodass er unbesorgt all seine Energie dafür verwenden kann, auf natürliche, gesunde Weise die vielen ungeliebten Fettpolster abzubauen. Das ist der ganze Trick. Und das gelingt ihm eben nur, wenn wir ihn über eine längere Zeit mit vielen gesunden Nährstoffen regelrecht abfüllen. Denn ob Du es glaubst oder nicht: Abnehmen will unser Freund nur, wenn er sich ganz sicher fühlt, dass er morgen nicht schon wieder hungern muss.

Dieses Buch soll Dir helfen, zu verstehen, was in Deinem Körper vor sich geht und wie Du deshalb Schritt für Schritt satt – und glücklicher denn je – auf natürliche und effektive Weise zu Deiner Traumfigur kommst. Dr. Neal Barnard beschreibt in einem seiner Bücher auf eine sehr schöne Weise, wie jeder von uns, unabhängig von Alter oder Genen, den Körper haben kann, von dem er schon immer geträumt hat:

> Überlegen Sie einmal, wie Sie gern aussehen würden. Lassen Sie für einen Augenblick alle Bescheidenheit beiseite. Wenn Sie einen Zauberstab hätten und alle Körperteile verändern könnten - was würden Sie tun? Malen Sie sich dieses Bild möglichst deutlich aus und stellen Sie sich vor, wie Sie am liebsten wären. Und jetzt denken Sie sich, dass jede Zelle Ihres Körpers daran arbeitet, dieses Bild Wirklichkeit werden zu lassen. Gesicht, Arme, Beine, Taille und alle inneren Organe formen sich genau nach Ihrem Bild. Es geht hier nicht um eine neue Frisur oder ein neues Paar Schuhe. Es ist eine ganz neue Art, über Ihren eigenen Körper nachzudenken. Alle Körperzellen haben eine eingebaute Fähigkeit zu Reparatur und Verjüngung. Manche von ihnen sind darauf spezialisiert, chemische Gifte zu entfernen, die sonst das Gewebe schädigen könnten. Andere verbrennen Fett, um die Taille schlank zu halten. Wieder andere machen Hautschäden rückgängig. Um diese und viele andere überraschende Körperfunktionen in Gang zu setzen, brauchen Ihre Zellen die

richtigen Nährstoffe, und diese Stoffe zuzuführen, ist verblüffend einfach. Wer bestimmte Lebensmittel zu sich nimmt, sorgt damit für die Verjüngung aller Körperteile.[2]

Du hast eine Entscheidung getroffen, die Dein Leben auf wunderbare Weise bereichern wird: Ein schlanker Körper, mehr Energie, ein strahlendes Aussehen (manche sagen dazu „Glow“= Strahlen, Schimmer, Glühen), Zufriedenheit, Glück und vieles mehr sind plötzlich zum Greifen nah.

In den vielen Jahren, in welchen ich mich mit dem Thema „gesunde Ernährung“ beschäftige, wurde mir zumindest eines vollkommen klar: Die Informationsflut kann verwirrend sein, und die Verwirrung stiftet jeder von uns mit. Denn jeder ist ein „Ernährungsexperte“. Jeder hat dazu etwas zu sagen. Die dicke Nachbarin. Der hagere Anwalt. Der nette Zahnarzt. Die Omi. Du. Ich. Und das ist gut so: Wir wollen informiert sein, Wissen austauschen. Jeder hat nämlich schon ein Abnehmbuch gelesen und eine Diät hinter sich gebracht. Mindestens! Ich gebe zu, ich habe fast mein ganzes Leben damit verbracht, auf Diät zu sein. Jeder kann exzessiv Sport machen, Crash-Diäten machen oder fasten. Jeder, der das macht, wird auch abnehmen – kurzfristig. Kurzfristig hatten wir alle schon Erfolg, manchmal auch über einen längeren Zeitraum hinweg. Doch irgendwann waren sie wieder da, die blöden Extrapfunde. Und damit auch die nächste Diät. Low Fat, High Fat, Low Carb, No Carb? Auf Zucker verzichten? Auf Fett verzichten? Was denn nun? Was sollen wir noch probieren? Wie viele Bücher sollen wir noch lesen? Warum gibt es so viele Widersprüche, wenn es um das Thema Abnehmen geht?

„Es gibt, in der Tat, zwei Dinge: zu wissen und zu glauben, dass man weiß. Zu wissen ist Wissenschaft. Zu glauben, dass man weiß, ist Ignoranz.“ ~ Hippokrates, Arzt, Begründer der Medizin als Wissenschaft

So viele Diätbücher da draußen schreiben im Vorwort, dass sie keine Diätbücher seien. Ist Dir das auch schon aufgefallen? Das soll uns zum schnelleren Kauf verleiten. Ja, die Diätindustrie – ein Milliardengeschäft! Bücher über Bücher türmen sich und schwören auf unterschiedlichste Erfolgsmethoden. Sie greifen Trends auf. Der neueste: Low Carb. Mit der Wahrheit lässt sich schließlich kein Geld verdienen. Viele davon sind geschrieben von “Diätexperten”, die aus reiner Profitgier falsche Hinweise geben. Oder, und das ist fast noch schlimmer, viele sind geschrieben von übergewichtigen „Diätexperten“. Nehmen wir z.B. den Erfinder der weltberühmten Atkins-Diät (High Fat Low Carb), Dr. Robert Coleman Atkins. Er ist leider übergewichtig (117 kg) an Herzversagen gestorben. Wie viele Menschen, die den hoffnungsvollen

Ausführungen Wahrheit schenkten, haben ihrem Körper Schaden zugefügt, als sie den Ratschlägen folgten? Wie viele haben Nutzen getragen? Sollten nicht nur Menschen Tipps geben dürfen, die das Problem erkannt und über viele Jahre hinweg andere Menschen erfolgreich beraten haben? Aber wer kauft denn heutzutage schon ein Buch, das – abweichend vom Trend der Zeit – zu pflanzlicher und kohlehydratREICHER Kost rät?

“When absurdities get repeated often enough, they start sounding like truth.” ~ T. Colin Campbell, The Low-Carb Fraud

Ich wollte einfach nur schön schlank sein. Mehr nicht. So wie Du auch. So wie wir alle. Um dem Dschungel an Widersprüchen, leeren Versprechungen und Profitgier zu entkommen, bildete ich mich zu dem Thema weiter. Ich wollte verstehen, was genau im menschlichen Körper vor sich ging, sobald wir ihm bestimmte Nahrungsmittel zuführten oder verweigerten. Dabei wollte ich objektiv an die Sache herangehen und alles in Frage stellen, was ich bisweilen dachte zu wissen. Ich wollte jedem Ansatz eine Chance geben. Schlussendlich konnte ich nur profitieren! Wie sagt man doch so schön: „Von jedem Menschen, dem Du begegnest, kannst Du etwas lernen.“ Je weiter ich mich bildete, umso deutlicher wurde diese Tatsache: Die Hauptursache unserer Zivilisationskrankheiten ist nun einmal die falsche Ernährung. Wir sind überernährt, aber doch mangelernährt. Wir denken, dass wir unserem Freund den richtigen Treibstoff geben, tun es aber nicht.

Ach, wie lange habe ich meinen Körper als Feind gesehen! Wie lange schon habe ich mit ihm und meinem Gewicht gekämpft. Das ewige Hungern, die Einschränkungen, der viele Sport; ja es war ein tobender Kampf gegen mich und meinen Körper gewesen. Irgendwann dachte ich tatsächlich: ‚Das schaffe ich nie. Ich werde mich damit abfinden müssen, niemals so rank und schlank zu sein wie andere Frauen.’ Ich dachte: ‚Wenn es einfach wäre, wären wir schließlich alle dünn.’ Eine grobe Fehlannahme! Damals hatte ich noch nicht genügend Sachverstand und ließ mich von der Diätindustrie leiten. Ein großer Fehler. Um einen Gewichtsverlust zu erreichen und für immer aufrecht zu erhalten und dabei schlemmend pappsatt, glücklich und energiegeladen zu sein, müssen wir eine andere Methode anwenden, als dem von der Diätindustrie vorgegebenen Unsinn zu folgen.

Das Allerwichtigste, was ich bald begriff, war: Dein Körper ist Dein Freund. Er will nur das Beste für Dich. Sobald auch Du das Beste für ihn möchtest, werden sich viele Dinge verändern. Wir müssen einfach lernen, unseren Körper wie einen Freund zu behandeln. Hätte ich doch damals schon gewusst, was er wirklich zum Abnehmen braucht! Und vor allem: Was er nicht braucht! Im Laufe der Recherchen passierte auf einmal etwas Wichtiges. Der Kreis schloss sich und viele Zusammenhänge und Schlussfolgerungen waren plötzlich logisch. Das erlernte Wissen und wohl auch eine gehörige Portion gesunden Menschenverstands hatten mich schlussendlich dahin geführt, wo ich seit Jahren schon immer sein wollte: In einem glücklichen, gesunden, schlanken Körper.

Auch für Dich heißt es nun: Raus aus dem Diäten-Dschungel, hinein ins Wohlfühl-Paradies! In diesem Ernährungsratgeber findest Du wissenschaftliche Erkenntnisse mit Hinweisen zu fundierten Quellen und zu neuesten Forschungsergebnissen. Du findest Wissen und Literaturauszüge von grandiosen Professoren und medizinischen Ärzten, die nicht aus Profitgier ihre Seele verkauft haben und daher Tausende von gesundeten und glücklichen Patienten zählen können (und, die selbst auch im hohen Alter rank und schlank sind!). Ich erwähne Abläufe und Hinweise, mit deren Verständnis auch Du Deinen Körper zu einem **mächtigen Begleiter** machen kannst. Du findest ebenso persönliche Erfahrungen, die nebst mir von vielen anderen Beratern und Teilnehmern auf dieser spannenden Reise festgehalten wurden.

Ist Abnehmen logisch? Schön wär's! Dann wären wohl alle Männer schlank :-). Die Herren der Schöpfung mögen meinen Esprit verzeihen und sich gerne mit uns Mädels auf eine spannende Reise mit viel Wissenswertem (und überaus Logischem) begeben.

Ach, und ja. Dies hier *ist* ein weiteres Diätbuch. Vermutlich das letzte, welches Du in Deinem Leben lesen wirst. Viel Freude beim Gesund-, Schlank- und Glücklichsein.

Herzlichst, Deine Anna

PS: Ich weiß, Du bist auf der Suche nach Antworten. Ich biete weder Wundermittel noch eine 30 kg-in-10-Tagen-Abnahme. Dieses Buch ist für diejenigen, die auf das „Warum?“ und „Wie?“ endlich die ersehnten Antworten haben möchten. Die Antworten ermöglichen ein vom Diätenwahnsinn befreites Leben mit einer vitalen Gesundheit, die glücklich macht. Angewendet, werden körpereigene Heilungskräfte aktiviert oder enorm verstärkt **(das ist kein „Voodoo“ sondern Biologie)**. In einem gesunden Körper purzeln die Kilos nämlich ganz automatisch. Und das oftmals sogar sehr schnell!

Hinweis zur 30 Tage-Anleitung:

Dieses Buch beinhaltet eine 30 Tage-Anleitung, mit der ich persönlich mein bestes Resultat zur Gewichtsabnahme erzielt habe. Beachte, dass übergewichtige Menschen, die der simplen Anleitung folgen, einen extrem hohen Gewichtsverlust in kurzer Zeit erzielen können. Ich selber wollte in der Phase „nur" von meinem Sollgewicht zu meinem erträumten Idealgewicht (sprich, zwischen 5 kg - 10 kg) runter. Das ist die harte Phase, wenn der Körper normalerweise auf stur schaltet und nichts passiert, egal, wie sehr man sich quält. Ich war damals auch keine 20 Jahre mehr, wo das noch schneller flutscht. Für mich gab es dieses Mal, zu meiner eigenen Verblüffung, keine harte Phase und keine Quälereien. Ich dachte: „Es funktioniert ja wirklich". Mein Geheimnis? Ich machte, was meinem Körper gut tat. Ich glaube, das ist der Hauptgrund dafür, warum ich erfolgreich war. Und das Allerbeste war: Mit der Vorgehensweise konnte ich **niemals** in ein Jojo gelangen, da ich bereits jeden Tag um die 2500 kcal gesunde und leckere Nährstoffe zu mir nahm. Das sind mehr Kalorien, als ich je zuvor aß! Im Anschluss an die 30 Tage habe ich sogar noch weiter abgenommen und musste daher ein paar Monate später meinen Kohlenhydratanteil noch weiter anheben, um nicht zu dünn zu werden. Ich weiß, es klingt fast zu schön, um wahr zu sein. Ich war ja auch skeptisch. Du musst mir nicht glauben, probiere es einfach selbst aus. Die Zusammenfassung und eine einfache Übersicht der 30 Tage-Anleitung findest Du im Anschluss an mein 90-Tage Experiment.

Wir sind Individuen.

Wir haben unterschiedliche Essgewohnheiten, ED-Vergangenheiten (Eating Disorder = Essstörung), Krankheiten, Allergien, und andere Faktoren, die wir berücksichtigen müssen. Aber wir sind auch Menschen. Körperabläufe bleiben Körperabläufe. Lies daher unbedingt, bevor Du mit der 30-Tage-Anleitung beginnst, alle erklärenden Kapitel zu dieser Anleitung. Du **musst** verstehen, warum, wie viel und was Du essen sollst und was Du vermeiden solltest, damit Du für Deinen persönlichen Bedarf entsprechend einfache Anpassungen machen kannst, um die besten und schnellsten Resultate für Dich zu erzielen.

I. Aha-Momente

"If you're the smartest person in the room, you're in the wrong room."
~ *Michael Dell*

Wenig essen macht dick

Wie nimmt ein Mensch am besten ab? Wir alle, die mit ihrem Gewicht kämpfen, glauben, dass die Lösung einfach sei. Wir glauben, dass wir abnehmen, indem wir zwei Dinge tun:

1. ~~weniger Nahrungsmittel zu uns nehmen~~
2. ~~sehr viel Sport machen~~

Falsch. Wir haben die zwei Punkte gleich einmal durchgestrichen. Es soll und darf nicht länger als mögliche oder gar richtige Methode dastehen. Denn diese Abnehmmethode ist auch nach Dr. Doug Lisle, Ph.D. eine reine Zeitverschwendung!

Die beiden Punkte, die Dr. Lisle in den ersten paar Minuten seines Vortrags "*How to lose weight without losing your mind*"[3] (Wie man Gewicht verliert ohne den Verstand zu verlieren) so menschlich auflistet, haben wir alle bisher als richtig geglaubt (tun es immer noch?) und schon mindestens einmal versucht. Wir haben weniger gegessen und viel Sport gemacht. Wir versuchten es nicht nur einmal, sondern immer wieder, weil es kurzfristig immer wieder klappte. Dr. Lisle geht sogar so weit und sagt, dass Menschen, die auf diese Weise versuchen an Gewicht zu verlieren, ihren Verstand verlieren. Dieser Behauptung gehen wir in diesem Kapitel auf den Grund.

Das Gehirn mag kurzfristige Lösungen, so scheint es zumindest. Auf langfristige Lösungen ist es nicht besonders scharf. Wir wollen Resultate sehen, und diese am besten gestern. Darum lassen wir uns nicht so leicht belehren, auch ich nicht. Mittlerweile weiß ich, dass Dr. Lisle und andere

Ärzte Recht haben. Diese zwei durchgestrichenen Dinge sind eine reine Zeitverschwendung. Ich habe diese Form des Abnehmens selbst schon ca. 25 Jahre versucht. Das ist ein Vierteljahrhundert! Und was ist passiert? Ich hatte während meiner Diäten Hunger, musste **ständig** ans Essen denken, war schlecht gelaunt, nahm kurzfristig natürlich auch ab, dann irgendwann wieder zu. Die Essattacken blieben niemals aus. Es schien fast so, als holte sich der Körper im Nachhinein was ich ihm so mühsam enthalten habe. Einfach verrückt. Erging es Dir nicht ähnlich? Wie lange schon hast Du diese Abnehmvariante erfolglos versucht? Sind wir alle Ausnahmen, die einfach nicht abnehmen können? Liegt es an unserer Vererbung? Der blöden Genetik? Meine Eltern sind schließlich auch dick! Ja, so dachte ich wirklich. Dr. Doug Lisle erzählt weiter, dass ein Gewichtsproblem ein unnatürliches Problem für den Menschen sei, "wir nicht für dieses Problem geschaffen sind" und wenn wir anfangen, dieses Problem mit Punkt 1 und Punkt 2 zu bekämpfen, werden wir Hunger haben, sehr frustriert sein und wir werden im Endeffekt scheitern **müssen**.

Dr. Neal Barnard beschreibt in seinem Buch, dass Essanfälle nicht durch fehlende Disziplin, sondern durch Diäten entstehen. Dabei benützt auch er das Wort *anormal*, um deutlich zu machen, dass wir etwas versuchen, was entgegen unserer Biologie ist: „Eine anormale Beschränkung der aufgenommenen Nahrungsmittel führt später zu einer starken Neigung, übermäßig zu essen."[4]

Das Schlimmste an den Diäten, die ich machte, war, dass ich mich während der Diät-Zeit mies fühlte. Ich hasste jede Diät, während ich sie brav ausführte. Natürlich freute ich mich, wenn die Waage einen kleineren Wert anzeigte als am Vortag, aber die Freude war nie von langer Dauer. Jede Diät war ein großer Kampf gegen mich selbst. Zudem war jede Diät eine starke Herausforderung an meine Willenskraft. Wie oft hört man doch dünne Menschen behaupten, dass fette Menschen keine Willenskraft hätten. **So ein Unsinn!** Ich glaube, keiner hat mehr Willenskraft als wir, die seit Jahren mit ihrem Körper um ihre wunderschöne Traumfigur ringen. Hätte ich doch damals schon gewusst, dass ich **alles** komplett falsch angegangen bin. Hätte ich damals schon gewusst, dass so viele der Ratgeber auf dem Markt nur da sind, um unseren Geldbeutel, und nicht unsere Körper schlank zu machen. Mein Körper hatte ja gar keine Chance abzunehmen, so sehr beraubte ich ihn seiner wichtigen Nährstoffe und notwendigen Lebensfreude. Dieser ständige Kampf mit sich und seinem Körper, über viele Jahre hinweg, er zehrt an der Willenskraft und frustriert. Was ich an Listen und

Tagebucheinträgen gefüllt habe! All die Haken und positiven Kreuze, wenn ich unter meinem Kalorienmaximum geblieben bin. Wie oft konnte ich nachts nicht schlafen oder bin hungrig aufgewacht, "durfte" aber ja nichts essen!

Von dem exzessiven Sport ganz zu schweigen! Einmal machte ich einen Diät-Selbstversuch, als ich mir beweisen wollte, dass ich genug Willenskraft habe, um alles zu erreichen, was ich mir in den Kopf setzte. Damals habe ich gelesen, dass man 7000 kcal einsparen müsse, um 1 kg Körpergewicht loszuwerden. Für mich ein revolutionärer Gedanke. Ich zog es tatsächlich durch. Ich wollte 50 Tage lang jeden Tag 1000 kcal einsparen, aber nicht, indem ich die Kalorien einschränkte (schließlich hatte ich da schon gelernt und am eigenen Körper erfahren, dass das nicht wirklich auf lange Sicht funktionierte), sondern indem ich genug aß aber zusätzlich viel Sport machte. Diese "logische" Methode würde alle 7 Tage einen Gewichtsverlust von 1 kg bedeuten, da ich am Ende jeder Woche jeweils insgesamt 7000 kcal einsparen würde. Und mit dieser Methode sollte ich nach 50 Tagen 7 kg leichter sein. Ich war ja so motiviert! Ich aß gesunde Nahrungsmittel und machte extrem viel Sport. Jeden Tag aß ich um die 2000 kcal. Das war meine ideale Zufuhr, um mein Gewicht zu halten. So konnte der Körper nicht auf Sparflamme schalten, dachte ich. Dazu machte ich so viel Sport, dass ich tatsächlich jeden Tag ein Defizit von 1000 kcal erreichte. Die Waage verbannte ich, um nicht zu früh das Handtuch zu werfen. Ich war so müde und erschöpft in dieser Zeit! Endlich, endlich, nach 50 Tagen stellte ich mich zum ersten Mal wieder auf die Waage.

Ich hatte nicht die erhofften 7 kg an Fett verloren. Es waren gerade mal 2 lächerliche Kilogramm, die ich verloren hatte. Vermutlich war das aber auch kein Fett, sondern Muskelmasse oder Wasser. Hier mein ironischer, verzweifelter Original-Eintrag aus meinem Tagebuch am Ende dieses gescheiterten Versuchs:

„Ich mache etwas falsch, habe alles gegeben und **nichts** hat sich getan hahaha... So viel Sport, so viel Defizit, so viel gesundes Essen. Und doch will der Körper nicht runter mit den Kilos. Was soll ich tun? Was soll ich **noch** tun? Ich fühle mich körperlich ganz OK und es ging mir dank der guten Lebensmittel auch ganz gut. Aber diese extreme Kalorienreduktion durch Sport, nein, da habe ich mich zu sehr vertan. Ich fühle mich, abgesehen von der Müdigkeit, wohl, keine Frage. Die Waage sagt das Gegenteil davon aus, wie ich mich fühle." Kurze Zeit später schreibe ich: „Es ist schon schwierig, mich noch einmal aufzuraffen, nach dieser Pleite. Großkotzig war ich. Dachte, Abnehmen sei Mathematik und dass ich es endlich verstanden hätte, wie man abnimmt. Jetzt muss ich mir eingestehen, dass ich immer noch keine Ahnung habe. Ich habe keinen blassen Schimmer, woran es liegt, dass ich nicht abnehme. Manchmal hasse ich mich und meinen Körper. Das einzige, was im Moment Sinn macht, ist, dass der Körper einfach nicht schlank sein will und aufgrund der unzureichenden Kalorienzufuhr wegen des vielen Sports doch auf Sparflamme zurückgefahren ist.“ Später schreibe ich: „Ich werde nicht aufgeben. Aber vielleicht sollte ich als ersten Schritt die Waage tatsächlich für immer und ewig verbannen. Seit ich mein Gewicht kenne, fühle ich mich noch dicker. Verrückt.“

Ich erinnere mich noch sehr gut, wie unglücklich und verzweifelt ich damals war. Ich weiß auch noch, dass ich glaubte, dass alles, was ich versucht habe, umsonst war und ich nie mein Traumgewicht erreichen würde. Heute weiß ich, dass ich zumindest eines gelernt habe: Dieser Kampf mit sich führt nicht ans Ziel der Träume. Man **muss** zwangsläufig scheitern, wenn man über eine lange Zeit im Kaloriendefizit lebt, da unser Körper ein Überlebensorganismus ist. Er wird so lange kämpfen, so lange wir kämpfen. So lange wir gegen ihn kämpfen, wird er sich bestimmt nicht mit uns anfreunden. Was war ich doch frustriert! Damals verstand ich die Zusammenhänge noch nicht. Über Jahre stellte ich mir die Frage: Warum versteht mein Gehirn nicht, dass ich schön schlank sein möchte? Es ist doch mein Gehirn. Es muss doch wissen, dass ich alles versuche, seit Jahren, um eine Traumfigur zu haben. Es begleitet mich doch, ist bei allen Versuchen dabei und leidet, wenn ich leide. Warum stellt es sich mir also in den Weg? Warum veranlasst es nicht Fettabbau? Warum geht es auf Sparflamme, wenn es doch mit mir zusammen “weiß”, dass wir in keiner Notzeit sind und genug Essbares verfügbar ist?

So sehr ich heute über meine damalige Denkweise schmunzele, so sehr veranlassten mich meine vielen Fragen, noch weitere Fragen zu stellen und mich mehr und mehr mit der Thematik auseinanderzusetzen. Ich begann zu verstehen, dass in all der Zeit auch mein Gehirn mir versucht hatte verstehen zu geben, was es und mein Körper zum Wohlfühlen und Abnehmen brauchten. **Ich hatte es einfach immer ignoriert.** Ich wollte nicht auf mein Gehirn hören. Ich wollte auf den Kaloriendefizitschwachsinn hören, der uns seit Jahren eingebläut wird. Ich wollte, und das ist mir heute ein Rätsel, auf diesen Schwachsinn hören, obwohl ich wusste, dass die langfristigen tollen Resultate nicht nur bei mir, sondern auch bei Millionen anderer Leidensgenossinnen und Leidensgenossen ausblieben.

Die Wahrheit ist: **Wenig essen macht langfristig dick.** Wir dürfen **nicht** hungern, um erfolgreich langfristig an Gewicht zu verlieren. Wenn wir hungern, und dann wieder "normal" essen, werden wir dicker. Mit jedem Tag, an welchem wir hungern, schaden wir unserem Körper und unserem Stoffwechsel und erhöhen den Misserfolg zu langfristigem Schlanksein. Mit jedem Tag, an welchem wir hungern, trainieren wir unseren Körper, eine Fettspeichermaschine zu werden.

"Sie brauchen nicht das zu tun, was jeder denkt, dass Sie tun müssen. [...] Sie müssen nicht weniger essen, Sie müssen sich nicht vorzeitig vom Tisch erheben, Sie müssen nicht frustriert sein. Sie sollen nicht erwägen, dass Sie "gute Arbeit" geleistet haben, wenn Sie nicht viel gegessen haben. Wenn Sie heute nicht viel gegessen haben, und dann denken, dass Sie gute Arbeit geleistet haben, dann werde ich Ihnen sagen: ‚Sie haben einen großen Fehler gemacht. **Sie haben sich für die morgige Niederlage vorbereitet.**'"[5]

Die Priorität des Gehirns liegt nicht darin, schlank zu sein. Die Priorität des Gehirns liegt in der Nahrungsaufnahme, um sich und unseren Körper und all die Zellen mit genügend Nährstoffen zu beliefern. Wenn es an diesen dringend benötigten Nährstoffen mangelt, meldet sich das Gehirn. Es signalisiert uns Hunger. Wenn wir unserem Gehirn und unserem Körper die notwenigen Nährstoffe geben, ist es zufrieden und stellt sein Rufen ein. Mit all diesen Nährstoffen können die Zellen und damit unser Körper dann tun, wofür sie da sind.

Apropos. Nicht nur dann, wenn Dein Körper Dir „Hunger“ signalisiert, auch wenn Du ständig Appetit oder Heißhungerattacken hast, dann deutet das darauf hin, dass Du unter Vitalstoffmangel leidest. Der Körper möchte seinem Besitzer begreiflich machen, dass er lebensnotwendige Materialien (Vitamine, Mineralien, Spurenelemente) benötigt.[6]

Die Antwort liegt klar auf der Hand. Sie ist so simpel, dass sie uns Menschen, die von den ganzen Diäten so geschädigt sind, fast zu banal, zu einfach vorkommt. Wir glauben weiterhin, dass wir massenhaft Sport machen müssen und dazu Kalorien einsparen müssen, um Gewicht zu verlieren. So wurde es uns seit Jahren eingetrichtert. Wenn das so gut funktionieren würde, dann wären wir alle schlank. Zumindest hätte mein lächerlicher Selbstversuch funktioniert. Auch Du bist nicht undiszipliniert, bloß weil bisher keiner Deiner Diätversuche geklappt hat. **Dein Körper hat Hunger nach den richtigen Nährstoffen.**

Die Lösung zum dauerhaften Abnehmen und Schlanksein ist nicht die

Menge bzw. Quantität, sondern die Qualität:

1. genügend richtige Nährstoffe essen, die der Körper braucht – kein Kaloriendefizit![7] [Referenzen siehe auch McDougall, Graham]
2. regelmäßige, richtige Bewegung[8,9]

Wenn wir unserem Freund also ab sofort genug der richtigen Nährstoffe zuführen, die schlechten weglassen (welche das sind, wird in den nächsten Kapiteln erklärt), somit die Fettverbrennung anfeuern und uns regelmäßig bewegen, wird er plötzlich auf automatische, gesunde, lang anhaltende Weise schlank werden.

Fazit

Wenn Du schön schlank werden und schön schlank bleiben möchtest, dann folge einem beständigen Plan. Von einer Diät zur anderen zu springen (und Kalorien einzuschränken!) trainiert Dein Gehirn, Fettspeicher anzulegen und diese festzuhalten. Dazu kommt, dass Dein Stoffwechsel viel langsamer wird und Du Kalorien viel langsamer verbrennst. Mit Kalorieneinschränkungen trainierst Du Deinen Körper sprichwörtlich eine Fettspeichermaschine zu werden. Wenn Du das möchtest, gut. Wenn nicht – Schluss damit!

Der Körper braucht Energie, um die Fettreserven zu verbrennen. Er braucht Energie, um abzunehmen. In einem klugen Programm achtest Du nicht auf Kalorien. Du musst nur darauf achten, dass Dein Körper genug der richtigen Energiestoffe bekommt. Du erfährst in diesem Buch, welche Nahrungsmittel dafür am besten sind. Wenn Du Dich an die Tipps hältst, erreichst Du Dein Wunschgewicht – satt, glücklich und mit Genuss!

Warum Du *viel* essen musst, um dauerhaft sehr schlank zu werden

Das Minnesota-Hungerexperiment

In den Jahren 1944-1945 führte der amerikanische Ernährungswissenschaftler Ancel Benjamin Keys ein Experiment durch, welches unter dem Namen: *Das Minnesota-Experiment*[10] (im Original *The Great Starvation Experiment*, zu Deutsch: *Das große Hungerexperiment*) bekannt wurde. Bei diesem Hungerexperiment testete Keys die Auswirkungen von FDH (Friss die Hälfte) an 32 jungen, psychisch gesunden Männern mit durchschnittlichem Gewicht. Die gesamte Studiendauer betrug ein Jahr. Keys dokumentierte den Versuch in seinem Buch auf 1385 Seiten.

Für alle Interessierten: Das Buch ist erhältlich unter dem Titel „*The Great Starvation Experiment: Ancel Keys and the Men Who Starved for Science*“, Todd Tucker (Autor), (Englisch) Taschenbuch – 8. Januar 2008.

Heute wäre so ein Experiment unter gleichen Bedingungen aus ethischen Gründen nicht mehr durchführbar.

In seinem Experiment wollte Keys die Langzeitauswirkung auf den körperlichen und geistigen Zustand der Probanden ermitteln. Nach der ersten 3-monatigen Periode, in welcher die Lebensweise und das Essverhalten der 32 Probanden studiert wurden, begann die eigentliche Versuchsphase von FDH. Die 32 Probanden wurden 6 Monate lang auf Diät gesetzt: Man halbierte die Kalorienmenge und verabreichte ihnen nur noch durchschnittlich 1570 Kalorien pro Tag. 1570 Kalorien pro Tag ist eine deutliche Reduktion der Kalorienmenge, und viel weniger, als der Tagesbedarf eines erwachsenen Mannes. Es ist eine typische Kalorieneinsparung, wie sie heutzutage in vielen Diäten empfohlen oder verwendet wird. Oft gibt es sogar Diäten, die bei 1200 kcal oder niedriger liegen.

Die Männer sollten pro Woche 36 km laufen und 15 Stunden arbeiten. Keys wollte in seinem Versuch eine Reduktion des Körpergewichts von 15-20% erreichen.

Nach dieser Testspanne wurden die 3 letzten Monate dazu verwendet, die Männer wieder an das ursprünglich gewohnte Essverhalten heranzuführen, welches sie vor dem Experiment zu tun pflegten. Diese Phase wurde "Wiederanfütterungsphase" genannt. Im Anschluss wurden die Testpersonen für einen weiteren Zeitraum von einem Jahr hinsichtlich der Auswirkungen beobachtet.

Die Auswirkungen auf die Männer waren erschreckend. Hier ein grober Überblick der prägnantesten Veränderungen (alle negativen Veränderungen hinsichtlich des Körpers und der Persönlichkeit können im Buch und auf der Website *www.minnesota-experiment.de* nachgelesen werden):

Veränderungen des Körpers: Unter anderem Abnahme von durchschnittlich ca. 24%, Reduktion des Herzvolumens (!) um 25%, ausschlaggebende Verlangsamung des Pulses, Abnahme des Muskelumfanges, **Abnahme des körperlichen Energieverbrauches um ca. 40% (!)** (daher verloren die Probanden weniger Gewicht, als aufgrund der Kalorienreduktion eigentlich zu erwarten gewesen wäre), Wasseransammlungen an Handgelenken und an Knöcheln, Frieren, Haarausfall, Schlafstörungen, negative Veränderungen der Haut, deutliche optische Alterungserscheinungen.

Veränderungen der Persönlichkeit: Unter anderem Depressionen, schlechte Laune, große Stimmungsschwankungen, Müdigkeit, Libidoverlust, äußerliche Verwahrlosung, Entwicklung von Profilneurosen und Charakterneurosen, beginnende Psychosen in zwei Fällen mit hysterischen Zügen, Ängstlichkeit und Nervosität, Verlust von Interesse an sozialen Kontakten und Zurückgezogenheit.

Wegen der geringen Nahrungsmenge stellte man bei den Probanden unterschiedliche Veränderungen beim Essverhalten fest. Die Versuchspersonen zeigten *viel* höheres Interesse am Essen. Sie waren gedanklich **immer mehr mit dem Thema Essen beschäftigt** und konzentrierten sich weniger auf anderes. Die Abneigung gegen

Nahrungsmittel, die sie nicht mochten, nahm ab, und das Essen wurde heilig. Die Nahrungsaufnahme wurde im Verlauf des Experiments mehr und mehr in die Länge gezogen. Es wurde jeder Brotkrümel gegessen, sowie der Teller abgeleckt. Kaugummikauen und der Konsum von Zigaretten stieg an und schien eine Art Ersatzbefriedigung zu sein. Man beobachtete zudem ein häufiger werdendes Fingernägelkauen. **Das normale Gefühl von Hunger, Sättigung und Appetit kam den meisten Probanden völlig abhanden!**

Nachdem die 6 Monate des Hungerns beendet waren, begann eine sechswöchige sogenannte “Wiederanfütterungs-Phase.” Die Probanden erhielten eine in vier Stufen gesteigerte Kalorienzufuhr von 1877 bis 4158 Kalorien. Die depressive und aggressive Stimmungslage hielt während der 6 Wochen weiterhin an. Die Hungergefühle wurden nicht geringer, sie nahmen sogar noch zu. **Selbst nach 12 Wochen** stellte sich der enorme Appetit der Probanden nicht ein, obwohl die Nahrungsmenge genügte. Sie behielten weiterhin bei, den Teller abzulecken und konnten sich trotz eintretendem Sättigungsgefühl kaum zügeln. Die Probanden berichteten, dass sie viel mehr als zuvor essen würden.

Die Probanden erholten sich nur langsam. Innerhalb von drei Monaten war der Fettverlust wieder aufgeholt. Leider dauerte es viel länger, bis sich die Muskelmasse wieder erholte. Der Bauchumfang nahm schnell zu, der Umfang der Gliedmaßen nahm im Vergleich dazu nur ca. halb so schnell zu, was zu einer Art **Unförmigkeit** führte.

An dieser Stelle kann noch erwähnt werden, dass die Probanden des Minnesota Experiments in den Monaten nach der Wiederanfütterung nicht im übergewichtigen Bereich gelandet sind.

Folgerung: Eine kalorienreduzierte FDH-Diät wie im Minnesota Experiment führte nur kurzfristig zu Gewichtsreduktion, und im Anschluss schließlich zur Gewichtssteigerung. Die FDH-Diät ist auch aufgrund der (dauerhaften) gesundheitlichen körperlichen Schäden nicht zu empfehlen.

Anmerkung: Während der Diät waren die Probanden auf einer standard-westlichen Amerikanischen Diät.

Die bekannte Set-Point-Theorie

Im Minnesota Experiment hat man beobachtet, dass der Körper seinen "Set-Point" (der Set-Point ist das Gewicht, welches der Körper immer wieder anstrebt und welches vom Körper unter normalen Bedingungen konstant gehalten wird; auch Setpunkt oder Sollgewicht genannt) nicht einfach senkt, sobald man abgenommen hat. Nach einer Diät steigert der Körper sein Gewicht wieder zurück zu eben besagtem Set-Point.

Das ist etwas, dass viele Menschen schon selber am eigenen Leib beobachtet haben. Und zwar nicht nur bei Diäten, wenn es um Gewichtsverlust ging, sondern auch dann, wenn wir mal über die Stränge geschlagen haben. Ein paar kleinere oder größere „Ausrutscher“ scheint der Körper schnell ausgleichen zu können, wenn es bei Ausrutschern bleibt und nicht zur Gewohnheit wird. Sport scheint hierbei eine untergeordnete Rolle zu spielen. Selbst wenn wir wenig oder viel Sport machen, der Körper pendelt sich über kurz oder lang bei einem bestimmten Gewicht ein, welches er krampfhaft zu halten versucht.

Was besagt die klassische Set-Point Theorie?

Die Erkenntnisse der Set-Point Theorie sind bereits seit den 50er und 60er Jahren bekannt, als wissenschaftliche Auswertungen gemacht wurden, die uns mehr über die Auswirkungen von Diäten oder hochkalorischer Ernährung auf unser Gewicht und unser Befinden aufzeigen sollten. Teile dieser Studien gelten heute noch als beispielgebend. Die Set-Point Theorie stellt die Anpassung des Körpergewichts dar. Der Theorie zufolge hat jeder Mensch ein definiertes Gewicht, bei dem es ihm entsprechend gut geht. Dieses Gewicht wird von dem Stoffwechsel unter gewöhnlichen Bedingungen auf demselben Wert gehalten. Und diese Höhe des von jeder Person abhängigen Gewichts wird als Set-Point bezeichnet. Der genaue Wert ist lt. klassischer Theorie möglicherweise angeboren und kann weder dauerhaft noch langfristig erheblich beeinflusst werden. Der Körper ist darum bemüht, dieses für ihn normale Ausgangsgewicht (den Set-Point) nicht aufzugeben. Wenn der Mensch nun eine kalorienreduzierte Diät macht und abnimmt, und somit unter das individuelle Set-Point Gewicht rutscht, wird sich das Gewicht langfristig gesehen wieder zum Ausgangspunkt zurückbewegen. Der Körper reguliert also einer zu starken Abnahme entgegen. Das Gleiche passiert auch bei einer Zunahme. Nach einer "Mastkur" treten Veränderungen im Stoffwechsel ein, sodass über eine längere Zeit wieder das Set-Point Gewicht erreicht wird. [11]

Übergewichtige haben einen höheren Set-Point als Normalgewichtige. Aufgrund des gängigen Schlankheitsideals versuchen viele Menschen, ihr Gewicht unterhalb ihres Set-Points zu halten. Wenn dies mit Diäten versucht wird, hat man damit nur kurzfristig Erfolg. Nachdem der Körper an Gewicht verloren hat und das Gewicht nun unterhalb des Set-Points liegt, werden die meisten Menschen über kurz oder lang wieder zunehmen, bis der Körper mindestens wieder bei seinem Set-Point angekommen ist. Man kann den Set-Point offensichtlich nicht verändern, indem man Diät hält und kurzfristig abnimmt.

Das *Minnesota-Experiment* veranschaulicht ebenfalls, dass der Hunger und die Fressattacken und das Vollstopfen nach der Diät nur so lange stattfanden, solange das Gewicht der Probanden unter dem Gewicht lag, welches für die Probanden natürlich war. Daraus lernen wir, dass wir nach einer Diät so lange hungrig sein werden, bis wir wieder am Set-Point angelangt sind. Während und nach der Diät werden wir uns **körperlich und seelisch** miserabel fühlen und noch Wochen und Monate nach einer Diät die Schäden reparieren müssen. Was für eine Zeitverschwendung! Das Ergebnis der Studie und die Erfahrungen, die wir am eigenen Leibe nachvollziehen können, lehren uns drei Punkte:

1. Schränke Deine Kalorien nicht ein!
2. Schränke Deine Kalorien nicht ein!
3. Schränke Deine Kalorien nicht ein!

Die meisten von uns werden kaum glauben können, dass wir nicht mehr hungern oder keine Miniportionen von 200 – 300 kcal pro Mahlzeit mehr essen sollen, um abzunehmen. Für viele von uns wird es auch eine Erleichterung sein. Endlich wissen wir, dass alle unsere Abnehmversuche, in welchen wir unter unserer benötigten Kalorieneinnahme blieben, scheitern **mussten.** Auch Dr. Barnard bestätigt, dass jede Diät, bei welcher wir unsere Kalorien einschränken, dem Stoffwechsel nicht helfe, sondern ihn nur noch schwerfälliger mache: „Wenn wir ihm nur winzige Nährstoffmengen geben, fachen wir die biologische Flamme nicht an, und deshalb kann der Körper auch die Kalorien nicht schnell verbrennen.“[12]

Der Stoffwechsel muss bei einer kalorienbeschränkenden Diät zwangsläufig langsamer werden. Es ist ja keine Energie vorhanden, um ihn anzufachen! Langsamer Stoffwechsel bedeutet, dass Kalorien langsamer verbrannt werden. Und das wiederum bedeutet, dass wir immer weniger essen müssen. Ein Teufelskreis.

Wenn wir weniger essen, veranlassen wir unseren Körper nicht dazu, Fett zu verbrennen. Wir veranlassen ihn dazu, langsamer zu werden, den Stoffwechsel herunterzufahren. Ebenso veranlasst viel Sport keinen langfristigen Fettverlust. Aus der Sicht des Körpers gibt es keinen Unterschied darin, ob wir 300kcal weniger essen, oder 300kcal über die Bewegung verbrennen. In beiden Fällen reagiert der Stoffwechsel gleich: „Oh nein! Weniger Nahrungsmittel! Ich habe Hunger. Es ist Zeit, langsamer zu machen und das beschützende Fett festzuhalten und kalorienhungrige Muskulatur zu verbrennen." Das bedeutet nicht, dass Sport keinen Sinn macht. Es bedeutet einfach, dass extra viel Sport langfristig keinen Fettverlust bedeutet.[13]

Schauen wir uns die Sache interessehalber noch aus einem anderen Blickwinkel an. Wir haben erfahren, was passiert, wenn wir über einen längeren Zeitraum unsere Kalorien einschränken. Was aber passiert mit unserem Körper und dem Set-Point, wenn wir über einen großen Zeitraum hinweg viel mehr Kalorien zu uns nehmen, als wir normalerweise brauchen?

Untersuchung

Man wollte testen, was passieren würde, wenn man einer Gruppe von 15 Männern über einen Zeitraum von sechs Monaten eine viel höhere Kalorienzahl zuführen würde, als sie gewöhnlich zu sich nahmen. Das gesetzte Ziel für die Teilnehmer war 25% ihres Körpergewichts zuzunehmen. Die Untersuchung sollte Körpergewicht und das seelische Befinden aufzeigen.

Am Anfang nahmen die meisten Männer problemlos ein paar Kilogramm zu. Das änderte sich im Verlauf der Untersuchung. Nur 4 der 15 Männer nahmen durch die Überernährung deutlich zu. Die restlichen Teilnehmer mussten sich sehr anstrengen und mit hoher Überwindung große Portionen essen, um genügend Körpergewicht zuzunehmen.

Der Grundumsatz der Männer hatte sich während dieser hochkalorischen Ernährung stark erhöht, d.h. der **Stoffwechsel verbrauchte mehr Kalorien, indem er mehr Wärme oder Schweiß** produzierte. Die Gewichtszunahme fiel daher **viel geringer** aus, als aufgrund der Kalorienmenge zu erwarten gewesen wäre.

Drei der Männer konnten die 25%ige Gewichtszunahme innerhalb des eingeplanten Untersuchungs-Zeitraums nicht erreichen. Nachdem die Überernährung beendet wurde, nahmen fast alle der Männer schnell wieder ab und erreichten ihr Startgewicht. Zwei der Männer blieben übergewichtig. Bei ihnen lag eine familiäre Vorbelastung mit Übergewicht vor und sie nahmen gleich zu Beginn der Untersuchung sehr schnell zu.[14]

Folgende Ergebnisse resultieren daraus:

- Weniger Essen führt **nicht** zu langfristigem Fettverlust
- Mehr Sport führt **nicht** zu langfristigem Fettverlust
- Mehr Essen führt **nicht** zu langfristigem Fettgewinn
- Weniger Sport führt **nicht** zu langfristigem Fettgewinn[15]

Lese, wenn es Dich interessiert, noch mehr zu dem Thema in Kapitel V:
„Oh nein! Gewichtszunahme?“

Der Neurobiologe Stephan Guyenet bestätigt in seinem Artikel „Änderung des Set-Points“, dass in der medizinischen Literatur eine Sache konsistent aufgeführt werde, und zwar, dass weniger Kalorien zu essen keine sehr effektive Strategie zur Fettabnahme sei, obwohl sie funktioniert, wenn man sie strikt befolgen würde. Er beschreibt, dass der Körper nicht an Gewicht verlieren will und dass es schwer sei, das Sollgewicht zu bekämpfen. Weiter führt er an, dass der Körper alles mögliche versuchen würde, um seinen bevorzugten Fettlevel zu halten, z.B. durch: Hungergefühle, erhöhtes Interesse in Nahrungsmitteln, reduzierte Körpertemperatur, höhere Muskeleffizienz (weniger Energie wird für die selbe Bewegung verbraucht), Lethargie, gesenkte Immunfunktionalität.[16]

Die nächste Frage lautet, ob es denn überhaupt eine Möglichkeit gibt, abzunehmen und unser Traumgewicht zu erreichen, wenn der Set-Punkt immer wieder vom Körper angestrebt wird.

Senkung des Set-Points

Da unser Gewicht immer wieder zum Set-Point zurückkehrt, müssen wir versuchen, nicht unser Körpergewicht sondern unseren Set-Point zu senken. Dazu stellt sich sofort die Frage: Lässt sich der Set-Point überhaupt reduzieren und mit ihm langfristig das Körpergewicht? Und wenn ja, wie?

“Set-Points sind nicht festgelegt.”
~ R.E. Keesey, University of Wisconsin[17]

Gute Neuigkeiten. Die Antwort lautet: „Ja.“ Der Set-Point lässt sich reduzieren. Langfristig kann der Set-Point jedoch nur durch eine dauerhafte Ernährungsumstellung reduziert werden. Der Set-Point lässt sich senken, sobald man die Qualität der Nahrungsmittel, die man zu sich nimmt, erhöht. Sport wird den Set-Point nicht senken. Die Menge des Essens wird den Set-Point nicht senken. Nur die Qualität des Essens kann den Set-Point reduzieren.[18]

> [...] Deshalb brauchen wir für einen nachhaltigen Fettabbau nicht Hunger;

Wir brauchen ein Verfahren, das den Fettmasse-Set-Point senkt. Es gibt mehrere Kriterien, die dieses Verfahren erfüllen muss, um sich zu qualifizieren:

1. Es muss Fettabbau verursachen
2. Es darf keine bewusste Kalorienrestriktion beinhalten
3. Es muss Fettverlust über einen langen Zeitraum aufrechterhalten
4. Es darf nicht schädlich für die allgemeine Gesundheit sein[19]

“Du kannst dein Sollgewicht selbst nicht korrigieren, außer du konzentrierst dich darauf, die *Qualität* der Nahrung und des Trainings zu verändern. Je höher die Qualität, umso niedriger dein Sollgewicht.”[20]

Ist dies die beste Methode, um endgültig und langfristig abzunehmen?

Die Lösung liegt nun vor uns. Wir müssen unsere Ernährung anpassen und auf genügend Kalorien achten. Je besser wir das tun, sprich je höher die Qualität unserer Nahrungsmittel ist, die wir zu uns nehmen, und je höher die Qualität unserer Bewegung ist, die wir ausführen, umso leichter ist eine Senkung des Set-Points möglich. Hierbei spielen die Regelmäßigkeit und der Zeitfaktor eine entscheidende Rolle. Niemand kann voraussagen, wie lange der Prozess dauert. Resultate kommen nicht über Nacht, aber Resultate werden sich zwangsläufig einstellen müssen, wenn man lange genug den Qualitätsfaktor beachtet.

> Da der Magen-Darm-Trakt (GI) so eng in dem Körperfettstoffwechsel und in der allgemeinen Gesundheit [...] beteiligt ist, ist die nächste Strategie, die GI Gesundheit zu verbessern. Es gibt eine Reihe von Möglichkeiten, dies zu tun, aber sie alle drehen sich um vier Dinge:
>
> 1. Esse keine Lebensmittel, die das Wachstum von schädlichen Bakterien fördern
> 2. Esse Lebensmittel, die das Wachstum von guten Bakterien fördern
> 3. Esse keine Lebensmittel, die Darm-Barrierefunktion beeinträchtigen
> 4. Esse Lebensmittel, die Darm-Barrieregesundheit fördern[21]

An dieser Stelle möchten wir ein weiteres wissenschaftliches Experiment aufführen. Ein hochinteressanter Test. Er bezieht sich auf einen Versuch mit Ratten und der Veränderung ihres Nahrungsmittelkonsums und den Auswirkungen hinsichtlich deren Set-Points. Ausgeführt wurde das Experiment von Dr. Nancy J. Rothwell in der *George's Hospital Medical School* in London.

Heranwachsende Ratten wurden in zwei Gruppen aufgeteilt. Auf dem

Speiseplan der ersten Ratten-Gruppe stand minderwertige Nahrung. Auf dem Speiseplan der zweiten Gruppe stand hochwertige, natürliche Rattenkost. Für 16 Tage durften die Ratten aus beiden Gruppen so viel der jeweiligen Nahrung fressen, wie sie wollten. Am 17. Tag wurde die Ernährung der ersten Gruppe von der minderwertigen Kost zu der gleichen hochwertigen, natürlichen Rattennahrung angeglichen, wie sie die zweite Gruppe bekam. Die Ratten durften weiterhin so viel der Nahrung zu sich nehmen, wie sie wollten.

Hier ist der Verlauf:

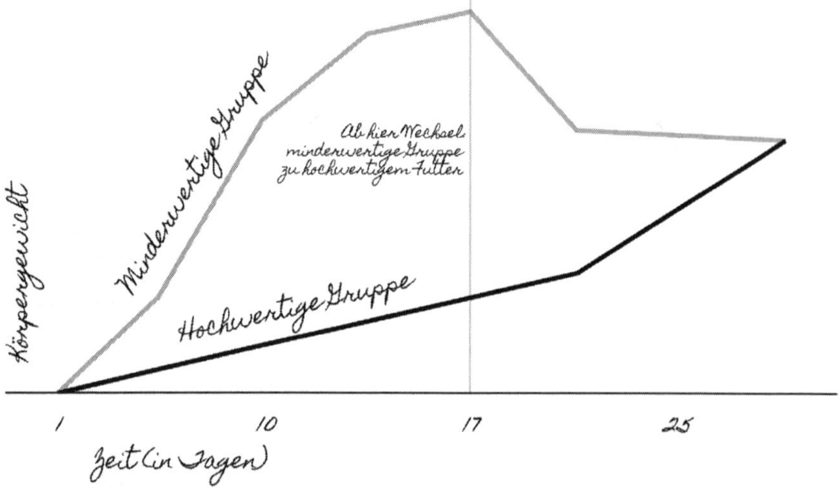

Quelle: Abb. Jonathan Bailor, "Ep.4 - Lower Your Set-Point, Kant, & Smarter Exercise"

In Hellgrau sieht man die erste Gruppe, in Schwarz die zweite. Da sich die Ratten im Wachstum befinden, steigt in beiden Fällen das Körpergewicht an, allerdings bei der ersten Gruppe viel rasanter – die erste Gruppe wird fetter und fetter. Nachdem die Nahrung der ersten Gruppe mit der hochwertigen Kost ausgewechselt wird, fällt das Gewicht zuerst rasant (obwohl weiterhin so viel gefressen werden darf wie gewünscht) und nähert sich im weiteren Verlauf langsam mehr und mehr dem Gewicht der zweiten Gruppe an, bis beide Gruppen dasselbe Gewicht haben.[22]

In dem Verlauf sieht man, dass der Set-Point mit Einnahme von hochwertiger Nahrung über einen langen Zeitraum durchaus gesenkt werden konnte. Obwohl die Ratten so viel fressen durften, wie sie wollten, kam es zu **keinem Gewichtsanstieg oder Jojoeffekt**.

Obwohl man sich nun darüber streiten kann, ob das Experiment auf den menschlichen Körper übertragbar ist, möchte ich das Experiment so einfach mal im Raum stehen lassen. Wir wissen alle nur allzu gut, dass eine minderwertige Ernährung, die z.B. auf der Einnahme von viel Fett und auf einer hohen Einnahme an tierischen Proteinen beruht, durchaus zu Gewichtszunahme, Fettleibigkeit und somit Übergewicht führen kann. Von der Gesundheit ganz zu schweigen! Jeder von uns weiß auch, dass eine natürliche Ernährung uns und unserer Gesundheit gut tut.

Manchmal frage ich mich, ob wir wirklich so viele Tests und Experimente brauchen, damit wir endlich überzeugt davon sind, dass uns und unserem Körpergewicht pflanzliche Kost wirklich extrem gut tut. Es ist fast so, als warten wir auf die Entdeckung eines Ernährungsgeheimnisses, welches uns unsere gewohnte Lebensweise beibehalten lässt und uns trotzdem von einem Tag auf den anderen problemlos schlank macht. Würden wir es tatsächlich glauben, wenn uns eines Tages die Nahrungsmittelindustrie erzählen würde, dass viel Fett gesund sei? Oder dass die Ernährung, die uns nachweislich kränker und dicker macht, gesund sei? Oder dass wir noch mehr Kuhmilch brauchen, obwohl wir als Milchtrinker diejenigen mit der höchsten Osteoporoserate sind? Nein, uns wird man nicht länger für dumm verkaufen können.

Die Tests und Experimente zeigen, dass wir viel mehr an hochwertiger, frischer, natürlicher, reifer, pflanzlicher, nicht künstlich verarbeiteter Kost zu uns nehmen müssen, und zwar in einer hohen, nicht eingeschränkten Menge. **Und das ist das ganze Geheimnis.** Sobald wir das tun, beständig und über einen langen Zeitraum hinweg, werden sich viele Prozesse einpendeln und dann unser Gewicht ganz automatisch purzeln.

Dr. Neal Barnard bestätigt: „Wer chronisch Diät gemacht hat, ist jetzt vielleicht entsetzt. Die Lösung der Gewichtsprobleme ist keine Diät und nichts, was ihr auch nur entfernt ähnelt. Ganz im Gegenteil: Wenn man dauerhaft Gewicht verlieren will, muss man essen – die Frage ist nur, was.“[23]

„Nährstoffe kommen aus den Obst- und Gemüsegärten, nicht aus pharmazeutischen Laboratorien oder von toten Tieren.“[24]

Gibt es in der Natur Tiere, die Kalorien einschränken? Es gibt keine übergewichtigen Tiere in der freien Wildbahn. Tiere, die übergewichtig sind, findet man nur als Haustiere unter menschlicher Fütterung.

„**Gesetz der Sättigung:** Tiere, die bis zur vollen Zufriedenheit

(Sättigung) in ihrem natürlichen Lebensraum essen, werden – im Laufe der Zeit – weder zu viel noch zu wenig für eine optimale Gesundheit essen."[25] ~ Doug Lisle, Ph.D.

Fazit

Die Lösung zur langfristigen Abnahme ist **nicht**: Wir dürfen nicht essen. Die Lösung ist: Wir müssen essen. Essen, essen, essen, und zwar natürliche, für den Menschen biologisch am besten verwertbare Kost, **ohne** Kalorienbeschränkung. Das ist komplett das Gegenteilige, was uns die Diätindustrie glaubhaft machen möchte. Wir haben über viele Jahrzehnte eine Gehirnwäsche verpasst bekommen. Erfolgreich! Es wird Zeit, zurückzuschlagen. Wir können uns an den Gedanken gewöhnen, dass wir gesunde Nahrungsmittel schlemmen können, so viele wir mögen, und dabei zwangsläufig gesund und schlank werden.

Dein Körper. So tickt er. (Stoffwechsel verständlich erklärt)

Der Körper benötigt Energie. Er benötigt Energie zum Leben. Er benötigt sie zum Atmen. Zum Reden. Zum Gehen. Zum Laufen. Zum Denken. Er benötigt Energie, um sich zu heilen, wenn er krank ist. Energie ist lebenswichtig, rund um die Uhr. Selbst im Schlaf braucht der Körper Energie. Warum glauben wir dann, dass er keine oder weniger Energie benötigt, um Fettzellen zu verbrennen, damit wir Fett-Gewicht abnehmen?

Wenn wir unserem Körper die Energie nicht geben, nach welcher er fragt, kann er seine Aufgaben nicht richtig ausführen. Überlege Dir folgendes. Wenn Du ein Haus hättest, das viel Renovierungsarbeit nötig hätte, würdest Du die Arbeiter, die für die Renovierung sorgen sollen, hungrig lassen? Oder würdest Du sie mit hochwertigen Nährstoffen abfüllen, sodass sie schnellstens mit der Reparatur beginnen und diese auch schnellstmöglich abschließen könnten? Die Antwort liegt klar auf der Hand. Je mehr Energie wir den Arbeitern zur Verfügung stellen, umso besser und umso schneller können sie das Haus in Schuss bringen. So ähnlich verhält es sich mit unserem Körper. Wenn er müde, schlapp und unterversorgt ist, da mangelernährt, wie sollen er und die Billionen seiner Zellen ihre Aufgaben effizient erfüllen können?

Möchten Sie sich wohl fühlen? Wählen Sie Ihre Lebensweise. **Ihr Körper ist vollkommen in der Lage, sich gesund zu erhalten – wenn Sie ihm dies nur erlauben!** Es läuft alles auf Energie hinaus. Ohne Energie funktioniert der Körper nicht mehr. Jedes einzelne unserer Organe hängt in seiner Funktionsfähigkeit davon ab, dass ausreichend Energie zur Verfügung steht.[26]

Ein erwachsener Mensch besteht aus **100 Billionen einzelner Zellen**, die für unterschiedliche Aufgaben zuständig sind. Diese Zellen sind ständiger Erneuerung unterworfen. Bei einem Erwachsenen sterben in jeder Sekunde 50 Millionen Zellen ab, es werden in jeder Sekunde fast genauso viele neu gebildet.[27]

Damit der Körper und seine Zellen alle ihre Aufgaben erfüllen können, benötigen sie Energie, die wir über Nahrung aufnehmen. Bereitgestellt wird diese Energie aus:

1. Kohlenhydraten
2. Fetten
3. Eiweißen

Bei der Versorgung von allen diesen Zellen spielt Zucker (Glucose), welcher zu den Kohlenhydraten gehört, eine entscheidende Rolle. „Denn **Glucose ist der wichtigste Nahrungslieferant**, der alle Organe und Zellen entsprechend versorgt. Alle Organe und vor allem unser Gehirn sind auf eine permanente Versorgung mit Glucose angewiesen. Eine unzureichende Versorgung mit Glucose führt zu Störungen der Organe und des Zellstoffwechsels.“[28] Eine länger anhaltende Unterzuckerung kann sogar zu gravierenden Beeinträchtigungen der Hirnfunktionen führen.[29]

Das erklärt unseren Appetit auf süßes Essen. Wir haben oft Gelüste nach Süßigkeiten oder nach Zucker, weil das unsere wichtigste Energiequelle ist.[30] Mit der Einnahme von Zucker wird unser Kohlenhydratstoffwechsel, in welchen der Blutzuckerspiegel die zentrale Rolle spielt, maßgeblich beeinflusst. Seine Funktionsweise wird durch die Zufuhr, den Verbrauch und Lagerung von Glucose als Glycogen in der Leber bestimmt.[31]

Was sind eigentlich Kohlenhydrate?

Kohlenhydrate machen die größte Komponente in der Nahrung aus und sind, wie wir inzwischen gelernt haben, sehr wichtige Energielieferanten. Kohlenhydrate bestehen aus Zuckermolekülen und sind der Kraftstoff für Muskeln und Gehirn. Sie gelangen über das Blut in sämtliche Zellen. Im Vergleich zu Fett liefern sie weniger als die Hälfte an Kalorien (1 g Kohlenhydrat hat 4 kcal, 1 g Fett hat 9 kcal).[32]

Obwohl Kohlenhydrate aus Zuckermolekülen bestehen, schmecken sie nicht immer süß. Kartoffeln, Nudeln und Brot enthalten viele

Kohlenhydrate, so auch Hülsenfrüchte. Kohlenhydrate, die nicht süß schmecken, werden auch als komplexe Kohlenhydrate bezeichnet. Viele Menschen wissen nicht, dass auch in Obst reichlich Kohlenhydrate in Form von Fruchtzucker stecken.[33]

Zucker-Übersicht

Chemisch gesehen sind Kohlenhydrate eine Verbindung aus **Kohlenstoff, Sauerstoff** und **Wasser.** Aber: Kohlenhydrate sind nicht gleich Kohlenhydrate – es gibt viele verschiedene Zuckerarten. Wissenschaftler unterscheiden Kohlenhydrate vor allem nach der Anzahl ihrer Zuckerbausteine.[34]

Man kann Kohlenhydrate in 4 Gruppen unterteilen:

1. Einfachzucker (Monosaccharide):
Einfachzucker sind – wie der Name schon sagt – die einfachste Form von Zucker. Sie bestehen **aus einem einzigen Zuckermolekül.**
Beispiele: Traubenzucker (Glukose), Fruchtzucker (Fruktose), Schleimzucker (Galaktose)

2. Zweifachzucker (Disaccharide):
Zweifachzucker bestehen aus **zwei Einfachzuckermolekülen.**
Beispiele: Haushaltszucker/Rohr- oder Rübenzucker (Saccharose), Milchzucker (Laktose), Maltose (Malzzucker)

Einfach- und Zweifachzucker findet man vor allem in Lebensmitteln wie Schokolade, Limonade, Marmelade und Honig; also in Nahrungsmitteln, die sehr süß schmecken.

3. Oligosaccharide:
Oligosaccharide bestehen aus **drei bis neun** Einfachzuckermolekülen.
Beispiele: Raffinose, Stachyose, Verbascose
Oligosaccharide kommen vor allem in Hülsenfrüchten wie Erbsen und Bohnen vor. Die typischen Blähungen nach dem Verzehr von Bohnen entstehen durch den Verdauungsprozess der Stachyose und Verbascose im Dickdarm.

4. Mehrfachzucker (Polysaccharide):
Mehrfachzucker (Polysaccharide) bestehen aus **mindestens zehn** Einfachzuckermolekülen.
Beispiele: Stärke, Dextrine, Glykogen, Ballaststoffe

• **Stärke** ist eine ganz besondere Zuckerform und spielt eine große Rolle bei der Energiegewinnung des Körpers. Der Organismus kann Stärke besonders gut verwerten. Kohlenhydrate in Form von Stärke sind insbesondere in pflanzlichen Lebensmitteln wie Kartoffeln, Gemüse und Getreide sowie Getreideprodukten (Brot, Reis) enthalten.

• **Dextrine:** Diese Mehrfachzucker entstehen bei der Spaltung von Stärke im Rahmen der Verdauung.

- **Glykogen:** Als Glykogen bezeichnet man die **Speicherform des Traubenzuckers** (Glukose) im menschlichen und tierischen Körper. Glykogen entsteht, wenn mehr Traubenzucker im Blut vorhanden ist, als für die Energiegewinnung nötig ist. Der Körper wandelt in dieser Situation Einfachzucker (Glukose) in Glykogen um und speichert dieses in der Leber und in den Muskeln.

- **Ballaststoffe** zählen chemisch gesehen ebenfalls zu den Mehrfachzuckern. Sie sind unverdaulich, haben aber trotzdem wichtige Funktionen im Körper: Sie fördern die Verdauung und helfen zum Beispiel Verstopfung, Übergewicht (Adipositas) und möglicherweise auch Dickdarmkrebs vorzubeugen. Ballaststoffe sind meist Teil der Außenzellwände bzw. Schalen pflanzlicher Nahrungsmittel. Vollkornprodukte enthalten viele Ballaststoffe, da ihre Zellwände nicht durch die Weiterverarbeitung nach der Ernte zerstört werden.[35]

Alle Kohlenhydrate werden zur Energiegewinnung in Glukose umgewandelt. Wie effektiv dieser Prozess ist, hängt auch von der Anzahl der in den Nahrungsmitteln enthaltenen Vitamine und Mineralien ab. Man unterscheidet zwischen einfachen und komplexen Kohlenhydraten.

Was sind einfache Kohlenhydrate?

Einfache Kohlenhydrate sind vor allem in Einfachzuckern (Monosaccharide) und in Zweifachzuckern (Dissacchariden) enthalten. Einfachzucker kann der Körper direkt aufnehmen. Die frei werdenden Zuckermoleküle gelangen zügig ins Blut. Sie erhöhen so den Blutzuckerspiegel kurz nach ihrem Verzehr. Je schneller unser Körper aus zugeführten Kohlenhydraten Glukose bilden kann, umso schneller steigt der Blutzuckerspiegel. Glukose geht sofort ins Blut. Fruktose steigert ihn nur langsam. Bei komplexen Kohlenhydraten dauert es am längsten. Wir verspüren oft Appetit auf Süßigkeiten, da unser Körper aus ihnen am schnellsten Energie schöpfen kann.

Einfache Kohlenhydrate sind z.B. in industriell hergestellten Lebensmitteln wie Süßigkeiten, Keksen, Schokolade und Gebäck oder Limonaden und Fruchtsäften enthalten. Fertigprodukte wie z.B. Ketchup, Fertigsoßen oder Kaffeepulver enthalten ebenfalls einfache Kohlenhydrate und sollten daher gemieden werden.

Was sind komplexe Kohlenhydrate?

Vom molekularen Aufbau her bestehen die komplexen Kohlehydrate aus mindestens drei Monosaccharid-Molekülen, d.h. komplexe Kohlenhydrate haben lange, komplizierte Molekülketten. Hier reihen sich hunderte bis tausende einzelne Zuckerbausteine aneinander. Zweifach- und Vielfachzucker werden nicht direkt vom Körper aufgenommen sondern durch die Verdauung erst in Einfachzucker aufgespalten. Da der Prozess viel länger dauert als bei Einfachzuckern, fühlen wir uns viel länger satt. Verdauung beginnt übrigens bereits im Mund. Durch längeres Kauen wird Brot süß, weil der Speichel die Stärke, die im Brot enthalten ist, in Glucose aufspaltet. Probier's ruhig mal aus. Bei allen komplexen Kohlenhydraten dauert die Freisetzung von Glucose relativ lange, was für einen stabileren Blutzuckerspiegel sorgt.

Eine einfache Regel ist diese: Je süßer Nahrungsmittel schmecken, desto kürzer sind die Molekülketten. Daraus ergibt sich, je weniger süß Nahrungsmittel schmecken, desto länger ist die Molekülkette. Lebensmittel mit komplexen Kohlenhydraten haben die höchste Nährstoffdichte.[36] Komplexe Kohlenhydrate kommen überwiegend in Getreideprodukten, Kartoffeln, Hülsenfrüchten und Gemüse vor. Alle stärkehaltigen Lebensmittel enthalten komplexe Kohlenhydrate. Diese Lebensmittel liefern zudem wichtige Nährstoffe, wie Vitamine, Mineral- und Ballaststoffe. Der beste Weg, komplexe Kohlenhydrate in den Speiseplan zu integrieren, ist der Verzehr von Lebensmitteln in ihrer natürlichsten Art. Natürliche, komplexe Kohlenhydrate sind oft frei von Zusatz- und Konservierungsstoffen, anders als es bei einfachen Kohlenhydratquellen oft der Fall ist.

Komplexe Kohlenhydrate liefern Ballaststoffe. „Lebensmittel, die reich an Polysacchariden sind, enthalten meist auch viele Vitamine, Mineralstoffe und Ballaststoffe und haben einen geringen Fettgehalt", sagt Ernährungswissenschaftlerin Restemeyer. Die wichtigsten Quellen für polysaccharid- und ballaststoffreiche Lebensmittel sind: Vollkornprodukte wie Vollkornbrot, Haferflocken, Vollkornreis oder -nudeln, gefolgt von Obst, Gemüse, Hülsenfrüchten und Kartoffeln.

Kohlenhydrate haben bei vielen Menschen einen schlechten Ruf: Sie gelten als Dickmacher, einige schwören darauf, abends keine Kohlenhydrate mehr zu essen. Tatsächlich enthalten Lebensmittel mit komplexen Kohlenhydraten wie Kartoffeln, Reis oder Nudeln nicht übermäßig viele Kalorien. Darüber hinaus regulieren Kohlenhydrate den Stoffwechsel von Proteinen und Fetten – ohne Kohlenhydrate können Eiweiße und Fette vom Körper nicht richtig verwertet werden. „Darum nimmt man bei kohlenhydratfreien Diäten tatsächlich ab, auch wenn man relativ große Mengen an Eiweiß und Fett isst", sagt Professor Schusdziarra, der die sogenannte Atkins-Diät trotzdem **nicht empfiehlt, da sie einseitig und ungesund** ist und man wirklich Null Kohlenhydrate essen muss, um den Diät-Effekt zu erzielen. [37]

Wenn die Kohlenhydrate z.B. durch Sport nicht alle verbrannt werden, werden sie in Leber, Muskulatur und nur bedingt ins Fettgewebe (dazu später mehr) eingespeichert, um zu einem späteren Zeitpunkt wieder in den Stoffwechsel eingeschleust zu werden.

Was ist eigentlich Stoffwechsel (Metabolismus)?

Stoffwechsel – auch Metabolismus genannt – ist die Grundlage aller lebenswichtigen Vorgänge im Körper.
Unter Stoffwechsel versteht man grob gesagt alle biochemischen Vorgänge, die innerhalb der Zellen ablaufen. Anders gesagt: Die Bestandteile der zugeführten Nährstoffe werden in den Zellen verstoffwechselt – also abgebaut, umgebaut und zu neuen Produkten aufgebaut.[38]

So wirken Kohlenhydrate, Eiweiße und Fette und andere Nährstoffe im Körper

Damit die Vorgänge ordnungsgemäß ablaufen, nutzt unser Körper die zugeführten Nährstoffe, Vitamine, Mineralien und Spurenelemente für sämtliche Zellfunktionen.

Die Makronährstoffe Kohlenhydrate, Fette und Eiweiße, die wir mit der Nahrung aufnehmen, benützt er zur Energiegewinnung.

Die Verdauung ist gewissermaßen die Voraussetzung für Stoffwechsel. Im Magen und im Darm werden die Nährstoffe in ihre Bestandteile zerlegt. Kohlenhydrate werden zu Einfachzuckern, Eiweiße zu Aminosäuren, Fette zu Fettsäuren und Glyceriden abgebaut. Der Darm kann Nährstoffe nur in ihrer zerlegten Form resorbieren. Anders gesagt: Sie werden so klein gespalten, dass der Darm sie aufnehmen und ins Blut überführen kann. Das Fett wird für das Blut extra transportfähig gemacht. [...]

Es gibt verschiedene Arten von Stoffwechsel, zum Beispiel benannt nach den Substanzen, die dabei verarbeitet werden:

A. Kohlenhydratstoffwechsel: In der Verdauung werden die komplexen Kohlenhydrate aus der Nahrung in Einfachzucker (zum Beispiel Glukose, Fruktose) zerlegt. Aus Traubenzucker/Glukose/Fruktose kann der Körper ganz leicht Energie herstellen. Die Zuckermoleküle gelangen über das Blut in die Zellen, wo der eigentliche Stoffwechselprozess stattfindet. Der Körper kann aus den Einfachzuckern Energie gewinnen. **Steht gerade genügend Energie zur Verfügung, wird der Einfachzucker in der Leber und der Muskulatur zu neuen Stärkemolekülen (Mehrfachzucker) zusammengesetzt und gespeichert.**[39]

Ablauf beim Kohlenhydratstoffwechsel:

1. Aufnahme von Kohlenhydraten
2. Spaltung der Kohlenhydrate in Glukose
3. Aufnahme über den Dünndarm in die Blutbahn
4. Verteilung der Glukose über die Blutbahn
5. Anstieg des Blutzuckerspiegels
6. Insulinbildung in der Bauchspeicheldrüse und Ausschüttung
7. Insulin öffnet die Zelle für Glukose
8. Verwertung der Glukose in der Zelle
9. Insulinspiegel im Blut fällt ab

Vorsicht bei Heißhunger auf Süßes. Die Kohlenhydrate in Gummibärchen oder Schokolade bestehen aus Zweifachzuckern, die sehr schnell in die Blutbahn gelangen. Damit sind die Kohlenhydrate sämtlicher Süßigkeiten zwar schnell verwertbar, allerdings hält ihre Energie im Körper nicht lange vor, obwohl Süßes viele Kalorien hat. Das starke Ansteigen des Blutzuckerspiegels bewirkt eine hohe Insulinausschüttung. Dadurch sinkt der Blutzucker schon nach kurzer Zeit wieder ab – und wir bekommen erneut Heißhunger.[40]

Neben dem Kohlenhydratstoffwechsel gibt es auch den Eiweiß-, Fettstoff- und Mineralstoffwechsel:

B. Eiweißstoffwechsel (Aminosäurestoffwechsel): Bei der Verdauung von Eiweißen entstehen Aminosäuren. Diese gelangen über die Blutbahn in die Zellen. Dort dienen sie einerseits zur Energiegewinnung; andererseits benötigt sie der Körper zum Aufbau von Muskelzellen, Hormonen und Enzymen.

C. Fettstoffwechsel: Fett dient der Energiegewinnung in den Zellen und ist außerdem der wichtigste Energiespeicher. Schließlich wird Fett unter anderem für die Bildung von Hormonen und Botenstoffen benötigt. Was der Körper nicht braucht, speichern die Fettzellen für „schlechte Zeiten“.

D. Mineralstoffwechsel: Hier wird zum Beispiel Kalzium und Phosphor zum Aufbau der Knochen bereitgestellt. Kalziumionen sind etwa auch für die Muskelarbeit unerlässlich.

Anaboler und kataboler Stoffwechsel

Im Zusammenhang mit Stoffwechsel hört man auch oft Begriffe wie Anabolismus und Katabolismus – beides sind Formen und Phasen des Metabolismus, also des Stoffwechsels.

Anabolismus: So bezeichnet man bei Lebewesen den Aufbau von Stoffen. Als Beispiel kann wiederum der Kohlenhydratstoffwechsel dienen: Ein Teil der Einfachzucker, die vom Blut in die Zellen gelangen, wird in der Leber und den Muskelzellen wieder zu Stärkemolekülen aufgebaut und gespeichert. Im engeren Sinn wird Anabolismus oft mit Eiweißaufbau, speziell in Muskeln, in Verbindung gebracht.

Katabolismus: So wird der Abbau von Stoffwechselprodukten von komplexen zu einfachen Substanzen genannt, um daraus Energie bereitzustellen. Anders gesagt: Die in den verschiedenen Depots gespeicherten Nährstoffe werden wieder in ihre Einzelbestandteile abgebaut und verbraucht, wenn der Körper Energie benötigt.

Um beim Beispiel Kohlenhydratstoffwechsel zu bleiben: Im anabolen Stoffwechsel wurde Stärke in der Leber und Muskulatur gespeichert. Im katabolen Stoffwechsel wird diese Stärke wieder zu Einfachzuckern abgebaut und dem Körper in Form von Glukose zur Verfügung gestellt, so dass der Blutzuckerspiegel konstant bleibt und die Muskeln daraus Energie gewinnen können.

Stoffwechselstörungen

Eine Stoffwechselstörung liegt vor, wenn die Verwertung einzelner Nährstoffe nicht richtig funktioniert und die Substanz nicht dort ankommt, wo sie gebraucht wird. Wenn der Stoffwechsel gestört ist, können verschiedene Krankheiten entstehen. Die Zuckerkrankheit (Diabetes mellitus) ist zum Beispiel eine Erkrankung des Kohlenhydratstoffwechsels. Auch Fett-, Eiweiß- und Mineralstoffwechsel können gestört sein.[41]

Der Mensch: zu 100% Herbivore?

Wir müssen uns ganz kritisch fragen: Welchen Glauben haben wir, was unsere Ernährung angeht? Haben wir unser Wissen darüber aus der Schule, aus Magazinen, Büchern, vielleicht sogar aus wissenschaftlichen Studien (und zwar aus unabhängigen Quellen, die nicht von der Milch- oder Fleisch-Industrie "gesponsert" wurden), haben wir persönliche Erfahrungen gesammelt oder essen wir einfach nur das, was uns unsere Eltern einst vorsetzten und woran sich unser Gaumen gewöhnt hat? Ich muss zu meiner Schande zugeben, dass ich bereits in jungen Jahren alles geglaubt habe, was mir in der Schule erzählt wurde, was ich in der Werbung sah und was ich aus Zeitschriften „lernte". Wenn ich mich recht entsinne, kamen mir manche Dinge schon etwas seltsam vor. Ich fragte mich tatsächlich, warum Menschen auch im erwachsenen Alter eigentlich noch Milch trinken (und dann auch noch die von Kühen), und mir kam es seltsam vor, dass wir Eier essen, obwohl darin doch Küken geboren werden sollten. Menschen sind interessante Wesen! Wir tendieren eher dazu, die Dinge zu glauben, die wir glauben möchten und nach denen wir jahrelang lebten. Ich erinnere mich noch an ein Telefongespräch, welches mein Vater mit einem befreundeten Arzt führte. Damals war ich geschätzte 10 Jahre alt. Mein Vater wollte von ihm wissen, ob denn der Mensch wirklich ein Allesesser wäre oder nicht. Der Arzt bestätigte diese Frage und damit das Gewissen meines Vaters. Trotz beginnender Krankheiten, die einer Veränderung im Lebensstil und in der Ernährung bedurft hätten, kamen weiterhin Tag für Tag viele tierische Produkte auf den Esstisch. Wem kann man böse sein? Wir glaubten ja alle, dass wir alles richtig machten. Wir wollten gesund sein. Wir glaubten einfach denen, die es scheinbar besser wussten. Waren sie dafür ausgebildet? Gab es damals schon die Studien, auf die wir heute zurückgreifen können? Teilweise. Selbst die Ernährungsberater, die heutzutage für diesen Beruf ausgebildet werden, folgen einem Plan. Dem des Staates, dem der Wirtschaft. Tag für Tag macht man interessante Entdeckungen, die darauf warten, bekannt gemacht zu werden. Und trotz der vielen wertvollen Bücher, der Mensch bleibt Mensch. Wie ungern er hört, wenn er doch daneben lag. Insbesondere wenn er viele Jahre lang daneben lag. Mir ging es da nicht anders. Ich war erstaunt, als ich feststellen musste, dass der Freund meines Vaters daneben lag. Und zwar komplett.

Milch

Welche Mythen über Ernährung heutzutage herumgeistern! Nehmen wir zum Beispiel Kohlenhydrate, welche von den meisten Menschen für Dickmacher gehalten werden. Oder die Kuhmilch: Sie wird für das Kalzium gutgeheißen, doch mehr und mehr Studien werden veröffentlicht, die zeigen, dass Kuhmilch nicht gesund für den Menschen ist. In einer 12-jährigen Studie[42] mit 77.761 Frauen im Alter von 34-59 Jahren wurde belegt, dass die Einnahme von Milch keinen positiven Einfluss auf die Knochendichte hat, und dass sie das Risiko von Knochenbrüchen sogar noch erhöhen kann. Wundert uns das wirklich? Schließlich sind wir Menschen keine Kälber, für welche die Milch eigentlich gedacht ist.

> Es gibt einen Grund dafür, dass *alle* Säugetiere bei der Geburt ihrer Nachkommen ihre eigene Milch zur Verfügung haben, und zwar die Milch, die in ihrer Zusammensetzung exakt den Bedürfnissen des *jeweiligen Jungtiers* entspricht. So ist die Natur! Deshalb gibt es zwei Dinge, die für alle Säugetiere dieser Erde Gültigkeit besitzen, nur wir versuchen, eine Ausnahme zu machen:

1. Sie trinken nie Milch einer anderen Art [...]
2. Ist ein Tier erst einmal entwöhnt, rührt es nie mehr Milch an.

> Milch ist die Nahrung, die von der Natur für die *Jungen* der jeweiligen Art gedacht ist. Sie ist so zusammengesetzt, dass sie dem schnellen Wachstum des jungen Geschöpfes dient.[43]

Kälber werden mit 35-40kg geboren und wachsen innerhalb von 24 Monaten bis zu einem Gewicht von 900kg an, ab dem 6. Lebensmonat fressen sie nur noch Gras, Heu oder Getreide. Im Gegensatz dazu wiegen Menschenbabys bei der Geburt 3-4kg und erreichen in 18 Jahren ein Gewicht, das ungefähr zwischen 45kg und 90kg liegt. **Angesichts dieser Tatsachen sollten wir nicht hoffen, an Gewicht zu verlieren, wenn wir Milchprodukte essen.**[44]

Als ich das erste Mal davon erfuhr, wie ungesund Milch ist, war ich wie vor den Kopf gestoßen. Schließlich sind wir mit dem Glauben aufgewachsen, dass Milch sehr gesund sei. Dies wurde uns bereits in Kindertagen durch die Werbung eingetrichtert. Aber die Fakten häufen sich: Milch ist und bleibt artfremd und das Immunsystem des Menschen kann darauf negativ reagieren. Nicht umsonst haben so viele Menschen eine Laktoseintoleranz. Die Natur zeigt uns, dass etwas nicht stimmt. Und was tun wir? Statt die Produkte komplett zu meiden, produzieren wir laktosefreie Produkte oder Laktase-Tabletten, damit der Rubel weiter rollen kann. An allen (das muss man sich auf der Zunge zergehen lassen: all allen!) Erkrankungen der Atemwege sind Milchprodukte mitverantwortlich.[45] Nicht umsonst geht es vielen Menschen gesundheitlich schlagartig besser, wenn sie auf Kuhmilch und tierische Milchprodukte verzichten oder diese mit pflanzlicher Milch ersetzen.

Die Probleme können sogar schon in jüngstem Alter auftreten, wie uns die Wissenschaft bestätigt: Bei menschlichen Säuglingen ist die Kuhmilchproteinallergie die häufigste Nahrungsmittelallergie, so schreibt die Pharmazeutische Zeitung in Ihrem Artikel *„Grundlage der Allergie erforscht*".[46]

Kürzlich erst erzählte mir ein Freund über eine Angestellte, die in dessen Firma arbeitet. Sie litt viele Jahre während der Blütezeit im Frühling und Sommer an schlimmen Allergien und Heuschnupfen. Sie versuchte daraufhin während der beiden Jahreszeiten den Konsum von Milchprodukten einzustellen und war, fast wie durch ein Wunder, komplett geheilt. Sie entschied sich dazu, Milchprodukte nur noch eingeschränkt im Herbst und Winter zu konsumieren, und hat seither keine Probleme mit ihren Allergien.

Leider hört es bei den Allergien nicht auf. Der Konsum von tierischen Milchprodukten verursacht im menschlichen Körper noch mehr Schaden, als wir uns vorstellen können. „[...] Dazu kommt die Tatsache, dass – welch! Ironie! – **Milchprodukte krankmachen.** Sie sind schädlich. Sie verursachen viele Leiden. Sie sind genau das, was Sie verzehren sollten, wenn Sie krank werden und einen ungesunden Körper haben möchten."[47]

> Durch Kuhmilch wird mehr Schleim gebildet als durch jedes andere Nahrungsmittel – dicker, zäher Schleim, der das gesamte Atmungssystem des Körpers verklebt und reizt*; er überzieht die Innenwände des Organismus, verhindert ein fließendes Arbeiten des Körpersystems und stellt für das Ausscheidungssystem des Körpers eine enorme Belastung dar.

Heuschnupfen, Asthma, Bronchitis, Nasenschleimhautentzündung, Erkältungen, eine laufende Nase sowie Mittelohrentzündungen werden in erster Linie durch Milchprodukte verursacht. Milchprodukte stehen als Verursacher von Allergien an erster Stelle [Q].

*Siehe auch: *Prof. Arnold Ehret*: „Die schleimfreie Heilkost“.[48]

Milch ist kein Kalziumlieferant

Und an dieser Stelle hört es leider immer noch nicht auf, es kommt noch schlimmer. Studien belegen, dass tierische Milch dem menschlichen Knochen das Kalzium sogar entzieht.[49] Wieso? Tierisches Protein übersäuert den Körper. Der Körper versucht die Übersäuerung auszugleichen indem er die einzige Quelle benützt, welche die Übersäuerung im Körper neutralisieren kann: die Knochen oder Zähne. Darin sind Kalzium-Phosphate, die zur Neutralisierung verwendet werden. Menschen, die Milch trinken oder andere Milchprodukte verzehren, bekommen **kein** Kalzium aus der Milch. Die Fakten sprechen für sich - wir konsumieren mehr und mehr Milchprodukte, und es gibt mehr Osteoporose als je zuvor.[50]

T. Colin Campbell, der Autor des Buches *China Study,* schreibt über Untersuchungs-Zusammenfassungen bezüglich der Kalziumausscheidung aufgrund von Säureerhöhung wegen tierischem Protein im menschlichen Körper folgendes: „Jede dieser Zusammenfassungen zeigt eindeutig, dass die Menge des von vielen täglich konsumierten Tierproteins zu beträchtlichen Zunahmen der Kalziumausscheidung über den Urin führen kann. [...] Die Verdoppelung der Proteinaufnahme (größtenteils des Tierproteins) von 35g auf 78g pro Tag führte zu einer alarmierenden 50%igen Erhöhung der Kalziumausscheidung im Urin. Dieser Effekt tritt innerhalb des Bereichs der Proteinmenge auf, die meisten von uns konsumieren:
Der durchschnittliche amerikanische Proteinkonsum beträgt etwa 70-100 g/Tag.“[51]

Pasteurisierte Milch

Es gibt mehrere Studien, in welchen nachgewiesen wurde, dass pasteurisierte Milch eine krankheitsverursachende Wirkung hat:

> [...] Aber das unglaublichste kommt jetzt: Kälber, die man mit pasteurisierter Milch aufzog, starben in neun von zehn Fällen, bevor sie ausgewachsen waren [Q]. Kälber! Das Tier, für das diese Milch eigentlich bestimmt ist, das einzige Tier eigentlich für diese Milch – kann von dieser Milch nicht leben, wenn sie pasteurisiert ist. Das sollte Ihnen zu denken geben. **Pasteurisierte Milch tötet!**

[...] Pasteurisierte Milch ist gefährlich und wirkt zerstörerisch. Sie verursacht Krankheiten. Sie hat keine einzige positive Eigenschaft. Durch die Pasteurisierung wird eigentlich nur der Zeitpunkt verdeckt, an dem die Milch verdorben ist, damit *großes* Geld gemacht werden kann.

Natürlich sagt man der Öffentlichkeit nicht, dass die Pasteurisierung nur kommerziellen Interessen dient. Der Öffentlichkeit wird weisgemacht, es ginge um Gesundheit - oder noch besser - man ängstigt die Leute derart, dass sie selbst nach der Pasteurisierung verlangen.

Man stelle sich vor: Menschen werden dazu gebracht, etwas zu fordern, was ihrer Gesundheit schadet. Mit großer Geschicklichkeit wurde blauer Dunst erzeugt, der die Leute glauben machen soll, die Pasteurisierung könne sie vor etwas schützen, das in etwa Salmonellen gleichkäme. Man hat den Leuten eingeredet, es gäbe so eine Art schreckliches Wesen, das nur in der Rohmilch vorkommt und ihnen schaden würde, wenn es in ihren Körper käme.

Das ist absoluter Schwachsinn. Erstens sind Salmonellen sowieso überall. In lhrem Teppich. In lhren Haaren. In lhrer Nase und in lhrem Verdauungstrakt. Auch in vielen Nahrungsmitteln. Rufen Sie doch einmal bei lhrem Gesundheitsamt an und fragen Sie, wo Salmonellen am häufigsten auftreten. »In Fleisch und Hühner«, wird man Ihnen wahrscheinlich genauso sagen wie bei uns. Wenn Sie also kein Vegetarier sind, werden Sie wahrscheinlich täglich etliche Salmonellen verspeisen.[52]

„Knochen sind Vegetarier“, schreibt Dr. Neal Barnard eindrucksvoll in einem seiner Bücher. Provozierend fügt er hinzu: „Wer seine Knochen schwächen will, sollte Sandwiches mit Hühnerfleisch und Salat verzehren. Wissenschaftler ließen Freiwillige tierisches Protein essen und untersuchten ein wenig später ihren Urin: Er enthielt viel Calcium, und dieses Calcium stammt aus den Knochen. Wer kein tierisches Protein zu sich nimmt, kann den Calciumverlust leichter verhindern.“[53]

Ein Experiment

Das Zahn-Experiment mit Zucker und Milch

Man wollte wissen, wie gut Milch für unsere Zähne war. Man testete dies an Ratten, deren Zahnverfallprozess dem des Menschen gleicht.

Die Ratten wurden in drei Gruppen aufgeteilt und erhielten folgendes Futter zu fressen:

Gruppe 1: übliches Rattenfutter
Gruppe 2: sehr stark verfeinerte Zuckerdiät
Gruppe 3: pasteurisierte Milch

Das Ergebnis:

Gruppe 1: durchschnittlich ein Loch im ganzen Leben
Gruppe 2: durchschnittlich 5 ½ Löcher
Gruppe 3: durchschnittlich 9 ½ Löcher pro Ratte

Das Ergebnis der Gruppe 3 ist fast zweimal so hoch, wie das der zweiten Gruppe, welche die Zuckerdiät eingenommen hatte. [Q][54]

An dieser Stelle möchte ich an alle erschrockenen oder betroffenen Leser gute Neuigkeiten loswerden. Laut wissenschaftlichen Untersuchungen kann man Knochen, auch wenn sie durch Osteoporose geschwächt sind, wieder stärken.[55] Nicht durch Kalzium aus der Kuhmilch oder durch den Konsum anderer tierischer Milchprodukte, das ist klar.

Woher bekomme ich also mein Kalzium?

Vielleicht stelltest Du Dir diese Frage, während Du über all die Nachteile der Kuhmilch gelesen hast. Woher soll der menschliche Körper sein Kalzium bekommen, wenn nicht aus tierischen Produkten, z.B. aus Milch, Joghurt und Käse, wie es uns seit Jahren fälschlicher Weise eingetrichtert wurde? Die Antwort ist einfach: aus pflanzlicher Nahrung.

Alle Pflanzen, die *in* der Erde wachsen, enthalten Kalzium. Und diese Pflanzen liefern genügend Kalzium – und vor allem in der Art, in welcher es für den menschlichen Organismus verwertbar ist, und in der Größenordnung, in welchem es den menschlichen Bedarf komplett deckt.[56]

> **Pflanzen nehmen Kalzium aus der Erde auf und bauen es ein,** und die Tiere ernähren sich von Pflanzen und absorbieren so das Kalzium. So kommen Kühe zu ihrem Kalzium! Kühe fressen keine Milchprodukte, und doch ist ihr Kalziumbedarf gedeckt. Wie ist das möglich? Wie kommt es, dass Kühe überhaupt keine Schwierigkeiten haben, genügend Kalzium für sich und ihre Kälber zu bekommen, ohne jemals ein Glas Milch zu trinken?
>
> [...] alle frischen Nüsse und Samen sowie Körner, Bohnen, frisches Obst, Trockenfrüchte und Gemüse enthalten Kalzium. Es ist reiner Blödsinn und eine Lüge, zu behaupten, wir könnten unseren Kalziumbedarf nicht ohne Milchprodukte decken. Der Nachweis ist geführt, dass Menschen, die sich natürlich ernähren, nicht an Kalziummangel leiden.[57]

Der Mensch – ein Herbivore?

Vielen Menschen wurde beigebracht, dass Menschen Fleisch- bzw. Allesesser seien. Bloß weil wir tierische Produkte essen und verdauen können, und mit Sicherheit auch mancherorts aus einer Not aufgrund von mangelnden pflanzlichen Ressourcen heraus dies tun, bedeutet das nicht, dass unser Organismus biologisch dazu angelegt ist, Tierprodukte effektiv und gesund zu verwerten. Ganz das Gegenteil ist der Fall.

Schon als kleine Kinder werden wir gelehrt, dass es ganz normal ist, tierische Produkte zu konsumieren. Ich erinnere mich noch gut an einen Augenblick, als wir mit unserer Familie zusammen saßen und deftiges Essen gereicht wurde. Ich war damals um die 20 und hatte mich zur vegetarischen Ernährung entschieden weil mir die Häufigkeit des Konsums, wie er bei uns stattfand, nicht gut tat. Ich hatte damals weder ethische noch moralische Gründe, meinen Fleischkonsum zu reduzieren. Dass ich damals als einzige unter allen kein Fleisch aß, daran hatte man sich gewöhnt. Als ich über die Jahre dann auch eine Laktoseintoleranz entwickelte und deshalb bei Besuchen oder Feierlichkeiten auch auf Milchprodukte und somit auf die selbstgemachten Kuchen und Desserts verzichtete, nahm man zu Anfang mit einem leicht erstaunten „Was fehlt Dir denn sonst noch?" hin. Da ich konsequent blieb, gewöhnte man sich daran und war so aufmerksam und bereitete für mich Extra-Portionen milchproduktfreier Versionen oder stellte sicher, dass genug vegetarische Beilagen auf dem Speisezettel standen. Der nächste Schritt zur rein pflanzlichen Ernährung kam für niemanden als Überraschung. An meine „extreme" Ernährung hatte man sich also gewöhnt. Überraschend war vielmehr, dass das kleine Kind von meiner Schwester einfach kein Fleisch essen wollte. Es schmeckte ihm nicht. Auch Fisch wollte er auf keinem Fall essen. Da musste ich sehr schmunzeln. Ich erinnere mich noch gut an den ausgestreckten Zeigefinger meines Vaters, als er den Jungen rügte: „Du musst Fleisch essen. Fleisch ist gesund." Ja, so konditioniert sind wir von der Nahrungsmittelindustrie. Wenn der Glauben einmal im Kopf drin verankert ist, ist es nicht ganz einfach, ihn zu verändern.

Da müssen handfeste Argumente her. Nicht umsonst sprießen mit den neuesten Erkenntnissen mehr und mehr vegane Bücher, Lebensmittel, Lieferdienste und Supermärkte aus dem Boden. Mein bester Freund ist Vegetarier, aber nicht aus ethischen oder gesundheitlichen Gründen – ja, das gibt es auch. „Mir schmeckt Fleisch nicht" ist sein Hauptargument für seinen vegetarischen Lebensstil. Vor kurzem sagte er, als er von meinem Ernährungswandel erfuhr: „Vegan sein ist der neueste Trend." Nun, das kommt mit der Aussage gleich: „Gesund sein ist Trend." Gut so. Da soll der Trend auch hin!

Dr. Barnard bestätigt: „Unser Organismus wartet vielmehr auf eine fettarme vegetarische Ernährung. Die Nährstoffe, für die wir eingerichtet sind, befinden sich in den Pflanzen."[58]

Wenn Du noch immer etwas Zweifel in Dir hegst, gut so. Ich hatte auch Zweifel. Man soll nicht immer alles glauben (auch wenn es durchaus plausibel klingt), sondern sich durch unbestreitbare Fakten überzeugen lassen. Ich bitte Dich, Dir das faszinierende und sehr aufschlussreiche Video von **US-Tierrechtler Gary Yourofsky** anzusehen.

Hier erlaube ich mir, einen Teil seines Vortrags zu zitieren: (übernommen aus dem Englischen nach bestehenden Untertiteln; fehlende Übersetzung v. Verf.):

“[...] und es sieht so aus, als essen viele Leute die Tiere weil sie eingetrichtert bekamen, dass wir Fleischfresser sind, dazu geboren sind das zu tun. Wisst ihr, dass wir physiologisch, der menschliche Körper, zu 100% Herbivoren sind? Pflanzenfresser.

[*Anm. Verf.:* Herbivoren: (lat. herba ‚Kraut‘ und vorare ‚verschlingen‘) Pflanzenfresser]

Die Länge unserer Verdauungsorgane sind in etwa 7 bis 13 mal so lang wie die Länge unseres Oberkörpers. Das ist genau die Länge von allen Pflanzenfressern auf diesem Planeten. Sie sind sehr lang. Doch die Länge der Organe echter Fleischfresser? Hyänen, Kojoten, Bären, Tiger, Löwen: nur 3-6 Mal so lang wie ihr Oberkörper. Sie haben einen kurzen Verdauungstrakt, sodass sie schnell verwesendes Tierfleisch durchdrücken können. Tierisches Eiweiß nehmen sie auf, Cholesterin, gesättigtes Fett und Fettsäuren werden wieder mit ausgeschieden, deshalb ist es unmöglich, ich wiederhole, unmöglich, für jeden echten Fleischfresser jemals seine Adern zu verstopfen. Das kann einem Fleischfresser nie passieren.

Was ist der Nr. 1-Killer für Menschen, die Fleisch, Käse, Milch und Eier essen? Herzinfarkt wegen verstopfter Arterien. Arteriosklerose.

[*Anm. Verf.:* Arteriosklerose: Arterienverkalkung oder Arterienverhärtung, Erkrankung der Schlagadern (Arterien), die zu Ablagerungen von Blutfetten, Thromben, Bindegewebe und in geringeren Mengen auch Kalk in den Gefäßwänden führt.]

[...] Denke über die Logik und die Ethik nach, als Erwachsener Milch zu konsumieren. Würdest Du noch die Milch Deiner Mutter trinken? Warum dann die einer Kuh? Wenn ich nicht Milch von meiner Mutter trinke, dann doch erst recht nicht die von einer Kuh! Die Milch einer Kuh ist für ihre Kälber. Punkt.

Menschen und andere Pflanzenfresser schwitzen durch ihre Poren, um sich zu kühlen. Wir hecheln nicht, wie Hunde, Katzen und Löwen, um uns herabzukühlen.

Es gibt keine Krallen an den Händen der Menschen. Krallen sind ein Merkmal des Fleisch- und Allesfressers.

Wir haben Kohlenhydratverdauende Enzyme in unserem Speichel. Nur Pflanzenfresser besitzen das, die Tonnen von Kohlenhydrat-Nahrung wie Früchte und Gemüse verdauen.

Unsere Zähne, breit, kurz, stumpf, platt. Genau wie bei allen Pflanzenfressern. Und bevor jemand schreit „Hey, ich habe aber spitze Eck- und Schneidezähne". Die meisten Pflanzenfresser haben spitze Eck- und Schneidezähne und Mahlzähne (Backenzähne). Es wäre sonst nicht möglich für sie, für uns, harte Äpfel und Birnen zu essen.

Unser Unterkiefer geht beim Kauen hin und her, in einer zermahlenden, kauenden Bewegung. Wir zermahlen und kauen wenn wir essen. Wenn ihr zermahlt und kaut wenn ihr esst, wie wir alle, seid ihr Pflanzenfresser.

Die Zähne von Fleischfressern und Allesfressern können nur auf und ab, vertikal, zerreißen und schlucken, es gibt kein Zermahlen von Seite zu Seite.

Ich bin ein fairer Typ. Wenn hier wirklich einer ist, der glaubt, Menschen wären Fleischfresser, dann gebe ich ihm zwei Möglichkeiten, mir das Gegenteil zu beweisen. Versucht es, wenn ihr wollt.

Ich möchte, dass ihr raus geht und euch ein Eichhörnchen sucht. Und wenn ihr das Eichhörnchen seht, benutzt eure Fleischfresser-Schnelligkeit, die ihr alle habt, schmeißt euch auf das Eichhörnchen und nehmt es in den Mund. Keine Werkzeuge, keine Waffen, keine Käfige, sodass keiner betrügen und ein Möchtegern-Fleischfresser sein kann. Sobald ihr das Eichhörnchen getötet habt und es im Mund habt, nur zu, tut euch keinen Zwang an, esst das Eichhörnchen. Augen, Nase, Gesicht, Zehen, Schwanz, Organe, Blut, Fell und vergesst das Gehirn nicht. Ihr habt nicht die Wahl, welches Körperteil ihr essen wollt und es wird nicht gekocht. Wenn ihr echte Fleischfresser sein wollt, ich würde gerne mal Menschen sehen, die sich wie echte Fleischfresser verhalten, die alles von den Knochen abknabbern, Tag für Tag für Tag.

Möglichkeit Nr.2: Findet ein 2-jähriges Kind, setzt das Kind in ein Kinderbett. Tut zwei Dinge in hinein: einen Hasen und einen Apfel. Wenn das Kind den Hasen frisst und mit dem Apfel spielt, schickt mir eine Email. Denn dann komme ich zurück und kaufe jedem in diesem

Raum ein neues Auto. [...]

Nicht, dass ich mein Versprechen nicht halte, ich halte mein Wort ein, aber diese Dinge können und werden einfach nicht passieren, denn Menschen besitzen außerdem **null** Fleischfresser-Instinkte. Wir besitzen **null** Allesfresser-Instinkte wenn wir geboren werden und aufwachsen; **wir werden alle vegan geboren.** Wir mögen den Geschmack von Fleisch, Käse, Milch und Eiern nur, wenn uns das als Kleinkind in den Mund gestopft wird.

Alles, was ich eigentlich verlange ist etwas völlig Normales und Natürliches. Esst, was von der Erde kommt. Jedes Vitamin, Mineral, jeder Nährstoff, der existiert, Eiweiß, Kalzium, Eisen, alle B-Vitamine haben eine natürliche Quelle. Ihr esst die Tiere, nachdem die Tiere von der Erde gegessen haben. Ihr esst Kühe, nachdem die Kühe das Gras auf dem Boden gegessen haben

[...] Hört auf, eure Nährstoffe durch den Körper eines anderen zu bekommen. Das ist unlogisch und irrational. Nutzt die Quelle direkt! Früchte, Gemüse, Nüsse, Samen, Körner, diese Dinge schaden euch nicht, verursachen keine Krankheiten [...]"[59]

Wenn Du magst, schaue Dir das komplette Video an s. *"Verweise – Video"*.

Gary Yourofsky ist ein sehr talentierter Redner, diese Stunde vergeht wie im Nu. Wie gerne wäre ich schon früher über ihn gestolpert. Für uns alle gibt es so vieles zu lernen, ich wünsche Dir viel Spaß dabei! Und das Beste ist: nach diesem Vortrag möchte jeder, der gesund leben möchte, oder der gesund und schlank werden möchte, **sehr gerne** auf tierische Produkte verzichten oder diese zumindest drastisch reduzieren. Apropos. Wenn Du vegan leben möchtest, gibst du nichts auf. Du gewinnst so viel dazu! Außerdem, es gibt die vegane Version von so vielen Lebensmitteln und die Auswahl wird immer größer. Selbst Discounter bieten inzwischen sehr viele Alternativen an.

Apropos.

Das der Konsum von Fleisch zu einer erhöhten Krebsrate führen kann, ist keine neue Erkenntnis. Bereits vor über 100 Jahren, am 24. September 1907 veröffentlichte *The New York Times* einen Artikel, in welchem die Resultate einer zweijährigen Krebs-Studie von Dr. G. Cooke Adams veranschaulicht wurden. Er kam zu dem Rückschluss, dass *ohne jeglichen Zweifel* der hohe Anstieg an Krebs an der erhöhten Einnahme von tierischen Produkten liege.[60] *Link zu Artikel in Anmerkungen.*

Bitte lies dazu in Kapitel *Heilung* die wichtigen Erkenntnisse von *Professor T.*

Colin Campbell, in welcher die verblüffenden Gesundheitsvorteile bei der Einschränkung von tierischen Nahrungsmitteln erläutert werden.

Tierische Bio-Produkte sind keine Ausnahme

Viele Menschen wissen, dass pflanzliche Nahrungsmittel sehr gesund sind. Die meisten Menschen wissen aber weiterhin nicht, dass tierische Produkte nicht zu den gesunden Lebensmitteln gehören. Tierische Produkte machen den menschlichen Körper krank. Dr. John McDougall, MD, schreibt, dass er jeden Tag Zeuge davon wird, wie Patienten an ernsthaften Krankheiten erkranken, die von einer tierischen Ernährung stammt. Dazu gehören Herzinfarkte, Diabetes Typ2, Arthritis, Osteoporose und Krebs. Er schreibt, dass es keine Rolle spiele, ob diese tierischen Produkte aus großen Unternehmen kommen, die Nahrungsergänzungsmittel und Chemikalien benützen, oder von einer vertrauten Biofarm oder aus dem eigenen Hof. McDougall: „Alle tierischen Lebensmitteln verursachen Krankheiten, wenn sie in den Mengen konsumiert werden, wie es in der westlichen Ernährung üblich ist. Warum? Vor allem, weil sie die falschen Nahrungsmittel für den Menschen sind.“[61]

Tierische Produkte enthalten eine hohe Menge an Protein, Fett, Cholesterol. Zudem enthalten tierische Produkte im Grunde keine Kohlenhydrate (mit Ausnahme von dem Einfachzucker in Milch und Honig) und keine Ballaststoffe. Pflanzen hingegen enthalten eine hohe Menge an Kohlenhydraten und Ballaststoffen, sind niedrig im Fettgehalt und enthalten keinen nennenswerten Cholesteringehalt.[62] Fragen wir uns wirklich, auf welche Kost wir verzichten sollten, um gesünder zu werden?

Die Frage aller Fragen

> Warum haben wir uns ausgerechnet diese beiden Stoffe, nämlich isolierten Zucker und isolierte Mehlprodukte - neben den mehr als fraglichen Eiweiß- und Fettlieferanten in Form von Fleisch und Milch - als unsere Hauptnahrungsmittel ausgesucht? Und was ziemlich besorgniserregend ist, warum behalten wir diese Ernährungsform oft auch dann bei, wenn wir erkannt haben, dass sie nichts als Leid und Krankheit bringt?[63]

Ich möchte der Frage aller Fragen noch eine Frage hinzufügen. Man hat uns bereits in unserer Kindheit eingeprägt, dass Kuhmilch gesund ist. Sie sei wichtig für unseren Kalziumhaushalt und für starke Knochen und Zähne verantwortlich, so sagte man uns. Es wurde und wird damit geworben, dass Käse und Joghurt gut für unsere Vitalität seien. Was für ein Glück, dass man Milch und Milchprodukte in vielen Nahrungsmitteln findet. Sonst wären wir ja alle krank! Es gibt mehr Lebensmittel, die mit tierischen Proteinen angereichert sind, als Lebensmittel, die keine enthalten. Die Supermarktregale sind gefüllt mit Produkten, die Milch enthalten: Käse, Quark, Buttermilch, Kefir, Hüttenkäse, Sahne, Schokolade, Kuchen, Kekse, Pudding, Eis. Viele Backwaren wie Brot enthalten Milch oder Milchpulver. Auch Laugenbrezeln. Ebenso viele Tiefkühlgerichte (Pizza, Lasagne etc.) und Saucen. Selbst manche pflanzlichen Fertiggerichte enthalten zumindest einen Schuss Sahne oder Butter. In Werbungen sagt man uns, wir sollen Milch auf unserem Speiseplan haben – und zwar jeden Tag. Schließlich sei sie sehr wichtig für unsere Gesundheit. Wie schön, dass die Industrie so sehr um unsere Gesundheit besorgt ist, nicht wahr? Meine Frage: wie viele Apfel- oder Brokkoli-Werbung hast Du bisher gesehen?

Und apropos Werbung.

Der beste Werbetrick

Aufgrund eines Ereignisses aus den zwanziger Jahren weiß man, dass Angst eine der besten Werbetricks ist, um Menschen zu einer bestimmten Handlungsweise zu verleiten. Zu der damaligen Zeit ging es darum, so viele Menschen wie möglich zu einer Pockenimpfung zu motivieren. Viele Leute waren dagegen, da die Impfung Todesfälle verursachen konnte (ähnlich wie bei der Schweinegrippe). Es war also die Aufgabe von der Gesundheitsbehörde, die Menschen von der Notwendigkeit der Impfung zu überzeugen. Schließlich konnte man niemanden dazu zwingen. Man versuchte es auf drei Arten: durch Aufklärung, durch das Erzeugen von Angst sowie Ausübung von Druck. Nachdem man die Bevölkerung während eines Zeitraums von zwei Monaten aufgeklärt hatte, ließen sich 62.000 Menschen impfen. Nachdem man innerhalb eines Monats Druck ausgeübt und den Menschen Angst gemacht hatte, ließen sich 223.000 Menschen impfen. Das sind über 3,5 mal so viele. Man muss den Menschen nur einreden, dass sie ohne ein bestimmtes Produkt Mangelerscheinungen, Schmerzen oder Krankheit erleiden würden...[64]

Wundermittel Obst

Obst. Dieses frische, leckere, vitalisierende und schön duftende Wunderwerk der Natur. Die wasserhaltige Frucht hat eine Vielzahl an wundervollen Besonderheiten, die es zu einem wahren Wundermittel macht. Warum ist es so wertvoll für den Menschen? Das Fruchtwasser aus Obst hat für unseren Organismus eine doppelte Wirkung. Es gibt ihm nicht nur die wunderbaren Vitamine, Mikrostoffe, die er benötigt, es transportiert zudem die Schadstoffe, die der Körper abgebaut hat, ab.[65] Es dient also nicht nur zum Aufbau sondern gleichzeitig auch zur Reinigung.

Warum ist es so wichtig, unserem Körper mit dem Abbau der Schadstoffe zu helfen? Es liegt mit unter daran, dass der Körper jeden Tag Milliarden von Zellen abbaut, die nicht mehr von Nutzen sind, und diese müssen ausgeschieden werden. Die verbrauchten Zellen sind toxisch (giftig). Wenn der Körper diese toten Zellen nicht schnell genug abbauen kann (über Haut, Niere, Darm), kann es zu einer Vergiftung des Organismus und damit Schädigung der Organe kommen. Neben dem Zellabbau ergeben auch Stoffwechselschlacken toxisches Material, mit dem der Körper fertig werden muss. Je toxischer ein Mensch ist, umso kränker kann er werden. Ziel ist es, einen sauberen Organismus zu haben, der so frei von toxischen Rückständen wie nur möglich ist.[66]

Kaum zu glauben, dass in manchen Ratgebern vor Obst gewarnt wird. Immer wenn wir über Artikel, Zeitschriften oder Hinweise dieser Art stolpern, sollten wir uns die Quelle der Informationen ganz genau ansehen. Oftmals werden Behauptungen aufgestellt und weitergegeben, die jegliche wissenschaftliche Erkenntnis außer Acht lassen. Oftmals werden auch nur Halbwahrheiten vermittelt, ohne den gesamten Zusammenhang zu erläutern. Dabei ist und bleibt Obst eines der Lebensmittel, die für den Menschen am besten geeignet sind: In dem Buch *Fit for Life* von Harvey Diamond wird genauestens erklärt, wie wichtig Obst für unseren Organismus ist.

Zusammensetzung und Inhaltsstoffe von Obst

> Frisches Obst enthält besonders viele Vitamine, Ballaststoffe, Fruchtsäuren, Fruchtzucker, Mineralstoffe und zum Teil Gerbstoffe und Amphetamine. Es zählt zu den wertvollsten Lebensmitteln. Je nach Art, Lagerung und Umweltbedingungen unterliegt der Gehalt der Inhaltsstoffe jedoch beträchtlichen Schwankungen. Der Mineralgehalt von Kalium, Kalzium, Magnesium und Eisen liegt bei Obst besonders hoch. Früchte mit tiefgelbem bis orangefarbenem Fruchtfleisch besitzen viel Betakarotin und Folsäure. Der Gehalt an Vitamin C liegt bei Zitrusfrüchten, Erdbeeren, Schwarzen Johannisbeeren, Kiwis und Papayas am höchsten. Ballaststoffe sind mit einem durchschnittlichen Anteil von 3,7 % in Obst enthalten. Mit Ausnahme der Avocado enthält Obst nur sehr wenig Fett und Eiweiß. Der Wassergehalt dagegen beträgt in der Regel mehr als 80 %. Zusammenfassend besitzt Obst neben Gemüse die höchste Nährstoffdichte aller Lebensmittelgruppen und liefert, im Verhältnis zu seinem Energiegehalt, die meisten lebensnotwendigen Nährstoffe. Es gibt Gründe, warum Obst für manche Menschen nicht verträglich ist, und diese haben oft mit einer falschen Lebensmittelkombination zu tun.[67]

Obst bewirkt sein Wunder dann am besten, wenn wir es zur richtigen Zeit zu uns nehmen. Viele Menschen beklagen sich über die schwere Verdaulichkeit und/oder Unbekömmlichkeit von Obst. Das liegt normaler Weise daran, dass das Obst zu einer falschen Zeit oder in falscher Kombination gegessen wird. Obst besteht etwa aus 80-90% aus Wasser, wird somit sehr schnell verdaut. Obst wird oft als Nachspeise auf vollen Magen gereicht und wird so zwangsläufig zu Unwohlsein oder Blähungen führen. Obst ist eifersüchtig, sagt man so schön. Das bedeutet, Obst duldet keine andere Speise an seiner Seite und sollte daher mit keinen anderen Nahrungsmitteln gegessen werden. Da es sehr schnell verdaut, sollte es nicht mit anderen langsamer verdauenden Lebensmitteln verspeist werden. Sobald es nämlich z.B. im Anschluss an ein gekochtes Mahl gegessen wird, gärt es und bewirkt Magenschmerzen und anderes Unbehagen.

Nahrungsmittelkombinierung

Berührende Kreise können kombiniert werden

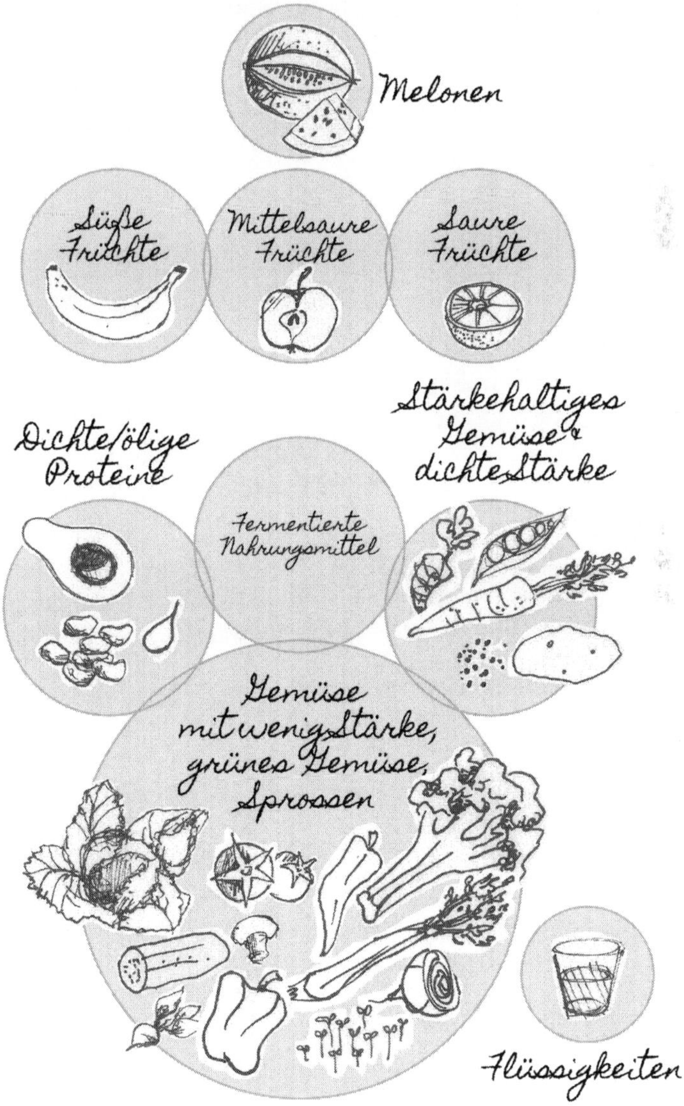

Die Hauptregel der richtigen Reihenfolge

Da jede Lebensmittelgruppe bestimmte Verdauungsenzyme zur Verdauung erfordert, ist es besser, wenn man die Lebensmittel nicht vermischt und in der richtigen Reihenfolge zu sich nimmt, damit die jeweiligen Enzyme produziert werden können und so eine gesunde Verdauung erfolgt („*Ideal Health through Sequential Eating*" = *Optimale Gesundheit durch die richtige Reihenfolge beim Essen, Dr. Bass*). Dr. Bass stellte fest, dass Obst am schnellsten verdaut wird, dann gemischter Salat, im Anschluss Käse und zuletzt Fleisch.

> Die Hauptregel der richtigen Ess-Reihenfolge lautet: Je höher der Wassergehalt eines Nahrungsmittels, umso weiter rückt es in der Reihenfolge nach vorn. Je niedriger der Wassergehalt eines Nahrungsmittels, umso später in der Reihenfolge sollte es gegessen werden.
>
> Wasserhaltige Lebensmittel werden schnell verdaut und machen dann den Speisen mit dem geringeren Wassergehalt, wie Kohlenhydraten sowie eiweiß- und fetthaltigen Lebensmitteln, Platz.[68]

Melone ist übrigens am eifersüchtigsten. Melone darf mit keinem anderen Obst und auch mit keinen anderen Lebensmitteln verspeist werden. Wenn man beispielsweise Melone als Nachtisch isst, wird es bei vielen Menschen zu Problemen bei der Verdauung kommen.

> Die Wassermelone wäre normalerweise – wenn sie auf leeren Magen gegessen worden wäre – spätestens nach einer halben Stunde verdaut gewesen. Da sie aber erst nach einer schwer verdaulichen Mahlzeit aus Hähnchen und Pommes gegessen wurde, liegt sie nun obenauf und muss warten, bis das Hähnchen und die Pommes verdaut sind. Erst dann wird auch sie verdaut werden.
>
> Die Wassermelone wartet nun aber nicht still und brav, bis sie an der Reihe ist. Sie beginnt – wie das alle Früchte tun, wenn sie in der falschen Reihenfolge gegessen werden – zu gären. Gase und Alkohol entstehen. Da es bei manchen Nahrungsmitteln vier, fünf oder mehr Stunden dauern kann, bis sie den Magen wieder verlassen (insbesondere bei Protein-Stärke-Kombinationen), **mehren sich die Gase, es entstehen Säuren und schwerwiegende Verdauungsstörungen.**[69]

Man hat festgestellt, dass Kinder bei der Wahl ihrer Lebensmittel oft instinktiv zuerst zu den leicht verdaulichen Nahrungsmitteln greifen, sich an diesen satt essen und erst im Anschluss zu den nächsten schwerer verdaulichen Lebensmitteln übergehen. Ganz zum Schluss greifen sie zu den Lebensmitteln mit tierischen Proteinen, die am längsten im Magen liegen.[70]

Lebensmittel und ihre Verdauungszeiten

Wassermelone, Frucht- und Gemüsesäfte: 15 bis 20 Minuten
Gemixte Salate aus grünem Blattgemüse (früchtefreie grüne Smoothies): 20 bis 30 Minuten
Andere Melonen, Orangen und Grapefruits: 30 Minuten
Andere frische Früchte: 40 Minuten
Grüner Salat: 30 bis 40 Minuten
Das meiste gedünstete oder gekochte Gemüse: 40 bis 50 Minuten
Stärkehaltiges Gemüse: 60 Minuten
Getreide, Hülsenfrüchte und Linsen: 90 Minuten
Samen: 2 Stunden
Nüsse: 2 ½ bis 3 Stunden
Entrahmte Milch oder fettarmer Hüttenkäse oder Ricotta: 90 Minuten
Hüttenkäse aus Vollmilch: 2 Stunden
Hartkäse aus Vollmilch: 4 bis 5 Stunden
Eidotter: 30 Minuten
Ganzes Ei: 45 Minuten
Fisch (Dorsch, Kabeljau, Flunder, Seezunge): 30 Minuten
Fetter Fisch: 45 bis 60 Minuten
Hühnchen ohne Haut: 1 ½ bis 2 Stunden
Truthahn ohne Haut: 2 bis 2 ½ Stunden
Rind oder Lamm: 3 bis 4 Stunden
Schwein: 4 ½ bis 5 Stunden
Quellenhinweis: www.zentrum-der-gesundheit.de[71]

Obstkombinierung

Manche Menschen haben leider auch Probleme, wenn sie bestimmte Obstsorten falsch kombinieren. Wenn Du dazu gehörst, versuche bitte, saure und süße Früchte nicht gemeinsam zu essen. Melone (alle Arten) musst Du immer separat essen – warte am besten 15 Minuten, nachdem Du Melone gegessen hast, bevor Du etwas anderes isst. Vermeide die Kombination von süßen Früchten mit Avocados. Avocados können, falls nötig, mit sauren Früchten kombiniert werden. Am besten kombinieren sich Avocados mit stärkehaltigen Nahrungsmitteln.

Wie Obst am besten kombiniert wird, damit es keine Unverträglichkeiten bewirkt und besser verdaut wird, siehst Du auf der Abbildung S. 51.

Melonen: Honigmelone, Zuckermelone, Wassermelone etc.

Süße Früchte:
Bananen
Datteln
Reife Feigen
Trauben (Sorte: Muscat oder Thompson)
Wenn Du bereits anderes Obst gegessen hast, warte ungefähr 20 Minuten, bevor Du süße Früchte isst.

Mittelsaure Früchte (Halbsüße Früchte):
Äpfel
Birnen
Pfirsiche
Nektarinen
Mango
Weintrauben (die meisten Trauben gehören zu den mittelsauren Früchten)
Mirabellen
Süße Pflaumen
Süßkirschen
Litschi
Khaki (Sharon)
Maracuja, reif
Papaya

Saure Früchte:
Ananas
Beeren: Erdbeeren, Himbeeren, Brombeeren, Johannisbeeren, Stachelbeeren, Heidelbeeren, Blaubeeren
Grapefruit
Kiwi
Mandarinen
Orangen
Pampelmusen
Sauerkirschen
Saure Pflaumen
Tangerinen
Tomaten
Zitronen/Limonen

Obstkombinierung

Berührende Kreise können kombiniert werden

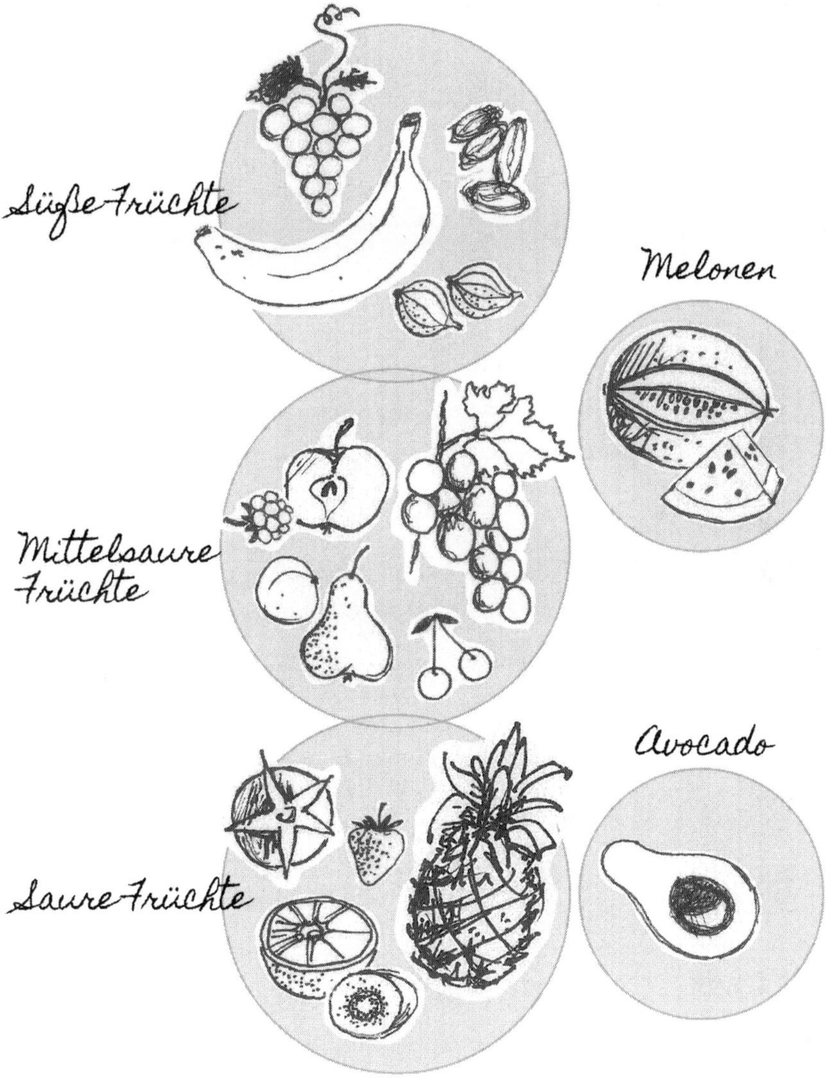

Obst nur auf leeren Magen

Obst sollte nur auf nüchternen (leeren) Magen eingenommen werden, dann kann es zu keinen Verdauungsstörungen kommen. Am besten nimmt man Obst (und nichts anderes als Obst) gleich früh morgens zum Frühstück ein. Diamond erklärt in seinem Buch, warum ein Obstfrühstück geradezu ideal für uns ist. Der menschliche Körper arbeitet ungefähr in diesem zeitlichen Rhythmus[72]:

Nahrungsaufnahme:
Essen und Aufschließen der Nahrung
von 12.00 Uhr mittags bis 20.00 Uhr abends

Ausnutzung:
Aufnahme und Verwertung der Nahrung
von 20.00 Uhr abends bis 4.00 Uhr morgens

Ausscheidung:
Abgabe von Schlacken
von 4 Uhr morgens bis 12 Uhr mittags

Daher ist es am besten, morgens bis zur Mittagszeit, während der Ausscheidungsphase, nur Obst zu essen. Aufgrund der leichten Verdaulichkeit von Obst kann sich der Körper demnach wunderbar auf die Abgabe von Schlacken konzentrieren und muss nicht seine ganze Energie dafür aufwenden, etwas Schweres verdauen zu müssen. Mithilfe des wasserhaltigen Obstes kann er so auch die Abfallstoffe ausschwemmen. Ab 12.00 Uhr, wenn die eigentliche Nahrungsaufnahme beginnt, können wir wieder andere Nahrungsmittel zu uns nehmen.

Als ich mich an diese simplen Regeln hielt, bewirkte das Obst, welches ich auf nüchternen Magen zu mir nahm, ein Wunder. Es gibt nur Vorteile zu berichten. Ich hatte nach wenigen Tagen kein Magenweh mehr, die Schmerzen waren weg, wie ausgelöscht. Es war kaum zu glauben, wie gut es mir plötzlich ging. Ich erholte mich nicht nur von meinen langjährigen Magenschmerzen sondern bemerkte auch anderweitige Verbesserungen. Ich wurde nicht mehr krank. Wenn ich mich schwach auf den Beinen fühle (so wie früher, bevor eine Krankheit losbrach), vergeht das geschwächte Gefühl normaler Weise spätestens am nächsten Tag. Meine Haut wurde reiner. Ich bin überzeugt, dass die Nährstoffaufnahme und Abgabe der Schadstoffe extrem durch Obst verbessert wird. Ein guter Freund, der an seiner üblichen Ernährungsweise nichts geändert hat, bis auf die Einnahme von einem Obst-Frühstück, berichtete mir stolz, dass er viele positive Veränderungen bemerkt hätte. Er leide nicht mehr an Schnupfen. Wenn er eine Erkältung bekomme, dauere sie nur 1 oder 2

Tage an. Andere Menschen berichten von ähnlichen Optimierungen der Immunabwehr in der Gesundheit.

Obst und Fruchtzucker

Je mehr Glukose wir unserem Organismus zuführen, umso energiegeladener fühlen wir uns. Freelee Bell (Ernährungsberaterin und Gründerin von *RT4*), die eine hohe Obsteinnahme empfiehlt, sagt: „Wir sind hochgradige Kohlenhydrat-Wesen. Jede einzelne Zelle unseres Körpers wird mit Glukose betrieben. Wenn wir Früchte essen, die unseren hohen Kohlenhydratbedarf decken, kommt die Glukose zu unserem Gehirn, und wir fühlen uns gut. Wir fühlen uns glücklich. So einfach ist es! Wenn wir "schlechte" Nahrungsmittel zu uns nehmen, z.B. tierische Produkte, Junkfood, raffinierte Kohlenhydrate, wird unser Bedarf an Glukose nicht gedeckt. Wir brauchen einen stetigen Strom von Glukose. Also gib Deinem Körper, was er benötigt. Du wirst Dich fantastisch fühlen, Dein Körper wird erschlanken, Du bekommst Deine Gesundheit in den Griff."[73]

Viele Menschen glauben jedoch, dass ihnen der hohe Fruchtzuckeranteil in Obst schaden könnte. Mir selber tut Obstkonsum sehr gut, unabhängig von der Menge. Der enthaltene Fruchtzucker hat noch nie schlechte Auswirkungen auf mich gehabt. In jüngeren Jahren habe ich oft reine Obsttage eingelegt, bei denen ich immer etwas an Gewicht verloren habe. Anders verhält es sich mit Industriezucker. Was mir nicht gut tut, ist, wenn ich sehr viel raffinierten Zucker zu mir nehme. Das gilt auch für den Konsum von süßen Lebensmitteln, selbst wenn sie fettarm sind. Ich bemerke ein leichtes Anschwellen meines Gesichtes und ein seelisches Unwohlsein. Meine Stimmung rutscht in den Keller. Bei Obst ist mir dies noch nie passiert. Ich habe festgestellt, dass meine Stimmung, seit ich mich fettarm vegan ernähre, sogar erheblich gestiegen ist. Ich freue mich regelrecht auf das Obst. Wenn ich es in meiner Hand halte und daran rieche, spüre ich innerlich, dass dieses Lebensmittel gut für mich ist. Ich habe zudem festgestellt, dass ich keine Gelüste auf Schokolade oder andere süße raffinierte Lebensmittel habe, wenn ich viel Obst gefrühstückt habe. Sobald ich von der Regel abweiche, steigt die Lust auf ungesunde Süßigkeiten wieder an.

Fructose und Spätfolgen

Folgende Meldung wird für alle interessant sein, die schon gehört oder gelesen haben, dass Fructose auf lange Sicht schädlich für den Körper sein soll. Dabei darf man die isolierte billige Fructose, die von der Lebensmittelindustrie verwendet wird, nicht mit der natürlichen

Fructose, wie sie in Früchten vorkommt, verwechseln. Lt. folgendem Artikel zeige die natürliche Süße in **Obst keine negativen Auswirkungen** auf den Fettstoffwechsel, wie in Studien belegt wurde:

> **Süßungsmittel mit Spätfolgen.** In den Fokus der Wissenschaft ist in letzter Zeit vor allem Fruchtzucker (Fructose) gerückt. Der Einfachzucker kommt natürlicherweise in Obst, Fruchtsäften und Honig vor. Früher war Fructose das bevorzugte Süßungsmittel in der Diabetes-Diät, weil Fruchtzucker unabhängig von Insulin verstoffwechselt wird. Heute setzt die Lebensmittelindustrie Fructose immer häufiger als billige Zutat ein, vor allem zum Süßen von Getränken, Smoothies, Süßwaren oder Frühstückscerealien. Mittlerweile belegen Studien, dass isolierte Fructose den Fettstoffwechsel negativ beeinflusst und in der Leber die Neubildung von Fetten anregt. Damit steigt unter anderem das Risiko für eine Fettleber. Aufgrund der fehlenden Insulinausschüttung bleiben zudem Sättigungssignale aus. Eine hohe Zufuhr an Fructose steigert darüber hinaus indirekt den Harnsäurespiegel und damit das Risiko für Gicht. Die natürliche Süße in Früchten zeigt diese negativen Auswirkungen nicht, weil Fructose hier in die Lebensmittelmatrix eingebettet ist und nicht so schnell resorbiert wird.[74]

Fruchtzucker ist nicht gleich Fruchtzucker. Der Fruchtzucker, der sich in seiner natürlichen Art in Obst und Gemüse befindet, ist nicht schädlich. Allerdings muss hier eindringlich vor isolierter und hochkonzentrierter industriell hergestellter Fructose gewarnt werden. Diese Fructose ist die gefährlichste Form aller Zuckerarten und soll gemieden werden. Obst und Gemüse sind, trotz enthaltenem Fruchtzucker gesund.[75]

Achtung vor unnatürlichem, überzüchtetem Obst!

Durch den Eingriff des Menschen in die Natur und durch Überzüchtungen von Obst kann es zu Unverträglichkeiten und Krankheiten kommen. Hier der Hinweis zu einem Artikel, der beschreibt, dass überzüchtetes Obst eventuell die Begleitstoffe fehlen, welche der Körper zur Verarbeitung des Zuckers bräuchte.[76] Wer auf Nummer Sicher gehen möchte, sollte Obst daher in natürlichem Zustand, in guter Qualität, oder wenn möglich in Bio-Qualität, konsumieren.

> Vermeiden Sie Nahrungsmittel mit der Bezeichnung »E420«, also Sorbit [*] als Abbauprodukt von Fruchtzucker in Form von Zusatzstoffen von Nahrungsmitteln.[77]

*Sorbit ist ein Zuckeraustauschstoff, der in manchen Früchten enthalten ist, unter anderem in Birnen, Pfirsichen, Aprikosen, Äpfeln, Pflaumen, Nektarinen und in manchen Trockenfrüchten.
Sorbit darf in fast allen Lebensmitteln (nicht in Getränken) in beliebig

großen Mengen vorkommen. Bei einer täglichen Dosis von 20 Gramm oder mehr können Unverträglichkeiten wie Bauchschmerzen, Blähungen und Durchfall auftreten. Alle Nahrungsmittel, die über zehn Prozent Sorbit aufweisen, müssen mit dem Zusatz 'kann bei übermäßigem Verzehr abführend wirken' gekennzeichnet sein.[78]

Welches Obst enthält wie viel Fruktose?

Hier eine Auflistung des Fruchtzuckeranteils in Obst pro 100g:

Weniger als 1g Fructose/100g:
Avocado (21mg), Papaya (336mg), Zuckermelone (557mg), Honigmelone (557mg) oder Aprikosen (863mg).
1-4g Fructose/100g:
Pfirsiche (1240mg), Mandarinen (1300mg), Brombeeren (1350mg), Nektarinen (1790mg), Pflaumen (2020mg), Himbeeren (2040mg), Erdbeeren (2280mg), Grapefruit (2530mg), Ananas (2590mg), Orangen (2870mg), Apfelsinen (2870mg),Wassermelone (2900mg), Bananen (3640mg) oder Johannisbeeren (3800mg).
>4g Fructose/100g:
Stachelbeeren (4010mg), Heidelbeeren (4070mg), Kiwis (4410mg), Sauerkirschen (4770mg), Äpfel (5740mg), Birne (6750mg), Süßkirschen (6160mg), Weintrauben (7630mg), Datteln (31300mg), Rosinen (32800mg).
Quelle: www.dge.de

Macht Obst fett?

Oft hört man die Frage – es ist fast eine Behauptung – ob Obst nicht fett mache, weil es so viel Zucker enthält. Die schlichte Antwort ist: Nein, Obst macht nicht fett. Dr. Barnard schreibt:

> Theoretisch kann man zunehmen, wenn man Süßigkeiten in großen Mengen isst. Aber wenn Sie sich selbst beweisen wollen, dass in Wirklichkeit der Fettgehalt der Süßigkeiten den Schaden anrichtet, versuchen Sie einmal, von Orangen, Äpfeln oder anderen süßen Obstsorten dick zu werden. Sie werden feststellen, dass diese praktisch fettfreien Süßigkeiten kein Übergewicht hervorrufen.[79]

> Der Übeltäter ist und bleibt das Fett, das der wahre Fettmacher ist. Wir werden noch in späteren Kapiteln darauf eingehen, warum Fett so ungesund ist (und auch das angeblich „gesunde Olivenöl").

Eine hoher Fettkonsum kann womöglich ebenso dazu führen, dass Obst (und andere Nährstoffe) nicht richtig verstoffwechselt werden. Über diese Erkenntnis haben Menschen berichtet, die besonders fetthaltig essen. Aus meinem Erfahrungskreis wurde mir mitgeteilt, dass nach einem reinen Obstfrühstück ein saurer Magen beobachtet wurde, wenn am Tag zuvor viele fetthaltige Speisen konsumiert wurden.

Falls Du trotz oben beschriebener Hinweise weiterhin nach Einnahme von Obst Unverträglichkeiten beobachten solltest, solltest Du sichergehen, dass keine Fructose-Intoleranz vorliegt. Diese kann sich unter anderem in Bauchschmerzen, Blähungen, Übelkeit und Durchfall nach dem Verzehr von Früchten zeigen. In diesem Fall bereiten insbesondere Obst, Süßigkeiten und Honig unangenehme Verdauungsbeschwerden. Bitte konsultiere Deinen Arzt, wenn Du Dir unsicher bist.

Noch ein Plus

Vermehrter Konsum von Obst und anderen natürlichen Lebensmitteln kann dazu führen, dass unser Körper angenehm oder noch angenehmer duftet. Was bei Menschen, die sich nur von tierischen Produkten ernähren und sehr wenig oder kein frisches Obst oder Gemüse essen, oftmals auffällig ist – sie riechen anders als Menschen, die sich hauptsächlich von natürlicher Kost ernähren. Egal, ob frisch geduscht oder mit dem teuersten Parfum eingehüllt, man kann den Unterschied bemerken. Jeder kennt den schlechten Geruch, wenn man an einer Metzgerei vorbei geht. Jeder kennt den Geruch von Fisch, Fleisch oder Käse. Oder, um noch eins drauf zu setzen, jedem ist der Geruch von Bier, Knoblauch und Zigaretten vertraut. Was passiert wohl, wenn wir stinkende Lebensmittel konsumieren? Ein Bekannter von mir hatte dieses Problem, merkte es aber selber nicht. Wir merken in den seltensten Fällen, ob wir selber gut riechen oder nicht. Er aß nie Obst und nur selten Gemüse. Das lag nicht daran, dass es ihm nicht schmeckte, er war es einfach nicht anders gewohnt. Als er mir erzählte, dass er nie Obst zu sich nahm, wunderte mich das nicht.

Ich habe viele Berichte gelesen, in welchen Menschen, die auf eine überwiegend vegane Ernährungsweise umgestiegen sind, plötzlich berichten, dass ihr Schweiß nicht mehr (oder weniger stark) riecht, der Körper viel länger frisch duftet und auf dem stillen Örtchen ebenfalls alles neutral riecht. Wen wundert es? Das schön duftende Obst reinigt den Körper, und mit der Reinigung und Säuberung verändert sich auch der Geruch, der aus unseren Poren strömt. Man muss es nicht glauben, sondern einfach ausprobieren.

Das Zucker Geheimnis – Kohlenhydrate machen schlank

"Zu wenige Menschen wissen, dass sie kostenlos all die Gesundheit und Schönheit, die Geld nicht kaufen kann, haben können."[80] ~ Dr. John McDougall, MD

Und die Dünnen wundern sich, warum die Dicken immer dicker werden, obwohl sie sich stets zurückhalten. In den vorigen Kapiteln haben wir gelernt, warum die Menschen, die mit ihrem Gewicht kämpfen und stets auf Diät sind, normaler Weise immer dicker werden, obwohl sie weniger essen, Sport machen und über eine immense Willenskraft verfügen.

Die Angst vor Kohlenhydraten ist größer denn je. Zu viele Menschen glauben, dass Kohlenhydrate fett machen. Überall hört und liest man nur Halbwahrheiten und viele falsche Ratschläge: „Von Bananen wird man fett." „Iss nicht so viel Brot." „Kartoffeln machen dick." „Abends niemals Kohlenhydrate." Solche Hinweise verunsichern alle Beteiligten. Viele der Hinweise machen es sogar noch schlimmer. Sie raten zu tierischen Proteinen: „Iss lieber einen fettarmen Joghurt." „Iss Hüttenkäse." „Iss Hähnchen." Eigentlich müssten wir alle ganz hager sein, weil wir inzwischen so selten Kohlenhydrate essen. Dafür müssten die Asiaten das dickste Volk auf der Welt sein, gemessen an deren immensem Reisverzehr. Die Lösung ist: Wir müssen unseren Fokus verlagern und nur die schlechten Kohlenhydrate meiden. Die, die uns zufrieden, satt und schlank machen, sind die komplexen Kohlenhydrate.

Es kann eindeutig belegt werden, dass Kohlenhydrate zu deutlichem Gewichtsverlust führen können. Kalorie ist nicht gleich Kalorie. Kohlenhydrat ist nicht gleich Kohlenhydrat. Zucker ist nicht gleich Zucker.

Keine Angst vor jedem Zucker!

Haushaltszucker ist schädlich, während natürlicher Zucker, wie er in Früchten, Gemüse oder vollwertigen Lebensmitteln vorkommt, wichtig und gesund ist.[81]

Die gesündesten Kohlenhydrate, die wir zu uns nehmen können, sind die komplexen Kohlenhydrate, wie man sie in Obst, Gemüse und Getreide findet. Auch diese werden zu Glukose (Zucker) verstoffwechselt, allerdings haben sie für den menschlichen Organismus einen großen Nutzen, wenn wir sie **in hohen Mengen** einnehmen. Es wurde belegt, dass sie Herzerkrankungen und Diabetes rückgängig machen, viele chronische Krankheiten verhindern und zu einer sehr großen Gewichtsabnahme führen. Dies passiert allerdings nur, wenn wir diese Kohlenhydrate in unverarbeitetem, unraffiniertem, naturbelassenem Zustand konsumieren. Prof. Campbell: „Obst, Gemüse und ungeschältes Getreide sind die gesündesten Nahrungsmittel, die Sie konsumieren können, und sie bestehen hauptsächlich aus Kohlenhydraten."[82]

Die einfachen, raffinierten Kohlenhydrate, wie man sie z.B. in Kuchen, Keksen oder Schokolade vorfindet, gehören zu den ungesündesten Lebensmitteln. Von diesen Lebensmitteln wird man nicht den gesundheitlichen Vorteil ziehen können, wie es bei der Ernährung von komplexen Kohlenhydraten der Fall ist. Im Prinzip ist es ganz einfach. Die richtigen Kohlenhydrate machen schlank, die falschen Kohlenhydrate machen fett.

Stimmungsschwankungen nach Zucker

Da Zucker schnelle Energie liefert, fühlen wir uns nach dem Genuss von Zucker bereits wenige Minuten nach dem Verzehr wohl. Die Konzentration steigt an, wir haben wieder Energie, fühlen uns leistungsfähig und glücklich.

Wenn Zucker konsumiert wird, muss die Bauchspeicheldrüse arbeiten. Sie schüttet Insulin aus, welches den Zucker wieder aus dem Blut und in sämtliche Körperzellen verteilt. Je mehr Zucker wir zu uns nehmen, umso mehr Insulin muss ausgeschüttet werden. Insulin bewirkt im Gehirn die Bildung von Serotonin. Serotonin wird auch als Glückshormon bezeichnet, da es mit Gelassenheit und einem Hochgefühl in Zusammenhang gebracht wird. Übrigens leiden Menschen mit Depressionen oft unter einem Serotoninmangel.

"Allein die Dosis macht, dass ein Ding kein Gift ist", sagte Paracelsus zu Beginn des 16. Jahrhunderts. Wie in vielen Aspekten des Lebens kommt es auf die Menge an, die man zu sich nimmt.

> Nun hat man selbstverständlich bereits die Zuckerdosis aufgespürt, die zum gewünschten seelischen Höhenflug führt: Mit einer Investition von nur 2,5 Esslöffeln Zucker (= 30g reine Kohlenhydrate) oder alternativ 60g irgendeiner Süßigkeit ist man dabei. Interessant ist nun, dass eine höhere Dosis weder zu einem besseren noch zu einem schnelleren Ergebnis führt.[83]

Warum ist raffinierter Zucker schädlich?

Haushaltszucker stammt von dem Zuckerrohr oder der Zuckerrübe. Weil wir nur in den Genuss der verarbeiteten Pflanze kommen und nicht ebenfalls die Blätter, Rinde oder Stängel essen, entgehen uns die Vitamine, Mineralstoffe und Spurenelemente. Die gilt auch für den braunen Rohrzucker, der oftmals nur eingefärbt ist. Unserem Haushaltszucker und den raffinierten Süßspeisen, fehlt es somit an den Vitalstoffen, die unser Körper dringend benötigt. Aus diesem Grund sind wir nach einer hohen Zuckerdosis nicht einfach zufrieden. Wir werden über kurz oder lang sehr unglücklich, wenn wir mehr und mehr Zucker zu uns nehmen und unsere Ernährungsweise nicht ändern.[84]

Dem Körper fehlen nach diesen industriellen Verarbeitungen die Begleitstoffe, die der Körper zur Verarbeitung des Zuckers bräuchte. Leider gilt das inzwischen auch für viele Obst- und Gemüsesorten, die wie z.B. kernlose Trauben oder Melonen auf höchstmöglichen Zuckergehalt hin gezüchtet werden. Mit natürlicher Ernährung, wie sie Mutter Natur für uns vorgesehen hatte, hat das leider nichts mehr zu tun. In ursprünglichen Früchten war Zucker nur sparsam enthalten, aber genau auf diesen geringen Gehalt des natürlichen Zuckers ist unser Organismus programmiert:

> Inzwischen glaubt man sogar, dass diesen Früchten nicht nur die wichtigen Vitalstoffe fehlen, sondern dass ihr Zucker vom Organismus fast genau so behandelt wird wie derjenige aus der Südzuckerpackung. Er erkennt ihn nicht als natürlichen Zucker an. Manche Ernährungsexperten nennen den Zucker solcher Früchte auch **Hybridzucker.**[85]

Solltest Du zu den Menschen gehören, die nach zu hohem Zuckerkonsum (oder nach Obstkonsum, obwohl richtig konsumiert) negative Stimmungsschwankungen erleben, vielleicht auch Depressionen, Angstzustände, Hautkrankheiten, Schlafprobleme,

Konzentrationsschwäche oder Müdigkeit erlebst, kann das der Grund dafür sein. Viele Ernährungsberater raten daher zu Bioprodukten. Was aber können wir tun, wenn wir bemerken, dass raffinierter Zucker und Fruchtzucker aus Obst unser Wohlbefinden trübt?

Dr. Neal Barnard bestätigt in seinem Buch, dass es durchaus geschehen kann, dass sich zu großer Zuckerkonsum negativ auf die Stimmung auswirkt. Er beschreibt, dass manche Menschen mit erhöhter Reizbarkeit und Depression reagieren können. Auch er sieht die Ursache im Serotonin. In seinem Buch berichtet er über eine Bekannte, die sich immer nach einem hohen Verzehr von Kuchen und süßem Gebäck für einige Tage deprimiert und unausgeglichen fühlte. Der Arzt hat folgenden Rat:

> Zucker steigert auch die Konzentration des Serotonins, einer Verbindung im Gehirn, die für Stimmungsschwankungen und Schlaf eine wichtige Rolle spielt. Je mehr Zucker eine Mahlzeit enthält, desto mehr Serotonin stellt das Gehirn her. Die Auswirkungen sind bei den einzelnen Menschen höchst unterschiedlich. Manche fühlen sich tatsächlich wohler, wenn sie Zucker gegessen haben, anderen geht es schlechter. Bei sehr empfindlichen Personen kann sogar der Zucker im Fruchtsaft bei täglicher Zufuhr zu Depressionen oder Reizbarkeit führen. Wer unter Phasen starker Stimmungsschwankungen leidet, sollte den Zucker (auch sogenannte natürliche Zucker und Fruchtsäfte) eine Zeitlang meiden und beobachten, ob sich eine Besserung einstellt. [86]

Allerdings weist Dr. Barnard darauf hin, dass man in dem Fall nicht auf kohlenhydratreiche Nahrungsmittel verzichten sollte. Er empfiehlt, den Verzehr vom komplexen Kohlenhydraten (Bohnen, Reis, Kartoffeln, Nudeln) zu steigern, und die Einnahme von einfachen Zucker (Limonade, Gebäck, Früchte) zu stoppen. Als besonders nützlich empfiehlt er Hülsenfrüchte wegen der nur allmählichen Zuckeraussetzung, wie sie aus komplexen Kohlenhydraten üblich sei. Zudem weist er darauf hin, dass Vollkornprodukte wie brauner Reis hilfreicher seien als Produkte aus gemahlenem Korn (Brot oder Nudeln). Er erwähnt, dass es **von Mensch zu Mensch erhebliche Unterschiede** gäbe, sodass man selber herausfinden müsse, welche Lebensmittel man gut vertrage und welche nicht.[87]

Kohlenhydratreiche Kost kann zu raschem Gewichtsverlust führen

> [...] Aber Kalorie ist nicht gleich Kalorie. Wie sich in zahlreichen wissenschaftlichen Studien gezeigt hat, haben Kalorien aus Kartoffeln, Reis, Nudeln und anderen kohlenhydratreichen Lebensmitteln nicht den gleichen Effekt wie die gleiche Kalorienzahl aus Huhn, Rindfleisch oder Salatdressing. Kohlenhydratreiche Kost begünstigt das Zunehmen wesentlich weniger, ja sie kann sogar zu raschem Gewichtsverlust führen - es sei denn, man bereitet sie mit Öl oder Fett zu; das macht, wie wir noch sehen werden, ihren Vorteil zunichte.[88]

Es nützt also nichts, wenn wir uns nur auf die richtige Ernährung ohne tierische Produkte konzentrieren (die idealer Weise sehr fettarm ist), wir müssen zudem darauf achten, welche Kohlenhydrate wir zu uns nehmen und auf welche Art und Weise wir sie zubereiten. Prof. Campbell schreibt, dass es eine ganz schlechte Idee sei, wenn man sich für eine fettarme, vegane, kohlenhydratreiche Ernährungsweise entscheidet, die aus den falschen Kohlenhydraten besteht. Als schlechte Beispiele führt er Nudeln aus raffiniertem Mehl, Kartoffelchips, Limonaden, gezuckerte Müslis und fettarme Schokoriegel an. Er schreibt: „In experimentellen Studien rührt der gesundheitliche Nutzen einer kohlenhydratreichen Ernährung vom Verzehr der komplexen Kohlenhydrate her, die in ungeschälten Getreide- und Hülsenfrüchten, Obst und Gemüse vorkommen. Essen Sie einen Apfel, eine Zucchini oder einen Teller mit ungeschältem Reis, Bohnen und anderem Gemüse."[89]

Schluss mit der Verteufelung der Kohlenhydrate!

Julieanna Hever, RD, fordert auf, die Kohlenhydratphobie, die so viele Menschen haben, loszuwerden. Sie fordert auf, sich der hervorragenden gesundheitlichen Vorteile bewusst zu werden, welche durch Früchte, Gemüse, Vollkornprodukte und Hülsenfrüchte entstehen. Sie erwähnt dabei die reichhaltigen Bestandteile von diesen Lebensmitteln: sekundäre Pflanzenstoffe, Antioxidantien, Ballaststoffe, Vitamine, Mineralien und Wasser. Hever schreibt, dass **Kohlenhydrate unser bester Freund sind, wenn es um Gewichtsabnahme geht**. Wir müssen uns nur darauf konzentrieren, keine raffinierten oder verarbeiteten Lebensmittel zu uns zu nehmen.[90]

Stärkehaltige Kohlenhydrate

Dr. John McDougall erklärt, dass das Kohlenhydrat, welches am vorteilhaftesten für den Menschen ist, Stärke sei. Stärke ist daher so wertvoll, da es im menschlichen Körper zu einfachem Zucker umgewandelt wird, welches uns kontinuierliche Energie gibt, die uns sättigt und uns ein zufriedenes Gefühl verleiht.[91]

Was sind stärkehaltige Kohlenhydrate? Alle hochkomplexen Kohlenhydrate enthalten Stärke. In seinem Buch *The Starch Solution*, beschreibt Dr. John McDougall, wie Pflanzen in ihren Wurzeln, Stängeln, Blättern, Blüten, Samen und Früchten Stärke speichern, die sie produzieren. Diese gespeicherte Stärke liefert den Pflanzen im Winter und im Frühjahr Energie, die sie brauchen. McDougall sieht darin den Grund, warum es so gesund ist, stärkehaltige Pflanzen (Gemüse, Hülsenfrüchte, Getreide) zu essen. Die hohe Konzentration an Kohlenhydraten gibt nicht nur der Pflanze Kraft, sondern auch dem Menschen. McDougall empfiehlt, dass Stärke unsere Hauptquelle sein sollte, wenn es um verdauliche Kohlenhydrate geht.[92]

Zu stärkehaltigen Nahrungsmitteln, die der Arzt empfiehlt, gehören:
Getreide:
Gerste, Buchweizen, Mais, Hirse, Hafer, Reis, Roggen, Hirse, Weizen, Wildreis
Hülsenfrüchte:
Bohnen, Linsen, Erbsen
stärkehaltiges Gemüse:
Karotten, Topinambur, Pastinaken, Kartoffeln, Schwarzwurzeln, Süßkartoffeln, Winterkürbisse

Gemüsesorten, die nicht stärkehaltig sind, so McDougall, haben nebst Geschmack, Farbe und Textur auch Vorteile wie z.B. Vitamin A und Vitamin C. Obst, welches nicht stärkehaltig ist, liefert dank des einfachen Zuckers schnelle Energie, aber nur wenig der langsam verbrennenden Stärke. Früchte können unseren Appetit lt. McDougall daher nicht langfristig zufrieden stellen. Der Arzt empfiehlt eine Ernährung von: 70% Stärke, 0% Fleisch und Milchprodukte, 10% Obst, 20% Gemüse.[93]

Die schlankesten Menschen essen stärkehaltige Kohlenhydrate

In einer Studie mit mehr als 4.000 Männern und Frauen aus USA, England, Japan und China im Alter zwischen 40 und 59 Jahren konnte nachgewiesen werden, dass die Menschen, welche die meisten komplexen Kohlenhydrate konsumierten, am dünnsten waren. Alarmieren hingegen war die Erkenntnis, dass die Menschen, welche die meisten tierischen Proteine zu sich nahmen, am dicksten waren.[94]

Bei dieser Studie ließ man die Teilnehmer in einem Tagebuch notieren, was sie innerhalb von 24 Stunden gegessen haben. Die

Studienleiterin Linda Van Horn von der Northwestern University sagte, dass **ohne Ausnahme** eine hochkomplexe-Kohlenhydrat-, Gemüse-Protein-Diät mit niedrigem Body-Mass assoziiert sei. Je mehr tierisches Protein konsumiert wurde, umso höher war das Gewicht der Teilnehmer.

Überschüssige Stärke wandelt der Körper NICHT in Körperfett um. Warum eigentlich nicht?

Der menschliche Körper ist sehr ineffizient, wenn es darum geht, Kohlenhydrate als Fett zu speichern. Aus dem Bericht von Dr. John McDougall:

> "Ein weitverbreiteter Glaube ist, dass der Zucker in Stärke sogleich in Fett umgewandelt und dann unattraktiv am Bauch, an Hüfte und Po gespeichert wird. Falsch! Und es gibt keine Meinungsverschiedenheiten über die Wahrheit unter Wissenschaftlern oder deren veröffentlichten wissenschaftlichen Forschung. (5-13)
>
> Nach dem Essen werden die komplexen Kohlenhydrate, die in Stärke wie z.B. in Reis gefunden werden, in einfache Zucker im Darm verdaut und dann in den Blutstrom absorbiert, wo sie in Milliarden von Zellen im Körper transportiert werden, um Energie bereitzustellen. Kohlenhydrate (Zucker), die über den täglichen Bedarf des Körpers hinaus eingenommen werden, können (unsichtbar) in Form von Glykogen in den Muskeln und in der Leber gespeichert werden. Die Gesamtlagerkapazität für Glykogen beträgt etwa zwei Pfund [Anm. Redaktion: 0,9kg]. Kohlenhydrate, die über unseren Bedarf hinaus und über unsere begrenzte Speicherkapazität hinaus konsumiert werden, werden nicht sogleich als Körperfett gespeichert. Stattdessen werden diese überschüssigen Kohlenhydrat-Kalorien als Wärme verbrannt (ein Prozess, der als fakultative Nahrungsthermogenese bekannt ist) oder in körperlicher Bewegungen, die nicht mit sportlicher Bewegung assoziiert ist, verwendet werden. (9,13)
>
> Der Prozess der Umwandlung von Fetten in Zucker ist als **De-Novo-Lipogenese** bekannt. Einige Tiere, wie z.B. Schweine und Kühe, können effizient die energiearmen, kostengünstigen Kohlenhydrate, die in Getreide und in Gräsern gefunden werden, in kalorienreiche Fette umwandeln. (5) Diese Stoffwechseleffizienz macht Schweine und Kühe zu idealen „Futtertieren". Bienen führen auch De-Novo-Lipogenese durch; sie wandeln Honig (einfache Kohlenhydrate) in Wachs (Fette) um.
>
> Allerdings sind die Menschen bei diesem Prozess sehr ineffizient und als Folge davon tritt De-Novo-Lipogenese nicht unter den üblichen Lebensbedingungen bei Menschen auf. (5-13) Wenn während extremen Bedingungen De-Novo-Lipogenese auftritt dann beträgt der metabolische Aufwand etwa 30% der konsumierten Kalorien – ein sehr verschwenderischer Vorgang. (11)

Unter experimentellen Laborbedingungen wird Überfütterung von Probanden mit großen Mengen an einfachen Zuckern zu wenig De-Novo-Lipogenese führen. Zum Beispiel schlanke und übergewichtige Frauen wurden mit 50% mehr Gesamtkalorien als sie normalerweise an einem Tag aßen überfüttert, mitsamt eines Extras von 3,5 Unzen (135 Gramm) raffinierten Zuckers.

Aus dieser Überfütterung produzierten die Frauen weniger als 4 Gramm (36 Kalorien) Fett pro Tag, was bedeutet, dass eine Person mit dieser Menge an zusätzlichen Kalorien und Zucker jeden Tag für fast 4 Monate überfüttert werden müsste, um ein zusätzliches Pfund Körperfett zu gewinnen. (10) Offensichtlicherweise ist selbst übermäßiges Essen erheblicher Mengen an raffinierten und verarbeiteten Kohlenhydraten eine relativ unbedeutende Quelle von Körperfett. Wo also kommt das Bauchfett her? **Das Fett, dass Sie essen, ist das Fett, dass Sie tragen.**"[95]

Eine anfängliche Gewichtszunahme ist gesund

Bei Menschen, die eine kalorieneinschränkende Diät betrieben haben, bevor sie zur veganen HCLF (High Carb Low Fat) Ernährungsweise kommen, kann es aufgrund der plötzlich viel höheren Kalorieneinnahme zu einer anfänglichen, zeitlich befristeten, Gewichtszunahme kommen. Jemand, der seine Nahrungseinnahme eingeschränkt hat, hat damit seinen Stoffwechsel heruntergefahren. Dieser muss nun wieder erhöht werden. Der Stoffwechsel ist nicht beschädigt, er arbeitet einfach nur in der langsamen Art und Weise entsprechend der wenigen Energie, die der Körper bekommen hat. Die einzige Art und Weise, den Stoffwechsel wieder zu mobilisieren, ist durch eine angemessene Kalorienzufuhr.

Eatopia ist eine Website, auf welcher Menschen mit Essstörungen, Magersüchtige, Bulimiekranke und Menschen, die ihre Nahrungsmitteleinnahme eingeschränkt haben, von ihren Erfahrungen berichten. Man kann beobachten, dass es manchmal an die 1,5 bis 2 Jahre dauerte, bis sich manche der Teilnehmer vollständig erholen können und ihr Normalgewicht erreichen. Das ist von Person zu Person unterschiedlich. Auf der Website von *Eatopia* wird beschrieben, dass es während der höheren Kalorienzufuhr und dem Heilungsprozess zu einer **Wasseransammlung** kommen kann, die gut sei, da der Körper so besser heilen könne – ähnlich einem verstauchten Knöchel, bei welchem es zu einer natürlichen Schwellung kommt, damit der Knöchel schneller heilen kann. Es wird geschrieben, dass **die Flüssigkeit den Genesungsprozess erhöhen würde.** Es sei einfach sehr wichtig, den Stoffwechsel wieder in Gang zu bringen, und das würde der Körper nicht tun, solange er nur 1000-2000kcal pro Tag bekommt. Deshalb müsse man dem Körper mehr als 2000kcal zuführen, auch wenn es dadurch vorerst zu einer Wasseransammlung und Gewichtszunahme kommt. Es wird dazu geraten, sich und dem Körper Zeit und Ruhe zu gönnen. Zudem wird dazu geraten, zu snacken und viel zu essen, damit der Körper genug Energie hat, die beschädigten Zellen zu reparieren. Während der ersten Phase könnte es immer wieder dazu kommen, dass der Körper an Wasser ab- und zunimmt, aber schlussendlich wird das Wasser, die Blähungen und die Schwellungen zurückgehen. Dies ist die Kalorien-Mindestzufuhrempfehlung zur Recovery für Betroffene (bei sitzender Tätigkeit) von *Eatopia*:

Frauen:

1) Frauen jünger als 25: 3000 Kalorien
2) Frauen zwischen 152cm - 172cm und älter als 25: 2500 Kalorien
3) Frauen über 172cm und älter als 25 Jahre: 2700 Kalorien
4) Frauen über 172cm und jünger als 25 Jahre: 3200 Kalorien
5) Frauen älter als 25 und kleiner als 152cm sowie Frauen nach der Menopause können die minimale Zufuhr bis auf 2300 Kalorien senken, aber mehr ist immer besser.

Männer:

1) Männer jünger als 25 Jahren: 3500 Kalorien
2) Männer älter als 25: 3000 Kalorien[96]

Übrigens:

Werbeslogan darf ab sofort benutzt werden

Health Claim zugelassen. Die Aussage »Kohlenhydrate tragen zur Aufrechterhaltung einer normalen Gehirnfunktion bei« ist seit dem 13.11.13 als Health-Claim zugelassen. Das heißt, Lebensmittelhersteller dürfen laut der »EU-Verordnung zu nährwert- und gesundheitsbezogenen Angaben« ihre Produkte entsprechend kennzeichnen, wenn sie 20 Gramm Kohlenhydrate pro Portion enthalten und laut Lebensmittelrecht der Angabe zuckerarm oder ohne Zuckerzusatz entsprechen. Ergänzt werden muss der Hinweis, dass »sich die positive Wirkung bei einer täglichen Aufnahmemenge von 130g Kohlenhydrate aus allen Quellen einstellt«.[97]

Fett

In dieses Kapitel möchte ich eine interessante Begebenheit einfließen lassen, welche sich vor vielen Jahren ereignete. Ich war damals eine Studentin, als ich Carola kennenlernte. Sie war um die 28 Jahre alt und eine Angestellte in der Firma, in welcher ich mein Vorpraktikum absolvierte und dann während meines Studiums nebenbei arbeitete. Carola war gertenschlank. Ich war damals normalgewichtig, träumte von einer Figur, wie Carola sie hatte. Mir fiel damals auf, dass ich meine Kollegin oft beim Essen sah. Ständig war sie am essen. Morgens, während des Arbeitens, Mittags, Nachmittags, Abends. Das erstaunte mich. Jemand, der so schlank ist, der kann doch nicht so viel essen, dachte ich. Obwohl sie viel aß, das fiel mir auf, achtete sie sehr auf das, was sie zu sich nahm. Die Lösung war eigentlich so lange vor meinen Augen, dennoch habe ich sie in jüngeren Jahren nicht erkannt. Was ich sie fast ständig naschen sah war Obst. Immer lagen irgendeine Packung mit Trauben oder andere Früchte an ihrer Seite, die sie sich in den Mund stopfte. Nachmittags nach dem Mittagsessen holte sie sich Brötchen oder manchmal auch Götterspeise als Snack. Damals verstand ich nicht wirklich, wie sie es trotz dem vielen Essen schaffte, so schlank zu bleiben. Eine weitere Kollegin bestätigte das. Sie sagte, sie habe einmal beobachtet, wie Carola zum Mittagessen ein ganzes Vollkornbrot gegessen hat. Sie erzählte auch, dass Carola oft kochte, aber dann selbst auf einen kleinen Teelöffel Sahne verzichtete, wenn es um Soßen oder anderes ging. Als wir mit der Firma zur Weihnachtsfeier gingen und alle in einem schönen Restaurant saßen, gab Carola dem Kellner die Anweisung, für ihr Gericht nur ganz, ganz wenig Fett oder Öl zu verwenden. Das betonte sie damals mehrfach. Auch ihren Salat wollte sie nur mit ganz wenig Öl zubereitet haben. In dieser Hinsicht war sie sehr konsequent. Man könnte fast meinen, dass sie es sich ja „mal hin und wieder leisten könnte“, nicht ganz so streng zu sein, schließlich hatte sie die Figur dafür. Aber das tat sie nicht. Sie war, wie gesagt, immer konsequent. Extrem selten hörte ich sie sagen, dass sie „gestern Schokolade gegessen habe“. Wenn dann waren es ein oder zwei Stückchen, nicht die ganz Packung.

Was sie damals zu mir sagte, als ich sie mal auf ihre schöne schlanke Figur ansprach, war: “Eigentlich ist es echt einfach, man muss nur das Fett weglassen.” Ihre Aussage lebte sie. Das war nicht nur irgendein Tipp, den sie mal gehört hatte. Sie erzählte dann von ihrer Freundin, die, nachdem sie bei ihr eingezogen sei, auf diese Weise von Größe M zu Größe S erschlankt sei. „Ganz einfach.“ Ich war damals jung. Ich machte mir nicht weiter Gedanken deswegen. Hätte ich doch bloß mal auf sie gehört. Wie ignorant man doch sein kann! Es ist erstaunlich, wie gewohnt man an den Glauben ist, dass man nur abnehmen würde, wenn man weniger isst, und nicht, wenn man das Falsche *nicht* mehr isst.

Dr. Barnard beschreibt Fett als Dickmacher und Feind Nummer eins. Er beschreibt eindringlich, dass es zu meiden ist, wenn man ernsthaft schlank bleiben möchte. Dabei spiele es keine Rolle, um welches Fett es sich handelte, ob aus Fleisch, Geflügel, Fisch, Butter, Margarine, Öl (auch das Olivenöl), Nudeln, Gebäck oder frittierten Lebensmitteln: „Immer ist Fett ein echtes Problem. Es steckt voller Kalorien, trägt nicht zur Verstärkung des Stoffwechsels bei und schleicht sich leicht in alle Fettpölsterchen, die bereits vorhanden sind.“[98]

“The fat you eat is the fat you wear!” ~ Dr. John McDougall, MD

> Wenn wir zu viel Fett konsumieren, sucht der Körper nach einem Ort, um es zu speichern, in der Regel am Bauch, Gesäß und Oberschenkel. Das Fett, dass Sie essen, ist das Fett, dass Sie tragen, wortwörtlich. Stärke liefert Energie und eine Fülle von Nährstoffen, ohne sichtbar als Fett gespeichert zu werden. Ganz im Gegenteil: Sie tanken uns auf mit Proteinen, essentiellen Fettsäuren, Vitaminen, Mineralstoffen, welche unsere Körper laufen lassen wie die effiziente Maschine, die sie gedacht waren, zu sein.[99]

An dieser Stelle möchten wir gerne noch einmal Dr. McDougall zitieren, und anmerken, dass lt. dem Arzt stärkehaltige Nahrungsmittel kein Übergewicht fördern, worauf schon im Kapitel *Das Zuckergeheimnis* hingewiesen wurde.

Der Arzt schreibt:

[...] Mit all diesen effizienten Kalorien [aus Stärke] könnte man meinen, dass Stärke übermäßige Gewichtszunahme fördern würde, aber sie tut es nicht. Das liegt daran, weil Ihr Körper die Verwendung der Kohlenhydrate, der er aus Stärke erhält, effizient reguliert: Auch wenn Sie sie im Überfluss konsumieren, wird der Körper sie eher als Wärme und Energie verbrennen, anstatt sie als Fett zu speichern [Q].[100]

Glücklicherweise enthalten Gemüse, Hülsenfrüchte, Getreide und Obst - von wenigen Ausnahmen abgesehen - kaum Fett. In tierischen Produkten dagegen, auch wenn sie als «fettarm» bezeichnet werden, steckt meist weit mehr davon als man annimmt. [...] Der Kaloriengehalt von weißem Hühnerfleisch ohne Haut stammt noch zu 20 Prozent aus Fett. Diese Fettbelastung braucht unser Organismus nicht. Im Rindfleisch liegt der Anteil mindestens bei 30 Prozent. Fische enthalten unterschiedlich viel Fett: Lachs ist voll davon, bei Seezunge oder Schellfisch ist der Gehalt geringer; aber alle Fische enthalten eine gewisse Menge Fett, jedoch weder komplexe Kohlenhydrate noch Ballaststoffe. Zur Gewichtsabnahme tragen sie nicht bei.[101]

Fett verbrennt in der Flamme von Kohlenhydraten

Inzwischen haben wir gelernt, dass jede Zelle unseres Körpers Glukose benötigt. „Das Problem ist, dass die meisten Leute fettreiches Essen essen. Wenn viel Fett in unserem Blutstrom ist, dann verursacht es Zuckerstoffwechselprobleme. Der Zucker kann nicht ordnungsgemäß verstoffwechselt werden. Das Fett in unserem Blutstrom verhindert die Zuckeraufnahme in die Zellen. Sobald wir das zu viel an Fett herausnehmen, dann kann der Zucker machen, was er machen soll und in die Zelle gelangen. Wenn die Fettzufuhr zwischen 5-10% der Gesamtkalorienmenge gehalten wird, dann wird der Körper gesund. Ändere die Quelle der Kalorien, nicht die Menge. Kohlenhydratreiche Lebensmittel füttern die Zellen und befriedigen das Gehirn. Die Gelüste nach fettem und ungesundem Essen verschwinden! Das ist wohl der Nr. 1 Vorteil in dieser Lebensweise. Man hat keine verrückten Gelüste mehr. Es ist so befreiend.“
[Quellenverweis: Admin *RT4*, Übersetzung d. Verf.]

Harley Johnstone, Ernährungsberater, seit vielen Jahren vegan: „Eat more to live more. Carbs are where it's at. [...] If you want more fat, eat more fat. If you want more life, eat more carbs as the carbs we eat is the glycogen we get to live with. Simple as that!“[102]

Weiter sagt er [Übersetzung d. Verf.]: „Der Lebensstil, der auf High Carb Low Fat und Früchte basiert wirkt Wunder, was die langfristige

Gewichtsabnahme angeht. Ich habe nie einen dicken Früchte- oder Reisesser gesehen, niemals. Die Menschen schmuggeln Fett in ihr Essen und wundern sich, warum sie fett werden. Ich spreche von fettem Fettsein und nicht von dünnem Fettsein, denn wenn sich jemand nicht bewegt, muss er sich nicht wundern, warum er keinen festen Bauch hat. Gewichtsabnahme und Transformation **wird passieren,** wenn du die richtigen Dinge machst: High Carb, Low Fat, früh schlafen gehen, konsequente Hydration. Nimm an Deinen beliebtesten Aktivitäten teil, um den straffen Körper zu erschaffen, den Du möchtest. Es ist einfach Gewicht zu verlieren aber um einen straffen Körper zu erschaffen, **musst Du ihn bewegen!** Und dazu musst Du genügen Kohlehydrat-Kalorien essen sodass der aktive, abenteuergefüllte Lebensstil **einfach** zu erhalten ist. So viele Menschen machen den Fehler und essen täglich nicht genügend Kalorien aus Kohlenhydraten. Das ist als wolle man mit 5$ täglich spendabel sein. Schlag zu, futter' die Kalorien aus Kohlenhydraten unabhängig von Deinem Gewicht! Meine Empfehlung für jeden, der fit werden möchte und fit bleiben möchte und Muskeln aufbauen möchte und abnehmen möchte ist 10g Kohlenhydrate per kg Körpergewicht Minimum (auch an sportfreien Tagen) und 1g Kohlenhydrate per kg Körpergewicht pro Stunde, wenn Du draußen bist und trainierst. Ich persönlich trinke so viel Wasser, dass ich mindestens 10 Mal am Tag klar pinkle und ein paar Mal pro Nacht. Wenn mein Urin gelb oder strohgelb ist, trinke ich einen Liter Wasser und bin startklar. Mit einer veganen High Carb Low Fat auf Früchten basierten Ernährung bleibst Du auf natürliche Weise schlank."[103]

Protein

Wie schade es ist, wenn man erfreut einen "Bestseller Nr.1" einer Medizinerin im Buchladen entdeckt, diesen für 20 Euro kauft und schon im zweiten Kapitel feststellt, dass auch hier wieder nur altes, längst überholtes schulmedizinische Wissen weitergegeben wird. Bäh. Kein Wunder, dass die Menschen so nicht gesund werden können und einfach nicht verstehen, was sie falsch machen.

Kann es vielleicht ein bisschen so sein, dass wir hinters Licht geführt werden *wollen*? Wollen wir am liebsten nichts ändern und mehr Antworten darauf finden, warum die eigenen schlechten Angewohnheiten doch nicht ganz so falsch sind? Wer das als Autor überzeugend kann, hat die Zutaten für einen Bestseller beisammen. Überzeuge Deine Mitmenschen, dass sie fast nichts an ihrem Leben und ihren Essgewohnheiten ändern müssen, um großartige Resultate zu erzielen. Sag ihnen noch dazu, dass sie Kalorien einsparen müssen und pack' all das mit wundervollen Versprechen in ein Geschreibsel von 200-300 Seiten. Voilà. Damit hast Du einen Kassenschlager und bald einen vollen Geldbeutel.

Die heutige Medizin ist nicht an unserer Gesundheit interessiert. Die Medizin ist daran interessiert, uns Medikamente zu verkaufen. Mit gesunden Menschen lässt sich in der Gesundheitsindustrie kein Geld machen. Die Medizinindustrie lebt von kranken Menschen und nicht von denen, die voller Gesundheit und Energie nur so strotzen. Neuzeitliche Erkenntnisse dürfen nicht weiterhin ignoriert werden. Wobei, es geht ja nicht einmal so sehr um neuzeitliche Erkenntnisse – bereits vor über 100

Jahren schon entdeckten Ärzte die fatalen Auswirkungen von übermäßigem Fleischkonsum.[104]

Die Natur produziert keinen Unsinn. Es ist das menschliche Eingreifen, welches aus reiner Profitgier Unsinn fabriziert. Jedes Mal. Hiermit möchte ich eines der umstrittensten Themen einläuten. In zuvor beschriebenem Buch wurde in Kapitel 2 darauf hingewiesen, dass Pflanzen dem menschlichen Körper nicht genügend Proteine geben können. Das sei der Grund, warum wir Fleisch konsumieren sollten. Viele Fleischesser saugen diesen Satz natürlich wohlwollend auf und fühlen sich beruhigt und bestätigt. Die Vegetarier sind enttäuscht über die propagierte Halbwahrheit und über eine weitere Angriffsfläche für die sie belächelnden Fleischesser. Die meisten wissen weiterhin nicht, dass diese Aussage inzwischen schon hundertfach widerlegt wurde.

Wie viele Menschen kennst Du, die an Proteinmangel leiden oder einmal gelitten haben? Wie vielen Veganern wurde ein Proteinmangel nachgewiesen? Welcher Gorilla, Elefant, Büffel und welches Nilpferd oder Nashorn leidet an Proteinmangel? Diese vor Kraft und Muskulaturmasse strotzenden Tiergattungen unseres Planeten sind Pflanzenfresser. In meinen Recherchen habe ich von keinem einzigen Protein-Mangel Fall gehört (auch von keinem menschlichen). Dabei suchte auch ich nach der berühmten Nadel im Heuhaufen – und wurde übrigens auch fündig, siehe Kapitel zum Thema B12. Ich war keine Veganerin, als ich mit den Recherchen zu diesem Buch begann. Liebend gerne hätte ich erfahren, dass Käse und Fleisch gesund für uns alle sind. Auch ich mag den Geschmack von diesen Lebensmitteln. Wie gerne wüsste ich, dass sie mir nicht schaden und ich bedenkenlos zugreifen kann! **Ich wurde vom Gegenteil überzeugt, nicht weil ich überzeugt werden wollte, sondern weil ich *nicht* überzeugt werden wollte.**

Kommen wir nun zum Thema. Eiweiße, in der Fachsprache Proteine genannt, spielen eine bedeutende Rolle im menschlichen Körper, da unsere Zellen zum Großteil aus Proteinen aufgebaut sind. Sie unterliegen einem kontinuierlichen Auf- und Abbau. Bausteine der Eiweiße sind Aminosäuren. Die Aminosäuren, die nicht vom Körper zusammengebaut werden können nennt man essentielle Aminosäuren. Die essentiellen Aminosäuren müssen mit der Nahrung aufgenommen werden.
In Hinsicht auf eine ausreichende Proteinzufuhr aus pflanzlicher Kost kann man sich auf Mutter Natur verlassen. Pflanzen enthalten genügend für den Mensch wunderbar verwertbare Proteine, ohne die Risiken und gesundheitlichen Schäden, wie sie von tierischen Proteinen kommen.

Egal, was Du bisher über Proteine weißt oder erst kürzlich gelesen hast, oder in einem Bestseller lesen wirst, tierische Proteine sind **nicht** für den menschlichen Körper empfehlenswert. Dr. McDougall warnt vor hoher tierischer Proteineinnahme. Eine Überlastung von Protein schade dem menschlichen Körper und es schade unseren Knochen, schreibt er. Jedes Mal, wenn wir unsere Proteinzufuhr verdoppeln, erhöhen wir die Ausscheidung von Kalzium in unserem Urin um 50%, und somit erhöhen wir unser Risiko für Osteoporose und Nierensteine.[105] Das bedeutet, dass wir bei hohem Konsum von tierischen Eiweißen aus z.B. Fleisch, Fisch oder Käse regelrecht das wertvolle Kalzium aus unseren Knochen auspinkeln!

Insbesondere in der Welt des Sports scheint der Glaube ungebrochen zu sein, dass der Konsum unserer tierischen Mitbewohner das meiste Protein für den Menschen liefern könne.

Proteinmythos und Ultra-Ausdauersportler

Aktuelle Studien zeigen, dass rein pflanzliche Proteine das Muskelwachstum genauso anheizen. Um einen muskulösen Körper zu bekommen, geht das auch perfekt mit einer veganen Ernährung. Selbst wenn man sich nur von Obst ernähren würde, würde es niemals zu einem Proteinmangel kommen. Viele Hochleistungsathleten, darunter mehrfache Ironman-Teilnehmer/innen bestätigen: Anstatt aus Steak, Milch, Eiern oder Protein-Ergänzungsmitteln soll man seinen Proteinbedarf lieber aus gesunden pflanzlichen Quellen wie Bohnen, Linsen, Mandeln, dunklem Blattgemüse und Spinat beziehen.[106]

Was sagen die Ärzte?

„Wer Fisch, Huhn oder Rindfleisch wegen des Proteingehalts isst, sollte wissen, dass eine vielseitige pflanzliche Ernährung leicht mehr als genug Protein liefert, auch wenn man nicht besonders auf die Zusammenstellung achtet; außerdem bietet sie noch den Nutzen der komplexen Kohlenhydrate.“[107]

Wo kriegst Du Dein Protein her?

Beispiele von pflanzliche Proteinquellen
Prozentsatz der Kalorien in Form von Eiweiß:[108]

Blumenkohl: 32% Protein
Brokkoli: 33% Protein
Champignons: 56%
Gurken: 17% Protein
Kartoffeln: 18%

Kidneybohnen: 58% Protein
Kohl: 24% Protein
Spinat: 50% Protein
Tomaten: 19% Protein
Zucchini: 30%

Fast alle vegetarischen Lebensmittel enthalten in einem gewissem Umfang Protein. Getreide, Obst und Nüsse und Samen enthalten ebenfalls Protein. Hättest Du gedacht, dass Pflanzen (speziell Hülsenfrüchte), was den Proteinanteil angeht, teilweise dem Proteinanteil in Fleisch ebenbürtig sind?

> Veganer sollten sich darüber, ob sie genügend Protein erhalten, keine Sorgen machen. Wenn sie sich vernünftig und abwechslungsreich mit einer ausreichenden Zufuhr an Gesamtkalorien ernähren, decken sie ihren Eiweißbedarf automatisch.[109]

Ein für allemal: **Proteinmangel ist für Veganer kein Thema.** Selbst wenn wir uns ausschließlich von Weizen, Hafer oder Kartoffeln ernähren würden, würden wir bereits in ausreichendem Maße Protein zu uns nehmen.[110]

Wie viel Protein braucht der menschliche Körper?

Wir benötigen Proteine in unserer Ernährung, damit unser Körper neue Zellen bauen kann, beschädigtes Gewebe reparieren und Hormone synthetisch bilden kann. 40g bis 50g Protein pro Tag, so McDougall, reichen dafür völlig aus. Basierend auf soliden wissenschaftlichen Forschungsergebnissen hat der menschliche Körper einen täglichen Gesamteiweißbedarf von 20 bis 30g.[111] Pflanzenproteine decken dieses Bedürfnis ohne Probleme![112]

Prof. Campbell weiß sogar, dass der Proteinkonsum noch niedriger ausfallen darf: „Die schockierendste Zahl ist wohl die Obergrenze für den Proteinkonsum. Im Verhältnis zur Gesamtkalorienmenge sind lediglich 5 %-6 % Nahrungsprotein erforderlich, um das regelmäßig in Form von Aminosäuren ausgeschiedene Protein des Körpers zu ersetzen. Ungefähr 9 %-10 % wurde jedoch in den letzten 50 Jahren empfohlen, um sicherzustellen, dass die meisten Menschen zumindest ihren 5 %-6 %igen „Bedarf" abdecken."[113]

Solltest Du mehr über das Thema erfahren wollen, empfehle ich einen Videovortrag auf *YouTube* (51:15Min, Englisch): Dr. Tel Oren „The Truth about Protein."[114]

Ich war sofort interessiert zu prüfen, wie viel Protein ich durchschnittlich zu mir nehme. Das lässt sich sehr leicht ermitteln. In dem Programm, welches ich dafür verwende (*www.fddb.info*), kann ich meine persönlichen Nährwerte genau einsehen. Auch die von Proteinen. Ich habe stichprobenartig Tage verglichen: Ich erziele während eines Tages, an welchem ich mich rein vegan ernähre (eine Mischung an Obst, Getreide und Gemüse bei ca. 2400 kcal pro Tag) eine 10%ige Eiweißzufuhr meines Gesamtbrennwertes. Das entspricht einer Proteinmenge von 50g bis 55g pro Tag. Dieser Wert scheint mein typischer Durchschnittswert zu sein. Selten sehe ich einen Wert, der viel tiefer liegt. Ich muss mich nicht einmal darum bemühen, einen hohen Proteinwert zu erzielen. An Tagen, an welchen ich Hülsenfrüchte wie z.B. Bohnen oder Erbsen auf dem Ernährungsplan stehen habe, sind es sogar 13%, was 68g entspricht. Ich erreiche mich Leichtigkeit einen Wert zwischen 70g-80g, wenn ich an dem Tag noch 3-4 Champignons und 1 oder 2 Vollkornbrötchen esse.

Ich mache mir keine Sorgen, wenn ich „aus Versehen" zu viel pflanzliches Eiweiß zu mir nehme. Wie wir in diesem Buch lernen werden, ist ein Überschuss an pflanzlichen Proteinen überhaupt nicht schädlich für den menschlichen Körper. Was sehr schädlich und krebsfördernd sein kann, ist ein Überschuss an tierischen Proteinen.

Wenn ich zurückdenke und mich erinnere, wie ich in jüngeren Jahren nicht nur einmal eine große Dose mit Proteinpulver gekauft habe. Ich war beeinflusst durch Werbung, die dazu rät, viel Eiweiß zu sich zu nehmen. „Sportler brauchen viel zusätzliches Eiweiß", heißt es doch. Wie schlecht es mir nach der Einnahme ging! Einmal versuchte ich einen Eiweißriegel und hatte stundenlange Magenbeschwerden. Ich hätte damals schon auf meinen Körper hören müssen. Jetzt, ohne Pulver oder sonstige künstliche Nahrungsergänzungsmittel bin ich (selber Läuferin) gesünder und fitter den je.

McDougall widmet übrigens in *The Starch Solution* der Geldmacherei mit Nahrungsergänzungsmitteln ein ganzes Kapitel (11).

Und was sagt Gary Yourofsky?

„[...] Ihr esst offensichtlich alle tierisches Eiweiß. Doch tierisches Eiweiß ist viel zu sauer für den menschlichen Körper. Wir verarbeiten es nicht ordnungsgemäß. Es ist der Hauptgrund, dass einer von drei Fleischessern Krebs bekommt. Und einer der Hauptgründe für Osteoporose. Wusstet ihr, dass wenn tierisches Eiweiß in den Körper gelangt, unser Blut sofort übersäuert? Aber unser Blut kann nicht übersäuert bleiben, sonst sterben wir. Unser Körper muss es sofort schaffen, diese Übersäuerung zu neutralisieren. Ich habe gute und schlechte Nachrichten. Ich fange mit der guten an: Unser Körper hat herausbekommen, wie er die Übersäuerung neutralisiert. Schlechte Nachricht: Es gibt nur eine Möglichkeit, mit Phosphat. Es gibt nur eine Quelle von Phosphat im menschlichen Körper: Knochen. Unsere Knochen bestehen aus zwei Dingen. Kalzium und Phosphat, verbunden. Also holt sich unser Körper Phosphat aus den Knochen, nimmt das Phosphat, was die Übersäuerung neutralisiert und dann pinkeln wir das Kalzium aus. Das ist der Grund für jede epidemiologische Studie. Das sind die, die an der Bevölkerung durchgeführt werden. **Jede einzelne davon (!) zeigt, dass die Gesellschaft, die den höchsten Anteil an tierischem Eiweiß konsumiert, die meisten Osteoporose-Fälle, Knochenfrakturen und Fälle von Krebs hat.** Während Gesellschaften, die wenig oder kein tierisches Eiweiß konsumieren, die veganen und vegetarischen Gesellschaften: Hindus, Buddhisten, Rastafaris, Jainisten, Siebenten-Tags-Adventisten wenige bis keine Fälle von Osteoporose, Knochenfrakturen und Krebs haben."

Warum wissen wir das nicht schon alles? Warum wird das nicht gelehrt?

Einfach. Susan Yager legt es in ihrem Buch *Die 100 Jahre Diät** offen dar: „die Diät-Industrie hat keinen Grund, das Problem zu lösen. Die Lösung des Problems bringt sie aus dem Geschäft."

*The Hundred Year Diet: America's Voracious Appetite for Losing Weight von Susan Yager

Zweifellos werden sich jetzt viele fragen: »Warum befassen sich denn die Fachleute nicht mit diesen Veröffentlichungen, wenn sie schon in ihren eigenen Fachzeitschriften erscheinen?« Auch wir stellen uns ständig diese Frage.

Für mich sind die einfachen, vernünftigen Argumente viel wichtiger und beeindruckender als alle wissenschaftlichen Arbeiten zusammengenommen. Wie ich schon früher sagte, kann man Statistiken so manipulieren, dass sie genau das aussagen, was man möchte. Den gesunden Menschenverstand kann man aber nicht manipulieren. Die Eskimos haben den höchsten Eiweißverzehr der Welt, bis zu 400 Gramm täglich. Bei ihnen tritt die Osteoporose - weltweit gesehen - am häufigsten auf [Quellenverweis]. Ihre Wirbelsäulen sind in einem Alter von etwa 25 Jahren schon gekrümmt.[115]

Salz

Salz ist ein lebenswichtiges Mineral. Es gehört zu den am meisten umstrittenen Lebensmitteln. Genauso, wie jede Zelle unseres Körpers Zucker braucht, braucht jede Zelle eine gewisse Menge Salz. Salz ist elementar wichtig für den menschlichen Körper, da es für eine ausgeglichene Flüssigkeits- und Nährstoffbalance in und außerhalb der Zellen sorgt. Und da wir es nicht selber bilden können, müssen wir es mit der Nahrung aufnehmen.

> Salz gibt nicht nur dem Frühstücksei die Würze, sondern ist ein lebenswichtiges Mineral, das im Körper zum Teil im Knochen fest gebunden ist, zum Teil im Blut und Gewebewasser zirkuliert. Den Salzgehalt von 0,9 Prozent kann man schmecken, nämlich in den Tränen. Etwa 200 Gramm beträgt der Salzgehalt im Körper. Ohne Salz wären die Zellen nicht lebensfähig, die Organe würden nicht funktionieren und der Wasserhaushalt geriete aus dem Lot.[116]

Dr. McDougall schreibt: „Die Menschen lieben natürlicherweise Salz und Zucker. Wir sehnen uns nach Zucker, weil das unsere wichtigste Energiequelle ist, und unsere Liebe für Salz versichert ausreichend Mineralstoffe für unseren Körper. Nichts kann unsere grundlegende menschliche Physiologie ändern.[117]

Salz ist für viele Abläufe in unserem Organismus von entscheidender Wichtigkeit. Unser Darm balanciert in seinem letzten Meter unseren Wasser- und Salzhaushalt sehr genau aus: „Nicht, dass es jemand ausprobieren sollte, aber unser Kot ist immer exakt gleich salzig.“[118]

Der Körper braucht Salz also für viele unterschiedliche Aufgaben. Zu viel Salz ist allerdings genauso schädlich wie zu wenig. In industriell verarbeiteten Lebensmitteln ist Salz bereits in so hohen Mengen beigemischt, dass die meisten Menschen viel zu viel an Salz zu sich nehmen. Empfohlen wird generell 1-3g Salz im normalen Alltag, abhängig von körperlicher Belastung. Wenn man sehr stark schwitzt, braucht man entsprechend mehr. Deutsche konsumieren viel mehr, sie haben einen Verbrauch von 8g pro Tag. Von der DGE wird empfohlen, höchstens 6g Salz pro Tag zu essen.[119]

Warum lieben wir den Geschmack industriell verarbeiteter ungesunder Lebensmittel, die viel Salz enthalten?

> Fleisch und Käse enthalten fast keinen Zucker oder kein Salz. Um die Menschen dazu zu verleiten, diese fade schmeckenden Grundlagen zu essen, müssen diese mit großen Mengen an Salz und/oder Zucker übergossen sein. Paniert mit einem Teig aus Mehl, Salz und Zucker wird ein unattraktives Huhn ein nationaler Bestseller. Der mächtige Geschmack von Salz verwandelt selbst die qualitativ ärmsten Lebensmittel in angenehme Erfahrungen. Glücklicherweise ist ein Überschuss Salzigkeit unangenehm, und die Menge des Salzes, die für einen Genuss benötigt wird, wird nach einer kurzen Zeit der Anpassung reduziert. [120]

Salz bindet Wasser. Leider trinken die meisten Menschen zu wenig Wasser, was dabei helfen würde, einen Überschuss einer Wasseransammlung aufgrund von hohem Salzkonsum leichter auszuspülen. Eine sehr salzhaltige Mahlzeit genügt schon, um eine Wassereinlagerung im Körper zu bewirken. Mit dieser Wasseransammlung steigt natürlich auch das Körpergewicht. Der Körper möchte seinen Salzhaushalt konstant halten und muss diesen bei zuviel Salzeinnahme mit Wasser neutralisieren.

Eine hohe Wassereinlagerung aufgrund von salzhaltiger Speisen wird man am besten wieder los, indem man viel Wasser trinkt, damit der Körper das überschüssige Salz ausscheiden kann. Aus diesen Gründen wird bei Diäten dazu geraten, auf salzreiche Kost zu verzichten und viel Wasser zu trinken. Deshalb ist es auch so entscheidend, auf natriumarme Lebensmittel natürlichen Ursprungs zurückzugreifen anstelle von industriellen Speisen mit hohem Salzgehalt.

> Welche Lebensmittel sind natriumarm? Die Antwort: wiederum die gesündesten. Getreide, Gemüse, Obst und Bohnen enthalten so gut wie kein Natrium, es sei denn, man fügt es beim Kochen in Form von Kochsalz hinzu. Der Natriumgehalt von Milchprodukten und Fleisch ist viel höher [...]. Interessanterweise enthält Muttermilch, die von der Natur für menschliche

Babys bestimmt ist, viel weniger Natrium (40 Milligramm pro Tasse) als die Milch für junge Kühe (120 Milligramm) oder Ziegen (122 Milligramm). Auch das erinnert uns daran, dass Mutter Natur den Kopf schütteln würde, wenn sie sähe, wie die Milchindustrie Kuhmilch als «natürliches» Lebensmittel für Menschen anpreist.[121]

Sobald der Körper sein überschüssiges Wasser ausscheidet, nehmen wir ab und tragen weniger Wassergewicht mit uns herum. Dieser Gewichtsverlust hat aber nichts mit dem Fettabbau zu tun.

Für viele Menschen ist es besonders in der Anfangszeit schwierig, auf die industrielle verarbeitete Lebensmittel zu verzichten (oder diese zu reduzieren) und überwiegend natürliche Lebensmittel zu konsumieren.

„Das Grundproblem“ sagt Dr. McDougall, „ist, dass unsere Hauptquelle für Kalorien aus Fetten in Fleisch, Milchprodukten, Pflanzenölen, und raffiniertem Zucker kommt, angereichert mit einer übermächtigen Menge an salzigem Geschmack. Im Laufe des vergangenen Jahrhunderts hat sich die menschliche Ernährung von primären Produkten aus Stärke (Reis, Mais, Kartoffeln und Bohnen) gewandelt zu Essen auf Basis von Fleisch und Käse, gefolgt von Desserts passend für einen König... Weitere Manipulation dieser ungesunden Zutaten (Salz, Zucker, Fett) kann nie zu guter Gesundheit führen. Vielmehr ist die einfache Lösung, sie mit Reis, Mais, Kartoffeln und Bohnen sowie gesunden Früchten und Gemüse auszutauschen.“[122]

Es ist also von großer Wichtigkeit nach und nach mehr natürliche Nahrung in unseren Speiseplan zu bringen und so den Salzkonsum automatisch in gesunde Bereiche zu bewegen. Unser Geschmackssinn passt sich sehr schnell an. Wenn wir Salz schrittweise reduzieren, geht die Umstellung sogar recht einfach. Trotzdem ist es wichtig, dass wir unsere gesunden Mahlzeiten genießen und die Freude an der neuen Essweise nicht verlieren. Dabei sollten wir uns nicht wegen einer Prise Salz mehr oder weniger verrückt machen. Zu wenig Salz kann nämlich gesundheitsschädlich sein, insbesondere bei älteren Menschen oder bei hohen sportlichen Leistungen wie z.B. bei Marathonläufern.[123]

Dr. Georg Guthrie, MD, befürwortet diese Vorgehensweise. Er sagt, dass wir uns keine Sorge machen müssten, wenn wir unser Essen salzen und dabei unter 6g pro Tag bleiben würden. Aus Studien konnte er die Schlussfolgerung ziehen, dass eine zu geringe Salzaufnahme die Sterblichkeitsrate sogar erhöhte.[124]

Dies ist natürlich kein Freibrief, um bedenkenlos Salz zu essen. Wir müssen darauf achten, nicht mehr als 6g pro Tag einzunehmen.

Alkohol

"Alcohol is *the* most troublesome drug that is known to man."
~ Dr. Conor Farren[125]

Laut der Deutschen Hauptstelle für Suchtfragen trinkt der Deutsche durchschnittlich 139 Liter Alkohol. Das ist die Menge, die in eine Badewanne passt.[126] Wie schlimm ist die Wirkung des Alkohols auf den menschlichen Körper? Wie viel Alkohol ist in Ordnung? Gibt es ein bestimmtes Maß, das sogar gesund ist?

Gerne möchte ich in diesem Kapitel auf viele Fragen Antwort geben. Eine der häufigsten Fragen im Zusammenhang mit veganer Ernährung ist und bleibt die Frage: "Ist Biowein gestattet?". Eigentlich wäre die richtige Frage: "Ist Alkohol gesund?" Nein, Alkohol ist nicht gesund für den menschlichen Organismus, egal, in welcher Form er kommt. Alkohol ist ein Nervengift. Somit ist auch Biowein ungesund.

Aber Moment mal, haben wir nicht alle schon gehört oder in Magazinen gelesen, dass ein Glas Wein gesund sei (und uns darüber gefreut)? Durchaus ist ein Glas Wein gesünder als zwei oder drei Gläser. Alkohol sollte immer bewusst und mit Vorsicht konsumiert werden. Natürlich möchten wir mit Freunden anstoßen, gesellig sein und unseren trockenen Rotwein zum Dinner genießen. Es gibt Genussmenschen, die auf ihr beliebtes Viertelchen am Abend nicht verzichten möchten. Es gibt Menschen, die trinken selten, nur gelegentlich oder zu besonderen Anlässen. Dann gibt es auch die Gruppe von Menschen, die sich generell mit anderen Saufkumpanen am Wochenende "zulaufen lassen". Viele alkoholabhängige Menschen, insbesondere Frauen, trinken Alkohol heimlich in den eigenen vier Wänden. Sehr viele Menschen rutschen ab in eine schwere Alkoholabhängigkeit, und müssen bereits morgens ihren Alkohol bekommen. Und um noch einmal auf die Frage zurückzukommen "Ist Biowein gestattet?" Wenn man ihn konsumiert, muss man mit Abstrichen im Resultat rechnen. Kommt es zu einem Alkohol-Gelage, hat der Körper Schwerstarbeit zu tätigen. Und neben der Schwerstarbeit kommt es zu vielen Schädigungen unserer Organe.

Wo fängt Alkoholabhängigkeit an, wo endet sie? In meiner Recherche habe ich Literatur studiert, in welcher Betroffene, inzwischen Exalkoholiker ausführlich über ihre Sucht geschrieben haben. Hochinteressantes Material! Ich kann nur jedem anraten, eines dieser Bücher zu lesen. Vor allem all diejenigen, die sich hin und wieder – oder auch öfter – fragen, ob sie eigentlich nicht schon zu viel trinken, sollten so ein Buch zur Hand nehmen. Denn die Antwort ist in dem Fall vielleicht schon ja. Referenz: *„Jetzt ist es genug! Leben ohne Alkohol"*, Viktor Sommer

Viele Bücher von Betroffenen stimmen in einem Punkt überein: in die Alkoholsucht rutscht man sehr viel schneller, als man glaubt. Alkohol ist ein Suchtmittel, welches schleichend Schaden anrichtet. Das fatale daran ist, dass man den Schaden nicht unmittelbar bemerkt. Mit jedem Glas wird es schwieriger, mit dem Trinken aufzuhören. Im Laufe der Monate oder Jahre steigert sich der Bedarf an Alkohol. Man benötigt mehr Alkohol, um dieselbe "Entspannung" zu bemerken. Wie viele regelmäßige Trinker haben sie schon sagen gehört: "Wenn ich will, kann ich jederzeit aufhören." Solche Sprüche kennen wir übrigens auch nur allzu gut von Rauchern.

Und warum sollte man auch aufhören, nicht wahr? Alkohol entspannt, nimmt die Hemmungen und verführt besonders im sozialen Umfeld zum Mittrinken und zum Spaß haben. Der Katzenjammer am nächsten Morgen ist vorprogrammiert. Sooft wir uns auch abschwören beim nächsten Trinkanlass weniger zu konsumieren machen wir oft wieder alles genauso. Warum?

Hat das Gehirn erst einmal gelernt, dass es mit Alkohol etwas Positives verbindet, speichert es diese Erfahrung ab.

> Dinge, die wir Menschen als positiv wahrnehmen – ein Lächeln oder Lob, Essen oder Einkaufen – führen dazu, dass im Gehirn vermehrt Hormone wie Dopamin ausgeschüttet werden, die uns Glück oder Euphorie empfinden lassen. Alkohol und andere Rauschmittel können ebenfalls zu einer solchen Hormonausschüttung führen.[127]

Das ist mit allen positiven Erfahrungen so. Das Gehirn kann lernen, dass man mit Alkohol Beruhigung, Frieden, Erleichterung und kurzfristig Glücksgefühle verspürt. Aber nicht nur das. Es lernt auch die Kehrseite davon kennen. Es speichert ab, dass man sich bei übertriebenem Konsum am nächsten Tag hundeelend fühlt. Das führt in manchen Fällen sogar zu mäßigerem Trinken oder komplettem Verzicht, Bravo. In vielen Fällen vergessen wir einfach, wie elend wir uns gefühlt haben.

Eine Alkoholabhängigkeit liegt vermutlich bereits dann vor, wenn einer dieser 10 Punkte zutrifft:

1. Man denkt ständig an Alkohol
oder: Man verbietet sich an Alkohol zu denken
2. Man hegt oft den starken Wunsch, Alkohol zu trinken
3. Man ändert seine Pläne oder Verpflichtungen, um Alkohol trinken zu können
4. Man ändert seine Pläne oder Verpflichtungen, um sich von einem Rausch oder dem Katzenjammer zu erholen
5. Man trinkt heimlich (im Privat-/Berufsleben)
6. Man trinkt oft bis zum starken Rausch oder bis zur Bewusstlosigkeit
7. Man hat keine Kontrolle darüber, wie viel man trinkt
8. Man erlebt körperliche Entzugserscheinungen, wenn man weniger trinkt
9. Man muss immer mehr trinken, um denselben Effekt zu haben
10. Man ignoriert schädliche Folgen und trinkt weiter

Es ist sicher wichtig im Rahmen einer gesunden Ernährung ein paar Punkte mehr über Alkohol zu wissen als es sonst nur ein paar Ärzte oder Ex-Alkoholiker tun. Deshalb möchte ich diesem Thema ein längeres Kapitel widmen. Vielleicht, wie so vieles im Leben, ist es das Wissen über die Folgen von Alkohol, das uns in Zukunft eine viel bessere Entscheidung treffen lässt.

- **Alkohol ist ein Nervengift (Neurotoxin)**

Alkohol ist ein schweres Nerven- und Zellgift. Es ist ein Gift, welches sich auf Nervenzellen und Nervengewebe auswirkt. Die häufigsten Nervengifte sind Feststoffe wie z.B. Schwermetalle und Flüssigkeiten wie z.B. Ethanol. Die Wirkung eines Nervengifts hängt natürlich sehr stark von der Dosierung ab. Aufgrund der toxischen Wirkung des Alkohols auf die Organe und das Nervensystem ist Alkohol ab einer gewissen Menge sehr gesundheitsschädlich. Wenn man zu viel Alkohol trinkt, kann man sterben.

Vielleicht erinnerst Du Dich noch, als Du Deinen ersten Schluck Alkohol getrunken hast? Er hat nicht geschmeckt. Er hat ekelhaft geschmeckt. Der Körper signalisierte uns sofort, dass er diese „ekelhafte Brühe“ nicht möchte. Süße Getränke schmeckten uns viel besser! Aber wie es nun mal so ist, süße Getränke zu trinken wurde schnell uncool, schließlich wollten wir keine kleinen Kinder mehr sein.

- **Alkohol dehydriert**

Alkohol entwässert und entzieht dem Körper wichtige Mineralstoffe (Magnesium, Kalium, Natrium und Kalzium), da wir verstärkt Flüssigkeit, und damit auch Salze ausscheiden.

- **Alkohol macht süchtig**

Alkoholgenuss scheint das Belohnungssystem im Gehirn anzuregen und lässt beim Trinken Glücksgefühle entstehen, die direkt in die Sucht führen können. Das Belohnungszentrum kennt keine Sättigung, es will immer mehr.

> Wird das, was uns so glücklich macht, regelmäßig konsumiert, gewöhnt sich der Körper an den erhöhten Hormonspiegel und das hormonelle Gleichgewicht im Gehirn verschiebt sich. Zusätzlich sinkt die körpereigene Hormonproduktion, was die Stimmungslage weiter verschlechtert. Der Drang, das Suchtmittel wieder zu konsumieren, wird immer stärker. Das Gehirn verlangt nach mehr. [128]

- **Alkohol schadet dem Gehirn**

> Ist Ihnen schon einmal aufgefallen, dass Alkoholkranke oft viel älter aussehen als sie sind? Die Haut ist schlaff, die Augen wirken müde, und das Gesicht erscheint verbraucht. Alkohol tut sich mit den freien Radikalen zusammen. Erstens werden die Moleküle des Alkohols (Äthanol) so umgebaut, dass verschiedene Formen gefährlicher freier Radikale entstehen. Zweitens regt Alkohol den Sauerstoff dazu an, freie Radikale zu bilden. Manche davon greifen die Gehirnzellen an, und das ist ganz offensichtlich beunruhigend, denn wir besitzen schon jetzt alle Gehirnzellen, die wir jemals haben werden, und die meisten von uns können sich nicht leisten, welche zu verlieren. Dass Alkohol das Gehirn schädigt, ist durchaus plausibel, denn alle seine angenehmen Wirkungen entstehen, weil er Gehirnfunktionen ausschaltet, insbesondere Hemmungen und Schmerzwahrnehmung.[129]

Was passiert in meinem Körper, wenn ich Alkohol zu mir nehme?

Alkohol (Ethanol) ist raffinierter Zucker. Sprich, es ist ein Kohlenhydrat. Alkohol hat viele Kalorien. So können schon 2-3 Gläser Wein die Kalorienzufuhr eines ganzen Abendessens decken.

Deine Leber wandelt Alkohol in den Stoff Acetat um, den der Körper als Energiequelle nutzt (1. Oxidation von Alkohol zu Acetaldehyd. 2. Oxidation von Acetaldehyd zu Acetat). Im Gegensatz zu anderen Nährstoffen wird Alkohol nicht im Körper gespeichert, er wird nach der Stoffaufnahme durch das Blut im Gewebe verteilt. Die Leber oxidiert den Alkohol über unterschiedliche Stoffwechselschritte. Ein sehr kleiner Anteil wird unverändert über Lungen (0,7%), Nieren (0,3%) und Haut (0,1%) ausgeschieden. Eine Ausscheidung erfolgt auch über die Muttermilch.[130]

- **Alkohol macht dick!**

Solange der Körper auf Acetat zurückgreifen kann, wird er nur Acetat als Energiequelle nutzen. Er wird alle anderen Stoffwechselvorgänge, insbesondere die Fettverbrennung unterdrücken.[131] Sprich es wird weniger Fett verbraucht und dieses vermehrt im Fettgewebe eingelagert. Die Verbrennung von Kohlenhydraten und Eiweißen wird ebenfalls heruntergefahren.[132] Das ist übrigens der Grund, warum man während einer Diät keinen Alkohol konsumieren soll.

Ein Berichts-Auszug: „Immer, wenn ich regelmäßig Alkohol getrunken habe, spiegelte sich das unmittelbar auf der Waage wider. Ich nahm zu. Und zwar völlig unabhängig davon, wie gesund ich mich anderweitig ernährte. Ich dachte, 'Hey, in Alkohol ist schließlich kein Fett.' So konsumierte ich gesunde pflanzliche Nahrung und machte ein wenig Sport, und trank am Abend ein wenig Wein. Ohne den Alkohol, so weiß ich heute mit Gewissheit, hätte ich an Gewicht verloren und mich wunderbar gefühlt. Mit dem Alkohol fühlte ich mich nicht nur relativ unfit, nein, mein Körper war stets geschwollen, mein Bauch war dicklich, mein Gesicht aufgeschwemmt. Der Zeiger der Waage bewegte sich nach oben. Wenn ich fettreiche Nahrungsmittel zu mir nahm, verhielt sich das Spiel ähnlich, allerdings mit einer noch höheren Gewichtszunahme. Mir selbst ist es bisher noch nicht gelungen, erfolgreich abzunehmen, wenn Alkohol auf meiner Speisekarte stand. Sobald ich den Alkohol komplett (auch das eine Gläschen Wein) komplett gestrichen habe, fingen die Pfunde an zu purzeln. Mein Gesicht wurde schmaler, mein angeschwollener Körper festigte sich, und das schon deutlich sichtbar innerhalb weniger Tage."

Gründe, warum Alkohol nicht gesund ist (auch nicht in Maßen)

Alkohol ist ein Gift für den Körper. Er hat einen negativen Einfluss auf den gesamten menschlichen Körper. Auf das Gehirn, die Organe, auf alle Zellen. Die Niere ist zum Beispiel eines der Organe bei welchem man Schädigung erst sehr spät bemerkt. Ähnlich verhält es sich mit der Leber. Man kann nur näheres bei einem Arztbesuch erfahren. Das Gehirn bleibt nicht außen vor. Jedes Mal, wenn man Alkohol zu sich nimmt, tränken wir das Gehirn in Alkohol. Die Vorstellung davon, dass das Gehirn in einer Schale von Alkohol liegt, hat durchaus etwas Abschreckendes, nicht wahr? Und das tun wir uns an! Das wohl Erschreckendste ist die Langzeitwirkung. Siehe Dir im Internet Fotos von den löchrigen Gehirnen von Alkoholikern an. Ein schlimmer Anblick! So sieht das also aus, wenn man Alkohol lange Zeit konsumiert. Vergiss nicht: Jeder Rausch schadet Deiner Gesundheit. Bei jedem schweren Vollrausch werden Nervenzellen des Gehirns abgetötet.

Bei einem Experiment mit 5.054 Männern und 2.099 Frauen im Alter von 44-69 Jahren hat man herausgefunden, dass vor allem bei Männern, aber auch bei Frauen durch regelmäßigen Alkoholkonsum von mehr als 36 Gramm täglich der Gedächtnisverlust um fast sechs Jahre beschleunigt wird.[133]

Obwohl die Leber die Hauptarbeit beim Alkoholabbau übernimmt, ist auch in anderen Organen (Lunge, Darm, Niere) Alkoholstoffwechsel nachweisbar. Bei chronischem Konsum von Alkohol kommt es zu höheren Alkoholabbauraten, sprich bei Alkoholikern wird im Laufe der Erkrankung mehr Alkohol abgebaut. Um den Alkoholspiegel aufrechtzuerhalten wird daher im Laufe der Zeit immer mehr Alkohol konsumiert. Eine wahre Abwärtsspirale. Der Alkoholiker benötigt mehr Alkohol, um den gewünschten berauschten Zustand zu erreichen und trinkt daher immer mehr. Jeder, der schon einmal über längere Zeit keinen Alkohol konsumiert hat weiß, dass selbst ein kleiner Schluck davon beschwipst machen kann. Alkoholiker brauchen eine große Menge mehr an Alkohol, um denselben Effekt zu erzielen.[134]

Damit nicht genug. Eine britische Studie belegte, dass selbst der Konsum kleinster Mengen von Alkohol in einer stark erhöhten Krebsgefahr resultierte.[135]

Man glaubte, dass an Getränken wie Rotwein die enthaltenen Antioxidantien (Resveratrol) aus den roten Farbstoffen der Traubenschalen und der Traubenkerne gesund sei – nicht der Alkoholanteil. So war zumindest die langläufige Meinung. Inzwischen wurde in einer Studie nachgewiesen, dass es keine gesundheitlichen Vorteile dieses Rotweinbestandteils gibt:

> Obwohl Resveratrol, das in Weintrauben, Pflaumen, Erdnüsse und eine

Reihe anderer Früchte vorkommt und vor Krankheiten schützt, sich mittlerweile in Nahrungsergänzungsmitteln als Antioxidans und Anti-Aging-Mittel gut verkauft, fehlt jeglicher Beweis einer medizinischen Wirkung.[136]

Alle Aussagen von möglicherweise gesundheitsfördernden Aspekten moderater Alkoholmengen sollten daher immer kritisch bewertet werden. Am besten, und das sage ich nun mit einem Schmunzeln, ist die Traube wohl frisch und fruchtig vom Rebstock zu genießen.

- **Alkohol lässt uns „aufgedunsen" aussehen**

Da Alkohol den Körper dehydriert, kann es zu Problemen mit dem Wasserhaushalt des Körpers kommen. Menschen, die viel Alkohol trinken, müssen oft viel urinieren oder schwitzen auch mehr als gewöhnlich. Außerdem trinken sie tendenziell weniger Wasser oder andere Flüssigkeiten. Das Urinieren und Schwitzen vergrößert die Menge an Flüssigkeit, die der Körper verliert, insbesondere, wenn man die Flüssigkeit nicht ersetzt. Ein dehydrierter Körper wird versuchen, Wasser zurückzubehalten, um den Verlust auszugleichen. Wenn man nicht täglich die richtige Menge an Wasser trinkt, werden sich der Körper und das Gesicht aufblähen. Sobald der Körper wieder ausreichend hydriert ist, wird er das überflüssige Wasser ausschwemmen.

- **Alkohol macht Depressionen**

Alkoholgenuss und Depressionen gehen oft Hand in Hand. Wissenschaftler vermuten, dass die eine Krankheit aus der anderen folgt.[137] Häufiger Alkoholgenuss kann Depressionen auslösen, die sich längerfristig wegen des Alkoholkonsums verschlimmern können. Andererseits greifen viele Menschen, die an Depressionen leiden, zum Alkohol. Sie versuchen mit Alkohol ihre Erkrankung zu behandeln.

Wenn wir Alkohol trinken, verspüren wir Erleichterung. Unsere Sorgen in Beruf, Alltag und Privatleben erscheinen plötzlich nicht mehr so groß – Alkohol betäubt die Sinne und die Gefühle. Diese Erleichterung ist nur kurzfristig, verschafft aber keine wirkliche Lösung der Probleme. Im Gegenteil: Wir können leichter in die Alkoholabhängigkeit rutschen als wir glauben. **Abstinenzler berichten, dass die Depressionen wieder verschwinden, sobald sie mit dem Trinken aufhören.**

- **Alkohol macht Angst.**

Noch Stunden nach dem Verzehr von Alkohol fühlen wir uns schlapp, träge, verängstigt. Viele Menschen reden von regelrechten Furchtattacken! Komisch, dass viele zur Flasche greifen, um mögliche Angstzustände zu minimieren. Alkohol enthemmt und macht kurzzeitig mutiger. Wir trauen uns mehr zu. Manche Trinker werden von Alkohol schneller reizbar, und damit leichter aggressiv. Die Fähigkeit, etwas richtig einzuschätzen geht zurück, und so führen nur kleine Irritationen zu großen Wutausbrüchen. Kaum sinkt der Alkoholspiegel wieder, erleben wir die Angst noch stärker als zuvor.

Es gibt Tausende von Betroffenen, die wegen Alkohol an Depressionen oder Angstzuständen leiden. Das ist ein Leiden, welches man mit Alkohol-Abstinenz in den Griff bekommen kann.

Fazit

Wenn Du versuchst abzunehmen, und während Deiner Diät Alkohol zu Dir nimmst, wirst Du den Erfolg deutlich bremsen. In meinem Fall habe ich stets zugenommen, wenn ich regelmäßig Alkohol konsumiert habe, selbst wenn ich reichlich Sport gemacht und auf Nahrungsmittel streng geachtet habe. Selbst bei fettarmer Ernährung nahm ich zu, sobald ich Alkohol trank. Es spielte einfach keine Rolle. Ich kann nur dazu raten, Werbungen von Wein- und Bierdiäten absolut keine Beachtung zu schenken. Es kann keinen positiven Langzeiteffekt geben. Diese Diäten sind wieder nur reine Geldmacherei einer "klugen" Marketingabteilung.

Wundere Dich nicht, wenn Du sogar zunimmst, wenn Du Alkohol während Deiner Diät zu Dir nimmst. Wenn Du tatsächlich abnehmen und Deinen Fettanteil im Körper reduzieren möchtest, stelle den Alkoholkonsum ein oder reduziere ihn zumindest drastisch. Viele Ratgeber beschreiben, dass man pro Woche max. 1, höchstens 2 Gläschen trinken sollte. Aber Achtung. Es kommt häufig vor, dass man im leicht betrunkenen Zustand die Pläne zum guten Essverhalten viel schneller über Bord wirft als im nüchternen, klaren Zustand. Plötzlich ist nicht nur das Schälchen Chips im Magen gelandet sondern die ganze Packung. Und dann das schlechte Gewissen am nächsten Morgen, eine Qual!

Ich rate zur kompletten Abstinenz, zumindest solange Du ernsthafte Ergebnisse auf der Taille sehen möchtest. Weingenuss, der z.B. nur am Wochenende oder an einem bestimmten Tag in der Woche stattfindet, ist ebenfalls betroffen. Wie schade, wenn man eine komplette "reine" Woche mit Alkoholgenuss zunichte macht. Alle Fortschritte, die man sich durch gute Ernährungsweise und Sport während der Woche aneignet, werden durch den Alkoholkonsum am Wochenende wieder zerstört. Ich sage es nochmals: Schade! Denn die Reue kommt und man wünscht sich oft, man hätte doch die großen Fortschritte beibehalten und könnte weiterhin auf sie aufbauen.

Vorteile, mit dem Trinken aufzuhören

„It may take thirty years to reach the stage of true dependence on alcohol. However, it can take **just thirty days to enter recovery**, if everything goes smoothly.“[138]

Hier sind auch Gelegenheitstrinker angesprochen. Es lohnt sich ungemein, ganz ohne Alkohol zu leben. Schon nach ein paar Wochen Abstinenz können zu einem enormen, positiven Stimmungswandel führen. Wenn Du zu häufigem Alkoholkonsum neigst, bedenke diese beiden Punkte:

1. Alkohol hat keine wirklichen positiven Aspekte
2. Wenn man den Alkohol aufgibt, gibt es **nur positive** Aspekte:

- man lebt viel gesünder, sieht gesünder aus
(Haut regeneriert, Teint strahlender, Figur straffer, Augenringe und Blähgesicht verschwunden)
- man schläft besser, ist morgens und während des Tages fitter
- man hat viel mehr Energie und Zeit sie zu nutzen
- man kann viel leichter das Wunschgewicht erreichen (oder halten)
- man ist wieder zu 100% Herr seiner Sinne und nimmt alles bewusster wahr (man kann einfach besser denken)
- vorhandene Depressionen u. Angstzustände nehmen ab oder hören auf
- Lebensfreude steigt an, man will das Leben schöner u. aktiver gestalten
- man spart Geld
- man benötigt keine Ausreden mehr, um den Alkohol zu verstecken
- man kann das Leben wieder voll genießen
- man wird privat und beruflich erfolgreicher sein
- man wird sehr stolz auf sich sein, verzichten zu können
- all die obigen Gründe verhelfen zu viel mehr Selbstwertgefühl
- man ist frei von einer Sucht und hat keine Abhängigkeit mehr

Hallo Raucher

Tipp von Ex-Raucher zu Raucher

Wenn wir gerade so schön beisammen sitzen und über unsere schlechten Gewohnheiten sprechen, dann darf eine nicht fehlen. Ein Tipp an alle Raucher. Wenn Du mit dem Rauchen aufhören möchtest und es bisher – noch – nicht geschafft hast, dann lies dieses Buch: *Luft! Ganz einfach Nichtraucher* von Dr. Stefan Frädrich. Der Autor ist selber langjährig erfolgreicher Ex-Raucher, weiß also genau, wovon er spricht.

Ich habe selber viele Jahre geraucht und ein paar Mal versucht, damit aufzuhören. Dieses Buch hat in meinem Kopf einen Schalter umgelegt. Selbst meine rauchenden Freunde waren überrascht, wie einfach mir das Aufhören gefallen ist. Das Buch erklärt Zusammenhänge, die mir in dem Maße vorher nicht bewusst waren. Und dabei geht es nicht nur um den schädlichen Aspekt des Rauchens, den wir alle kennen. Was das Buch so wertvoll machte, waren die Hinweise, wann die beste Tageszeit zum Aufhören war und welche regenerativen Dinge in meinem Körper passieren würden, wenn ich mir keine Zigarette mehr anzünden würde. Es ist nun Jahre her, dass ich an Zigaretten gedacht habe. Wenn ich es geschafft habe, schaffst Du es auch! Ich kann dieses Buch jedem nur ans Herz legen. Es ist auch ein wunderbares Geschenk an einen Raucher in Deinem Bekannten- oder Freundeskreis. Lies vorab die vielen positiven Rezensionen über das Buch und dann nichts wie los.

Ganz zum Ende des Kapitels noch ein paar Zeilen von einem Ex-Raucher, die mir in einem Forum aufgefallen sind. Ich fand sie irgendwie, nun, beruhigend. Hier die Worte von jemandem, der nicht nur 35 Jahre geraucht, sondern auch getrunken hat und den Schritt zum Aufhören bewältigt hat:

„... that's exactly what I was doing. Fighting smoking and drinking. To me the two went hand in hand. So after thirty-five years one day I stopped fighting. I let both of them just go. I stopped thinking about how hard it is, how difficult it is and how much I need them. I took a deep breath and stopped thinking about them at all. Ever since I have other things in my mind. Whatever is on your mind, you'll talk about those and do them. Make your thoughts worth considering."
~ Barney F. Bill

II. Dein Körper – Dein Freund

Abnehmen kann jeder!

Abnehmen kann jeder – Teil 1

Julieanna Hever, RD, Ernährung & Diätetik schreibt: „Nur eine fettarme, kohlenhydratreiche Ernährung kann helfen, Gewicht zu verlieren! Wir müssen natürliche Lebensmittel essen, die aus einem hohen Kohlenhydratanteil und wenig Fett zusammengesetzt sind. Wenn Du Deinen Fokus auf Lebensmittel konzentrierst, die nicht verarbeitet und verfeinert sind, sind Kohlenhydrate Dein bester Freund bei Bemühungen um Gewichtsverlust. Obst, Gemüse, Vollkornprodukte und Hülsenfrüchte sind die gesündesten Nahrungsmittel für Deinen Körper und sie bestehen vor allem aus Kohlenhydraten. Es ist Zeit, sich von der Angst vor Kohlenhydraten, die so viele Menschen haben, zu verabschieden und den herrlichen gesundheitlichen Nutzen für die Gesundheit mit diesen Lebensmitteln zu realisieren, einschließlich dem reichlich vorhandenen Angebot an sekundären Pflanzenstoffen, Antioxidantien, Ballaststoffen, Vitaminen, Mineralstoffen und Wasser, dass diese Lebensmittel anbieten.“[139]

Hast Du das auch schon erlebt? Du isst die ganze Zeit, bist aber irgendwie nicht richtig gesättigt. Du verspürst sogar nach einer größeren Mahlzeit schneller als erwartet wieder Hunger oder Gelüste nach mehr Essbarem. Mir ist es so oft passiert. Obwohl meine Portion groß war, verspürte ich schnell wieder Appetit. In meinem Fall war es zumeist Appetit auf Süßes. Gummibärchen oder Schokolade. Dann wurde ich ganz unruhig, denn ich wusste, dass ich gegen die Zuckerdämonen in meinem Kopf kaum eine Chance haben würde. Ich bin nicht alleine. Erst kürzlich hörte ich meine Kollegin aus der Büroküche verärgert rufen: „So ein Mist! Ich esse und esse und werde einfach nicht satt! Das geht nun schon seit Wochen so!"

> Diese anscheinend so unverständliche und frustrierende Situation ist kein Zufall. Haben Sie schon von der Hirnanhangdrüse gehört? Es handelt sich um ein an der Schädelbasis gelegenes Organ. Es ist so etwas wie ein Thermostat. Dieses Organ ist für Ihren Appetit verantwortlich. Es überwacht ständig den Nährstoffgehalt des Blutes. Sind die Nährstoffe nicht in der erforderlichen Meng vorhanden, werden Sie hungrig. Was glauben Sie, was passiert, wenn Sie Nahrung zu sich nehmen, deren Nährwert zerstört wurde? Sie füllen auf, aber da die Nahrung »leer« ist, registriert die Hirnanhangdrüse nicht, dass Sie genügend gegessen haben, und gibt den Befehl, noch mehr zu essen. Sie essen und essen und essen, aber die Drüse schaltet nicht ab. Die Folge ist die bekannte Klage *»Ich esse die ganze Zeit aber bin immer noch hungrig. «* Dem Körper wird vorgegaukelt, dass er mehr Nahrung braucht, während er in Wirklichkeit unter Nährstoffmangel leidet. Traurigerweise gibt es Nutznießer dieser tragischen Situation: Hersteller und Verkäufer der »leeren« Nahrungsmittel! Der unstillbare Appetit ist das Ergebnis der verabscheuungswürdigsten Manipulation Ihrer Körperchemie, die man sich nur vorstellen kann; sie dient nur einem Zweck: nämlich auf Kosten Ihrer Gesundheit Profite zu mehren.[140]

An dieser Stelle beschreibt Harvey Diamond die Erlebnisse von Paul A. Sitt, den Autor von: *„Fighting the Food Giants"* (Kampf den Nahrungsmittelgiganten). Paul Sitt hatte vier Jahre als Mitarbeiter von zwei großen Nahrungsmittelfirmen gearbeitet und als er darauf bestand, dass den Käufern gehaltvolle Nahrungsmittel angeboten werden sollten, wurde er entlassen. Er fand heraus, dass Mitarbeiter mit der Aufgabe betraut wurden, Nahrungsmittel herzustellen, welche die Hirnanhangdrüse **gezielt überlisten sollten**. Diesen Nahrungsmitteln wurden die Nährstoffe entzogen und ihnen wurden auf künstliche Weise ein gutes Aussehen und ein guter Geschmack verliehen. So wurde der Käufer dazu gebracht, mehr und mehr von diesem Produkt zu essen – und zu kaufen.[141]

Paul Sitt beschreibe, so Harvey Diamond weiter, dass die Firmen gut wüssten, dass auf diese Art und Weise zwanghaftes Essen verursacht und nicht geheilt werden würde. Sie wüssten natürlich auch, dass die Produkte in Wirklichkeit Schaden anrichteten und die Gesundheit beeinträchtigten. Natürlich enthielte man dem Verbraucher diese Informationen vor.[142]

Das Experiment

Harvey Diamond beschreibt im Anschluss, wie Paul Sitt auf einen Bericht stieß, der Untersuchungsergebnisse für einen großen Hersteller von Fertignahrung enthielt. Hierbei handelte es sich um eine Versuchsreihe mit Ratten. Die Ratten wurden in vier Gruppen aufgeteilt, und jeweils über einen gewissen Zeitraum hinweg mit einer Spezialdiät gefüttert.

Gruppe 1: einfaches Weizenvollkorn, Wasser, Vitamine, Mineralstoffe
Gruppe 2: Puffweizen*, Wasser, Vitamine, Mineralstoffe
Gruppe 3: weißer Zucker, Wasser
Gruppe 4: Wasser, Vitamine, Mineralstoffe

*ein von der Firma hergestelltes Produkt

Das Ergebnis:

Gruppe 1: Ratten lebten über ein Jahr
Gruppe 2: Ratten starben nach zwei Wochen (!)
Gruppe 3: Ratten starben nach einem Monat
Gruppe 4: Ratten lebten ca. zwei Monate

Die Ratten aus Gruppe 2 starben übrigens nicht an Unterernährung. Da Puffweizen in der Herstellung in irgendeiner Art toxisch ist, sind die Ratten sehr früh verstorben. Bei der Herstellung wird das Korn einem Druck von 275kg pro cm^2 unterworfen, ein Prozess, welcher ein nahrhaftes Korn in eine giftige Substanz verwandelt. Dies war übrigens eine Tatsache, die der Firma bekannt gewesen sei. Mit dieser Tatsache konfrontiert äußerte sich der Präsident der Firma wörtlich: *„Ich weiß, dass die Leute mit dem Zeug nur bei einer Hochzeit das Brautpaar bewerfen sollten. Aber wenn sie darauf bestehen, es sich in den Mund zu stecken, kann ich etwas dafür? Abgesehen davon haben wir an dem Zeug im letzten Jahr neun Millionen Dollar verdient.“*[143]

Dies macht mich so wütend! Wir werden richtig, entschuldige den Kraftausdruck, anders ist es einfach nicht zu sagen, verar***t. Wir (zumeist) ahnungslosen Verbraucher werden unserer Gesundheit beraubt und zahlen auch noch Geld dafür! Wir bezahlen mit unserem Geld und unserem Vertrauen andere Firmen dafür, dass wir krank werden und früher sterben müssen. Einfach verrückt. Eine miese Geschichte. Alle diese Machenschaften müssen an die breite Masse gelangen, sodass wir unsere Gesundheit bis ins hohe Alter behalten können und niemanden reich machen, der gewillt ist, uns für ein paar

Cents sterben zu sehen. Wir müssen unsere Gesundheit ernst nehmen und uns nicht alles von der großen Nahrungsmittelindustrie aufschwätzen lassen. Wie schön, dass wir sofort proaktiv werden können. Nicht nur unser Körper, alles, unsere Gesundheit, unser Wohlbefinden und unsere schlanke Linie werden es uns danken. Je schneller wir umdenken, umso schneller kommen wir in den Genuss von all den Dingen, die uns zustehen. Wir müssen aufhören, unlebendige Nahrung zu uns zu nehmen. Unsere Priorität sollte auf dem Konsum von lebendiger und damit wertvoller Nahrung liegen.

„Ihr Körper ist ein lebendiger Organismus: Er kann nur durch lebende Materie am Leben gehalten werden. [...] Wenn Sie leben wollen, müssen Sie lebendige Nahrung zu sich nehmen.“[144]

> In ihrem Buch »Be Your Own Doctor« (Werden Sie Ihr eigner Arzt) schreibt Dr. Ann Wigmore: »Mein aufregendstes Erlebnis war zu sehen, wie eine aus einem menschlichen Körper entfernte Krebszelle auf gekochter Nahrung üppig gedieh, während sie bei der gleichen Nahrung in ungekochter Form nicht überleben konnte.«[145]

Der Effekt von Negativkalorien

Abnehmen kann jeder – Teil 2

Wie oft begegnete uns in der Diätenwelt der Ausspruch „It's calories in vs. calories out." (Kalorieneinnahme entspricht Kalorienausgabe). Dem Ausspruch zufolge sind alle Kalorien gleich, egal aus welcher Nahrung sie stammen; sie haben bei der Verwertung und der folgenden Ab- oder Zunahme den gleichen Effekt unabhängig von ihrer Quelle. Dies ist eine sehr veraltete und falsche Aussage. Doch man trifft sie immer wieder. Ein Mensch, der über einen gewissen Zeitraum hinweg täglich 2500kcal an Ost und Gemüse isst, wird anders aussehen, als jemand, der täglich 2500kcal an Schnitzel und Pommes Frites zu sich nimmt. Die beiden Personen werden nicht nur unterschiedlich aussehen, sie werden sich komplett anders fühlen. Dafür brauchen wir keine wissenschaftlichen Untersuchungen. Kalorie ist *nicht* gleich Kalorie. Es gibt Nahrungsmittel, welche die Fähigkeit des Organismus **verstärken**, Kalorien zu verbrennen. Bestimmte Nahrungsmittelkalorien werden also schneller verbrannt als andere, die denselben Kaloriengehalt haben. So weit die gute Nachricht. Im Gegenzug dazu gibt es nun auch Lebensmittel, die eine Fettspeicherung veranlassen. Sie werden von unserem Körper bevorzugt als Fett eingelagert. Wissenschaftler haben festgestellt, dass einzelne, bestimmte Gerichte bei Versuchspersonen ein Gefühl von Wärme produzierten. Dies geschah deshalb, weil die Kalorien besonders schnell verbrannt wurden. Bei anderen Gerichten fehlte diese wärmende Wirkung komplett. Man stellte zudem fest, dass sich manche

Nährstoffe schnell als Fett ablagerten.

Dieses Wissen gibt uns die Kontrolle darüber, ob wir in unserem Körper den Stoffwechsel und die schnellere Kalorienverbrennung oder die Fetteinspeicherung anregen wollen. Sobald die Testpersonen ihre Ernährung auf die schneller verbrennenden Lebensmittel umstellten, stellte sich eine Gewichtsabnahme ein. Es wurde **kein** Kalorienlimit festgelegt.

Die meisten Personen sind es gewohnt, insbesondere Kalorien zu limitieren anstatt die Auswahl ihrer Speisen besser auszuwählen. Für eine der übergewichtigen Patientinnen in dem Versuch war es eine gewisse Umstellung, nicht mehr kontrollieren zu müssen, ***wie viel*** sie aß, sondern, ***was*** sie aß. Sobald dies klappte, war die Patientin ihre Gewichtsprobleme ein für allemal los.[146] Der Körper verbrennt seine Fettspeicher indem er die richtigen Lebensmittel bekommt.

Um die Fettpolster verschwinden zu lassen, rät Dr. Bernard zu folgender Vorgehensweise:

> Mit ein paar Regeln für die Lebensmittelauswahl können Sie völlig normal essen. Die Nahrung selbst trägt dazu bei, das Fett zu verbrennen. Um die Fettpolster verschwinden zu lassen, gehen Sie folgendermaßen vor:
>
> 1. Wählen Sie Lebensmittel, die den Stoffwechsel anregen.
>
> 2. Verstärken Sie den Stoffwechsel außerdem durch mäßige körperliche Betätigung, es sei denn, medizinische Gründe sprechen dagegen.
>
> 3. Merken Sie sich, welche Lebensmittel die Gewichtszunahme fördern, und meiden Sie sie.
>
> 4. Nehmen Sie niemals weniger als 20 Kalorien je Kilogramm Ihres Idealgewichtes am Tag zu sich und lassen Sie keine Mahlzeiten aus.[147]

Lebensmittel zur Fettverbrennung

Abnehmen kann jeder – Teil 3

Zu den Lebensmitteln, die Fett verbrennen, gehören komplexe Kohlenhydrate. Was sind komplexe Kohlenhydrate? Komplexe Kohlenhydrate sind der stärkehaltige Teil der Lebensmittel: das helle Innere von Kartoffeln sowie Nudeln, Reis, Brot, Bohnen, Linsen und andere Gemüsesorten.

Laut Dr. Barnard haben sie drei wichtige Eigenschaften, die zur Gewichtsabnahme beitragen:

1. Kohlenhydrate haben wenige Kalorien

[...] Viele Menschen wiegen sich in dem Glauben, dass Brot und Kartoffeln die Ursachen des Übergewichts seien. Aber das stimme nicht. Kohlenhydrate enthalten nur mäßig viel Kalorien, da sie noch nicht einmal halb so viele wie im Fett oder Öl haben, rangieren kohlenhydratreiche Lebensmittel in der Kalorientabelle unterhalb der fetthaltigen. Das Problem ist die falsche Zubereitungsart der Kohlenhydrate, oder die fetthaltigen Beilagen, welche die dickmachenden Bestandteile sind.

2. Kohlenhydrate werden nicht unmittelbar in Fett umgewandelt

Kohlenhydrate in ihrer natürlichen Form sind also nicht nur recht kalorienarm, sondern sie tragen auch nicht unmittelbar zum Körperfett bei. Barnard: "In den Pölsterchen an Oberschenkeln und Hüften stecken keine Kohlenhydrate. Wenn man eine Riesenmenge Reis, Nudeln oder Kartoffeln isst, versucht der Organismus, die Nährstoffe in Form von Fett zu speichern, aber dazu muss er zunächst die Kohlenhydratmoleküle abbauen und daraus Fettmoleküle herstellen. Diese Arbeit verbraucht volle 23 Prozent der in den Kohlenhydraten enthaltenen Kalorien und trägt damit zum Negativkalorien-Effekt bei. Das Fett aus der Nahrung wird dagegen mit einem Kalorienverlust von nur drei Prozent in Körperfett umgewandelt. Kohlenhydrate sind auch Bestandteil des Signalapparats, der den Appetit abschaltet. Das Gehirn überwacht ständig die aufgenommenen Nährstoffmengen, und die Kohlenhydrate tragen dazu bei, dass es diese Informationen erhält."

3. Kohlenhydrate sind Stoffwechselverstärker

Durch Lebensmittel, die viel komplexe Kohlenhydrate enthalten, so schreibt Barnard, wird die Kalorienverbrennung in Zellen angeregt ähnlich eines Thermostats, das im Wohnzimmer die Heizung in Gang setzt. Der Unterschied sei in einer höheren Körperwärme spürbar. Damit dieser Effekt einsetzt, braucht der Organismus ausschließlich komplexe Kohlenhydrate – und nichts anderes. Er braucht keine Proteine und kein Fett.[148]

Oftmals denken Menschen, dass Hühnerfleisch ein gutes Nahrungsmittel während einer Diät sei. Es enthält keinerlei Kohlenhydrate, und der Fettanteil ist auch ohne sichtbares Fett recht hoch.

> Manche Lebensmittel enttäuschen uns in dieser Hinsicht, weil ihnen die komplexen Kohlenhydrate völlig fehlen. Zum Beispiel Hühnerfleisch: Es wird bei Diäten vielfach zur Verminderung der Fettaufnahme verwendet; die Fettmenge zu verringern ist zwar richtig, aber Hühnerfleisch ist dazu eine der schlechtesten Möglichkeiten. Erstens enthält es auch dann, wenn man die Haut entfernt, noch eine beträchtliche Menge Fett, und außerdem liefert es keinerlei komplexe Kohlenhydrate. In Nährwerttabellen findet man für Hühnerfleisch unter « Kohlenhydrate» eine dicke Null. Huhn enthält Protein und Fett (das Fett ist selbst dann, wenn man die Haut entfernt, noch für 20 Prozent der Kalorien verantwortlich), aber keine Spur von Kohlenhydraten.[149]

Lebensmittel, die einen Negativkalorien-Effekt haben

> Alle Lebensmittel enthalten Kalorien, aber solche mit komplexen Kohlenhydraten sind von Natur aus kalorienarm, verstärken die Kalorienverbrennung und vermindern die Fettablagerung.[150]

Getreide:
Reis, Nudeln, Haferkleie, Ausleseweizen, Mais, Kleingebäck, fettfreies Popcorn

Gemüse:
Kartoffeln, Brokkoli, Spinat, Mangold, Möhren, Süßkartoffeln, grüne Bohnen

Hülsenfrüchte:
schwarze Bohnen, Pintobohnen, Kidneybohnen, veg. Baked Beans, Kichererbsen, grüne Erbsen, Linsen

Obst:
Äpfel, Bananen, Kirschen, Grapefruit, Orangen, Pfirsiche, Birnen

Dies sind nur Beispiele. Ähnliche Wirkungen haben auch andere Getreideprodukte, Hülsenfrüchte, Obst- und Gemüsesorten. Je naturbelassener sie sind, desto besser. Das heißt, dass sie noch ihre natürlichen Ballaststoffe enthalten sollten (man wählt z. B. ungeschälten statt weißen Reis und Vollkornbrot anstelle des Weißbrots) und dass man kein Fett zusetzt. Die wichtigsten Ausnahmen im Pflanzenbereich sind Nüsse, Samen, Avocados, Sojaprodukte und Oliven: Sie enthalten viel Fett und wenig Kohlenhydrate.[151]

Fettverbrennung boosten!

Laut Dr. Barnard lässt sich das Gewicht am besten mit pflanzlicher Ernährung senken. Man kann sich an diesen leckeren Nahrungsmitteln satt essen und gerät in keinen Hungermodus. Kohlenhydrate erhöhen den Stoffwechsel. Da in der Glut der Kohlenhydrate nach und nach die Fettdepots abgebaut werden, gibt es auf lange Sicht gesehen nur schön schlanke LFHC-Veganer. Eine Behauptung, die so von der Community behauptet und von mehr und mehr erschlankten Teilnehmern bestärkt wird. Man kann nicht anders, man **muss** einfach schlank werden.

Der Arzt fasst zusammen: „Am wirksamsten lässt sich das Gewicht mit vegetarischer Ernährung unter Kontrolle bringen. Getreide, Gemüse, Hülsenfrüchte und Obst haben nur einen bescheidenen Kaloriengehalt. Sie können zu den Fettpolstern nicht beitragen, ohne fast ein Viertel ihres Energiegehaltes zu verlieren, und dabei regen sie auch noch die Kalorienverbrennung an. Das hat zur Folge, dass **das Fett sehr wirksam verbrannt** wird.“[152]

Der Kreis schließt sich

Säure-Basen-Haushalt des Körpers

Die Flüssigkeiten innerhalb und außerhalb unserer Zellen wie z.B. Blut, Speichel und Urin haben einen pH-Wert (Power of Hydrogen). Ausschlaggebend ist aber der Wert unseres Blutes. Der ideale Wert unseres Blutes liegt bei 7,35 bis 7,45, was leicht alkalisch ist.

Es ist wichtig, dass sich unser Organismus in einem Gleichgewicht von Säuren und Basen befindet. Wenn die Werte zu sehr davon abweichen, hören die Zellen auf zu arbeiten und wir sterben. Daher sorgt unser Körper ständig dafür, dass er einen idealen pH-Wert beibehalten kann. Bitte beachte zudem: Ein übersäuerter Körper kann Nahrungsbestandteile nicht effizient aufspalten und optimal verwerten. Daraus entstehen Mangelerscheinungen.

Mit Basen hat der Körper viel weniger Mühe. Ein ideales Verhältnis sind 20:80, d.h. 20% Säurebilder und 80% Basenbilder.[153]

Welche Lebensmittel wirken im menschlichen Körper sauer?

Fast alle Lebensmittel wirken sauer außer Gemüse, Salat, einige Obstsorten und stilles Mineralwasser. Rohe Gemüse wie z.B. Gurken wirken besonders basisch. Tierische Produkte, Fertigprodukte, sowie Zucker und zuckerhaltige Lebensmittel, Kaffee und Alkohol sorgen für eine starke Übersäuerung unseres Körpers. Dies ist ein weiteres Argument dafür, warum der menschliche Körper von Natur aus nicht für tierische Produkte geschaffen ist. Bakterien, Pilze und Viren fühlen sich in einem sauren Klima besonders wohl. Falls Du oft erkältet bist, an Hautausschlägen, Blähungen oder Müdigkeit leidest, ist die Ursache oft eine Übersäuerung. Eine Folge von Schlackenablagerungen kann auch Arteriosklerose, Bluthochdruck, Haarausfall, Cellulite, faltige Haut, Rheuma etc. sein. Eine Übersäuerung ist oft der Beginn jeder Krankheit.

Sobald wir viele basische Nahrungsmittel zu uns nehmen und die säurebildenden reduzieren, entlasten wir unseren Stoffwechsel und unser Körper kann entgiften und entsäuern.

In einem basischen Klima sinkt die Anfälligkeit von Infekten, Allergien, Entzündungen. Zudem bessert sich der Zustand von Zähnen, Nägeln, Haut und Haaren. Und ein besonders angenehmer Nebeneffekt ist: in einem basischen Körper purzeln die Pfunde ganz automatisch. Das liegt mitunter daran, dass durch Säuren viele Fettzellen angelegt werden.

Damit schützt sich der Körper seine Organe vor den gefährlichen Säuren.[154]

Einen Säureüberschuss kann der Organismus nur durch basische Lebensmittel ausgleichen. Sobald man auf säurebildende Lebensmittel verzichtet, beginnt der Körper mit dem Abtransport der Säuren als Schlacken über die Ausscheidungsorgane. Dies passiert aber nur nach und nach **bei einer dauerhaften Ernährungsumstellung**.

Tabellen mit basischen und säurebildenden Lebensmitteln gibt es im Internet, z.B. auf *www.balance-ph.de/basische_nahrungsmittel.html*

Den ph-Wert kann man übrigens auf ganz einfache Weise selbst ermitteln. In jeder Apotheke kann man Stripes (spezielle Teststreifen aus einem sog. Indikator-Papier) kaufen, die man in den Urin hält. Die Skala reicht von 0-14, wobei 0 sehr sauer, 7 neutral und 14 sehr basisch ist. 120 Streifen kosten zwischen 4,00 und 5,00 Euro. Es ist wichtig, dass man den Test zu verschiedenen Uhrzeiten ausführt, da die Werte schwanken. Wenn der Wert am morgen etwas saurer ausfällt, ist das ein gutes Indiz, dass in der Nacht Säuren ausgeschieden wurden.

Dieses Kapitel möchten wir mit einem lustigen Zitat von Jane Russel beenden:

"Abnehmen ist ganz einfach: Man darf nur Appetit auf Dinge bekommen, die man nicht mag." ~ Jane Russel, Schauspielerin

Lies in Kapitel *Maximale Gewichtsabnahme (Schnellere Resultate)*, wie Du im Rahmen dieser Ernährung noch schnellere Ergebnisse erzielen kannst.

Heilung

"Es gibt Krankheiten, die nur durch richtige Ernährung geheilt werden können."
~ Hippokrates, Arzt, Begründer der Medizin als Wissenschaft

Dieses Kapitel widmet sich der heilenden Kraft von Nahrung. Ich verweise zu Ärzten, die erstaunliche Ergebnisse erzielt haben, indem sie die Ernährung ihrer Patienten in Frage gestellt, angepasst und infolge dessen wundervolle Heilungen ermöglicht haben. Es wäre oftmals leichter – und profitabler – Medikamente zu verschreiben! Natürlich gibt es auch Zeiten, wenn Medikamente unumgänglich sind, aber zu oft werden sie verschrieben, wenngleich unser Körper dank seiner Selbstheilungskräfte den Schaden leicht beheben könnte.

In dem Film *Got the facts on milk* stellt sich Internist Dr. John A. McDougall folgendermaßen vor: „I'm the luckiest doctor in the world, because my patients get well." (7:04) Laut Dr. McDougall gibt es Hoffnung für Menschen, die bereits Krankheiten von tierischen Nahrungsmitteln aufweisen: „Selbst wenn Sie bereits Zeichen von Krankheit aufgrund von einem Übermaß an Fleisch, Milchprodukten und Eier zeigen, gibt es Hoffnung. Stärke hat die sofortige Fähigkeit, Deinem Körper zu erlauben, sich auf natürliche Weise zu heilen."[155]

Die Selbstheilungskraft unseres Körpers ist **immer** tätig. Unser Organismus arbeitet rund um die Uhr, um uns von jeglichem Müll (dem eigenem und fremden) zu verschonen und uns so funktionsfähig zu halten. Wir können die Selbstheilungskraft auf unterschiedliche Art erkennen: Abschürfungen, Erkältungen, Knochenbrüche, Infekte uvm. heilen ohne auswärtige Hilfe. Wenn wir unseren Körper mit zu viel Gift und Abfall schwächen, kann er nicht auf höchstem Niveau arbeiten. Selbst ein kranker Körper, egal welche Erkrankung er hat, wird sich ständig um Heilung bemühen. „**Es gibt fünf Krankheitsstadien: 1. Reizung, 2. Entzündung, 2. Bildung eines Geschwürs, 4. Verhärtung, 5. Krebs!**“[156]

Die gute Nachricht ist: Unser Körper hat Heilungskräfte, deren Effekt wir selbst **verstärken** können. John Mackey, Mitbegründer und Geschäftsführer von *Whole Foods Market,* sagt: „Wir arbeiten mit vier verschiedenen Ärzten im ganzen Land und ihre Programme sind alle zu 99% gleich. Es sind naturbelassene Nahrungsmittel-Diäten, die jede Art von raffiniertem Zucker einschränken, die keine Öle enthalten, die praktisch keine tierische Nahrung haben und alle auf Pflanzen basierend sind. Die vier Programme, jedes von ihnen, bewirkt Wunder. **Die Ergebnisse, in nur sieben Tagen, sind signifikant.** [...] Der menschliche Körper ist robuster, als ich dachte. Er kann sich ziemlich schnell heilen, wenn wir aufhören, ihn zu vergiften. Er will heilen. Nur wir beleidigen ihn weiter mit Gift, Tag für Tag. Aber stellt man das Gift ab, und gibt ihm gesunde nahrhafte Lebensmittel, beginnt der Körper zu heilen, beginnt zu einem gesunden Zustand und zu einer gesunden Verfassung zurückzukehren. Krankheit wird rückgängig gemacht. Es ist erstaunlich.“[157]

Unser Körper wird besser und schneller heilen können, wenn wir jeglichen Missbrauch an ihm einstellen. Er wird darin umso effektiver sein, je mehr wir uns von dem Spektrum industriell hergestellter, fettreicher Nahrung zu natürlicher, kohlenhydratreicher, fettarmer Nahrung bewegen. Es sind nicht die Nahrungsmittel, die unseren Körper heilen. Es ist unser Körper, der uns heilt, wenn wir ihm die richtigen Nährstoffe dazu zur Verfügung stellen. Es geht darum, unsere Zellen und die guten Bakterien (u.a. im Darm) mehr und mehr zu stärken, sodass die schlechten keinen Raum mehr zum (über)leben haben.

Dr. Barnard beschreibt, dass wir unsere Zellen verwöhnen und schützen können, indem wir größere Mengen dieser vier Nahrungsmittelgruppen aufnehmen:

- Gemüse
- Obst
- Getreideprodukte (Brot, Cerealien, Nudeln, Reis, Haferflocken, Mais)
- Hülsenfrüchte (Bohnen, Erbsen, Linsen)

Er erwähnt, dass diese Lebensmittel in geringen Mengen kaum etwas nützen, und dass sie erst, sobald wir sie in größeren Mengen konsumieren, ihre volle Wirksamkeit zeigen. Das bestätigt den wichtigen Hinweis, welcher besagt, dass unser Körper viele Nährstoffe benötigt, die wir ihm stetig zuführen müssen. Weiter schreibt Barnard, dass diese Lebensmittel natürliche Verbindungen enthalten, die sich in die Zellmembran einlagern und sie vor Schäden bewahren, während andere Nährstoffe das Blut schützen. Zellschutz Nummer eins, so Barnard, sei Selen.[158]

> Die Zellen unseres Körpers wissen ganz genau, was sie mit den angebotenen Nährstoffen anzufangen haben. Sie entziehen ihnen die Antioxidantien und hüllen sich damit in einen schützenden Mantel. Mit anderen Substanzen aktivieren sie die Entgiftungsenzyme, so dass Schadstoffe beseitigt werden, die sonst unsere natürliche Kraft und Schönheit einschränken. Sie beruhigen die Hormonwellen, räumen mit Cholesterin-, Fett- und Abfallablagerungen auf und schützen die Arterien und Venen. Und sie halten die Knochen kräftig und sorgen für die schnelle Verbrennung der Kalorien.[159]

Die Vorteile der HCLF Ernährung (High Carb Low Fat):

• ein natürlicher Gewichtsverlust, bereits ab der ersten Woche. Solange man kalorienverbrennende komplexe Kohlenhydrate zu sich nimmt (ohne Kalorieneinschränkung) und auf Fette/Öle verzichtet, **kann dies zu drastischen Ergebnissen führen**
• verbesserte Immunabwehr, Erkältungen und grippale Infekte werden seltener
• Verbesserter Schutz gegen schwere Krankheiten **einschließlich Krebs***
• Arterienverengungen lösen sich auf. Der Vorgang setzt sehr schnell ein, bereits innerhalb eines Jahres deutliche Veränderungen
• unbeschreibliche Energiezunahme
• In der Regel Blutdruckabfall sowie Verminderung von Druck auf Krampfadern und Hämorrhoiden
• Weniger Regelbeschwerden bei Frauen vor den Wechseljahren
• Bessere Knochen, da das Kalzium dort bleibt, wo es hingehört
• Lebensverlängerung (meist bei Verzicht auf Tabak, Alkohol und Coffein verzichtet im Durchschnitt **um 10 Jahre**)[160]

> *In Deutschland erkrankten 2006 Frauen im Mittel mit 69, Männer mit 68 Jahren an Krebs. Frauen verstarben an einer Krebserkrankung im Mittel mit 76, Männer mit 72 Jahren. In Deutschland lag 2006 das Risiko einer

> Frau, im Laufe ihres Lebens an Krebs zu erkranken, bei 38 % und bei Männern bei 47 %.[161]

Auch wenn Du völlig gesund bist ist eine gesunde Lebensweise sehr wichtig, damit das auch so bleibt. Es ist erschreckend, wie hoch das Risiko an Krebs zu erkranken mittlerweile geworden ist.

Diabetes – heilbar!

Dr. George Guthrie praktiziert in einem Bereich, in welchem zuerst über eine medikamentenfreie Therapie nachgedacht wird. Als er einem kranken, übergewichtigen, an hohem Blutzucker erkrankten Patienten sagte, dass er ihm entweder Insulin verschreiben, oder eine neue Ernährungsweise anraten müsse, entschied sich der Patient für eine Nahrungsumstellung. Nach einem Jahr war der ehemalige Patient beschwerdefrei, ohne Diabetes, kerngesund.[162]

Die Anzeichen und Symptome von Diabetes können auch laut Dr. Neal Barnard rückgängig gemacht werden. In seinem Buch hat er die klinischen Untersuchungen und Ergebnisse veröffentlicht.

Wer näheres wissen möchte: *Dr. Neal Barnard's Program for Reversing Diabetes: The Scientifically Proven System for Reversing Diabetes Without Drugs* (Englisch) Taschenbuch – 1. Januar 2009

Krebs – heilbar!

"Durch Ernährung kann Krebs ein- und ausgeschaltet werden."[163]
~ T. Collin Campbell

Als ich das Buch *China Study* von T. Collin Campbell und Thomas M. Campbell zum ersten Mal in meinen Händen hielt, hatte ich große Hoffnungen. Das Buch wurde mir von allen Seiten empfohlen, und sollte bahnbrechende Ergebnisse im Zusammenhang von Krankheiten und dem Nahrungsmittelverzehr veranschaulichen. Das Buch präsentiert unter anderem Ergebnisse aus einer der umfassendsten Studien über Ernährung, Lebensweise und Krankheit (gemeinsam mit der Cornell-Universität, der Oxford-Universität und der Chinesischen Akademie für Präventivmedizin), die jemals mit Menschen in der Geschichte der biomedizinischen Forschung gemacht wurde. Meine Erwartungen waren hoch und sie wurden allesamt übertroffen. Bereits auf Seite 6, in der Einleitung, kam ich nicht aus dem Staunen heraus. Tatsächlich präsentieren die Autoren überzeugende Ergebnisse, die ohne Zweifel die Vorteile einer veganen Ernährungsweise wissenschaftlich begründen. Es wurden umfangreiche, gründliche Laborstudien durchgeführt, die den Zusammenhang von Ernährung (hauptsächlich von Proteinen) und

Krebsentstehung untersuchten. Dabei wurde zweifelsfrei nachgewiesen, dass der Einfluss von Nahrungsprotein so gewaltig war, dass man nur mit einer Veränderung der Menge des verabreichten Proteins das **Krebswachstum anregen oder hemmen** konnte.[164]

Wichtig zu erwähnen ist in diesem Zusammenhang, dass während der Studien keine besonders hohen Mengen an Protein verabreicht wurden. Es handelte sich um typische Mengen, wie wir Menschen sie gewöhnlich in unserer täglichen Ernährung zu uns nehmen. Die wirklich wichtige Erkenntnis war, dass es sich bei dem Protein, welches Krebswachstum anregte, um tierisches Protein handelte, nicht um pflanzliches:

> Wir entdeckten, dass nicht alle Proteine diesen Effekt haben. Welches Protein erwies sich durchwegs stark und nachhaltig als krebserregend? Kasein, das 87 % des in der Kuhmilch enthaltenen Proteins ausmacht, förderte alle Stadien des Krebswachstums. Welche Proteinart erwies sich auch bei Verabreichung hoher Dosen als nicht förderlich für die Krebsentstehung? Die gefahrlosen Proteine waren pflanzlichen Ursprungs, z.B. aus Weizen und Soja. In Anbetracht dieser Ergebnisse wurden einige meiner bisher meist geschätzten Thesen zunächst in Frage gestellt und dann zerschlagen.[165]

Weiter schreibt Campbell, dass man nur mit kleinen Mengenumstellungen des Proteins die Krebsentwicklung verändern kann. Anhand einer Grafik veranschaulicht er, dass sich Foci* drastisch entwickelten, sobald man ungefähr 10% tierische Proteineinnahme überschritt.[166]

*Foci = Zellverdichtungen von Krebsvorläufern, welche sich zu Tumoren auswachsen. Die meisten Foci werden keine voll ausgebildeten Tumorzellen, trotzdem können sie eine Tumorentwicklung vorhersagen.

Weiter führt Campbell aus, dass der durchschnittliche Amerikaner täglich 15%-16% Protein konsumiert.[167] Deutlich zu viel! Anhand dieser Studien können viele Krebsleiden erklärt, verhindert und sogar geheilt werden, einfach mit einer Änderung dessen, was wir täglich konsumieren. Ich wiederhole noch einmal, es sind in diesen Studien nur die tierischen Proteine, die gefährlich sind, die wir daher einschränken sollten, nicht die pflanzlichen Proteine. Campbell noch einmal:

> Sind Sie der Geschichte bis hierher gefolgt, so haben Sie gesehen, wie provokativ diese Ergebnisse sind. Die Bekämpfung von Krebs mittels Ernährung war und ist noch immer eine radikale Vorstellung. Als ob dies nicht genug wäre, würde ein weiterer Punkt für brisante Ergebnisse sorgen: Machte es einen Unterschied, welcher Proteintyp in diesen Experimenten verwendet wurde? In allen diesen Versuchsreihen setzten wir Kasein ein, das zu 87 % das Kuhmilchprotein ausmacht. Also war die nächstfolgende logische

> Frage, ob Pflanzenprotein, das auf die gleiche Art untersucht wird, denselben Effekt auf das Krebswachstum hat wie Kasein. Die Antwort heißt überraschenderweise „NEIN“. *In diesen Experimenten wirkte sich pflanzliches Protein nicht förderlich auf das Krebswachstum aus, auch nicht beim Konsum hoher Mengen.* [...] Wir untersuchten auch, ob Sojaprotein den gleichen Effekt auf die' Entwicklung der Foci hatte wie Kasein. *Ratten, die mit 20 % Sojaprotein gefüttert wurden, bildeten keine anfänglichen Foci, genauso wie mit der 20 %igen Weizenproteinkost.* Plötzlich stand Protein, in diesem Fall Milchprotein, ziemlich schlecht da.[168]

Auch Campbell bestätigt so mit seinen Studien die schädliche Wirkung von der krebswachstumsfördernden Milch. Blicken wir ganz objektiv in unsere Kühlschränke. Was sehen wir? Milch, Joghurt, Fisch, Fleisch, Sahne. Blicken wir in unsere Vorratsschränke: Schokolade, Kekse, Waffeln und andere Produkte, die meist tierisches Protein enthalten. Kein Wunder, dass so viele Menschen an Krebs erkranken. Und die meisten wissen nicht, dass sie diese gefährliche, oft tödliche Krankheit leicht verhindern könnten. Die Studien in *China Study* belegen, warum auch so viele Vegetarier erkranken (und daher von den Fleischessern oft belächelt werden). Vegetarier nehmen zwar keine Fleischprodukte zu sich, essen aber weiterhin zumeist eine Diät mit vielen tierischen Proteinen. Eine Zutat, auf welche viele Menschen, inkl. Vegetarier oft nicht verzichten können ist: Käse.

Und nun, anders herum gefragt: Was passiert, wenn ich meine Ernährung umstelle? Was wird in meinem Körper vor sich gehen, wenn ich auf tierische Produkte verzichte, sowie den Fettgehalt meiner Nahrung drastisch reduziere und verstärkt viel vitaminreiches Obst und Gemüse zu mir nehme? Darauf gibt Dr. Barnard folgende Antwort:

> Das kann zu einer drastischen Stärkung des Immunsystems führen. Wissenschaftler des Deutschen Krebsforschungszentrums in Heidelberg verglichen die Abwehrkräfte bei Vegetariern und Personen mit gemischter Ernährung. Sie entnahmen allen Versuchspersonen Blutproben und untersuchten, inwieweit die weißen Blutzellen standardisierte Mengen von Krebszellen zerstören konnten. Wie sich dabei herausstellte, waren die Vegetarier gewaltig im Vorteil. Verglichen mit den Nichtvegetariern war die Fähigkeit der natürlichen Killerzellen, Krebszellen zu vernichten, mehr als doppelt so groß. [Q] Dieser Verstärkungseffekt wirkt dem Aktivitätsverlust der natürlichen Killerzellen entgegen, der sich häufig im höheren Alter einstellt.[169]

Campbell's Untersuchungen gehen noch einen Schritt weiter. In seinen wissenschaftlichen Studien bemerkte er ein Muster. Er konnte nicht nur belegen, dass Nahrungsmittel aus tierischem Ursprung das

Tumorwachstum steigerten, er konnte auch belegen, dass Nährstoffe aus pflanzlicher Nahrung die **Tumorentwicklung sogar reduzierten**.[170]

"Furthermore, a pattern was beginning to emerge: nutrients from animal-based foods increased tumor development while nutrients from plant-based foods decreased tumor development."
~ T. Colin Campbell

Die bekanntesten Pläne

In diesem Kapitel findest Du einen groben Überblick über fünf beliebte auf pflanzliche Kost basierende Ernährungspläne. Bei allen fünf Plänen geht es darum, tierische Produkte zu meiden (oder einzuschränken), dabei viele Kohlenhydrate und möglichst wenig Fett zu sich zu nehmen. Es gibt ein paar Besonderheiten oder Gewichtungen in den jeweiligen Richtungen, die ich später aufzählen werde.
Wir wollen hier keine der Ernährungsweisen kritisieren, sondern eine davon für uns entdecken, welche in unseren Alltag einfach einzubauen ist, uns schmeckt und hauptsächlich uns und unserem Körper gut tut. Obwohl der Verzicht oder die Reduzierung von tierischen Produkten im Vordergrund all dieser Pläne steht, kann ich verstehen, wenn der plötzliche Umstieg zuerst schwierig sein sollte. Wenn Du nicht sofort auf die rein pflanzliche Kost umsteigen möchtest, empfiehlt sich Anfangs die Einschränkung von Milchprodukten, um den Körper damit zu entlasten. Jede mögliche Reduktion von tierischen Proteinen ist ein wichtiger Schritt, auch wenn es zu Beginn nur ein Verzicht sein sollte, der einmal pro Woche stattfindet und dann im Laufe der Zeit gesteigert wird.

Aber ob nun 2 Äpfel mehr oder weniger gesund sind und ob man für sein pflanzliches Gericht eine Prise mehr oder weniger Salz benützen „darf", sollte nicht den Ausschlag zur Beurteilung geben. Die kleinen Mäuse dürfen bei uns kleine Mäuse bleiben und sollen nicht zu Elefanten werden. Wir wollen mit gesundem Menschenverstand mehr Gesundheit und Wohlbefinden in unseren Alltag bringen und uns nicht mit

Kleinigkeiten aufhalten. Was bringt es mir, wenn ich keine Freude an meiner Ernährung empfinde? Was bringt es mir, wenn sie mich einschränkt und ich keine Freiheit habe, mit gutem Gewissen Alternativen und Variationen einzubauen?

Natürlich hat jede dieser Lebensweisen ihre begeisterten Anhänger und harschen Kritiker. Es könnte einen fast ärgern, wie sich Menschen zwischen diesen Richtungen kritisieren, und das große Bild außer Acht lassen. Dass jeder von uns unterschiedlich ist und in anderen Lebensumständen lebt, sollte völlig klar sein. Nicht jeder kann frisches leckeres Obst zu jeder Jahreszeit kaufen. Nicht jeder verträgt alle vorgeschlagenen Lebensmittel. Was dem einen gut tut, gefällt dem anderen nicht. Einer liebt die Rohkostküche, der andere hasst sie.

Entscheide selbst, nach welchen Prinzipien Du Dir am ehesten eine langfristige Umstellung vorstellen kannst. Es muss Dir gefallen und darf keine strickte einengende Qual sein, sonst geht es nicht. Niemand soll nach einer Woche genervt zum alten Karussell zurückkehren! Am besten versuchst Du über ein paar Tage oder Wochen hinweg selbst welche Lebensweise für Dich am besten geeignet ist. Dir tut das viele Obst in *RT4* gut und Deine Blutwerte werden immer besser? Super! Du liebst eher Kartoffeln, braunen Reis und Obst ist nicht so sehr Dein Ding? Dann sollte *Starch Solution* gut für Dich sein. Wenn Du Dich an gar keinen dieser Pläne binden möchtest, sondern Deine eigene Ernährung entsprechend den Ratschlägen in diesem Buch anpassen möchtest, be my guest. Auch ich lasse mich ungern an bestimmte Pläne festnageln, die mir vorschreiben, wann ich was zu essen habe. Ich genieße es, diesbezüglich Freiheiten zu haben und mir hin und wieder auch Unplanmäßiges gönnen zu können. Viele Menschen mögen aber eine gewisse Leitung, insbesondere am Anfang einer Umstellung, um die Prinzipien besser verinnerlichen zu können. Mir und vielen Teilnehmern hat das auch geholfen. Es ist zumindest wichtig, eine gute Vorstellung zu haben, welche Lebensmittel häufig gegessen und welche Lebensmittel gemieden werden sollen.

Hinweis: Sagt Dir eine der folgenden Richtungen besonders gut zu, findest Du in den Verweisen Infos, um Dich entsprechend weiter über die detaillierten Richtlinien und Ratschläge jeweiliger Gruppen informieren zu können.

Fit for Life (nach Harvey Diamond)

Diamond beschreibt in seinem Bestseller *Fit for Life,* wie er seine Magenproblem und sein Übergewicht unter Kontrolle bekam, indem er seine Ernährung auf das Prinzip der *Natural-Hygiene-Bewegung* umstellte.

In seinem Ernährungsvorschlag wird eine große Gewichtung der Einnahme von Obst gewidmet. Es wird empfohlen, 70% Obst und 30% Brot Getreide und Fleisch einzunehmen. Fleisch wird zwar nicht verboten, aber als gesundheitsschädlich eingestuft. Vor dem Verzehr von Milchprodukten wird streng gewarnt.

Ein paar der Grundregeln von *Fit for Life* zusammengefasst:

1. Essen Sie Nahrung mit hohem Wassergehalt
2. Stellen Sie Ihre Lebensmittel richtig zusammen.
3. Verzehren Sie Obst auf die richtige Weise.*
4. Vermeiden Sie während der Ausscheidungs- und Ausnutzungsphase schwer verdauliche Nahrung.
5. Machen Sie sich Ihre biologische Anpassung bewusst und vergrößern Sie den Anteil an lebendiger Nahrung (Früchte, Salate, Gemüse, Sprossen, Nüsse und Samen) in Ihrer Ernährung.

Sobald Sie damit beginnen, gekochte Nahrung zugunsten lebendiger Nahrung zu reduzieren, werden Sie positive Veränderungen, sowohl physische als auch geistige, feststellen können. Da Sie Ihren Körper auf diese Weise mit dem versorgen, wonach er zur Erfüllung seiner biologischen Aufgaben verlangt, werden sich all seine Funktionen verbessern: die Verdauung, die Auswertung der Nährstoffe, die Ausscheidung, die Reinigung des Organismus. Es ist wie bei einer Maschine. Je besser der Treibstoff, umso besser die Leistung. Auch hierbei verlangen wir nicht von Ihnen, uns beim Wort zu nehmen. Wir möchten, dass Sie sich durch einen entsprechenden Versuch selbst überzeugen.[171]

*[Redaktion: Siehe Kapitel *Wundermittel Obst*]

Die wichtigste Erkenntnis aus *Fit For Life* war für mich die richtige Obst- und Lebensmittelkombination. Der dort empfohlene Obstverzehr bis zum Mittag ist eines der Prinzipien, die ich seit vielen Jahren begeistert verfolge.

80/10/10 (nach Dr. Douglas Grahams)

Diese Ernährung basiert auf dem Buch *The 80/10/10 Diet: Balancing Your Health, Your Weight, and Your Life, One Luscious Bite at a Time* von Douglas Graham, das wiederum auf *China Study* basiert. Die Zahlen *80/10/10* bedeuten, dass man 80% seiner Gesamtkalorien aus Kohlenhydraten, 10% aus Proteinen und 10% aus Fetten beziehen soll. Dieses Verhältnis der Makronährstoffe ist laut Graham ideal.

Die Nahrungsmittel sollen nur natürliche, vegane Lebensmittel wie Obst, Gemüse, Nüsse und Samen sein. Öle und Margarine schließt

Graham komplett aus. Er ist ein absoluter Verfechter von Rohkost, insbesondere von Früchten. Es sollen so viele Früchte wie möglich gegessen werden, da diese schon von Natur aus durchschnittlich die angestrebte Verteilung von Kohlenhydraten, Fett und Eiweiß haben:

- 89% Kohlenhydrate
- 5-6% Fett (Omega 3 und Omega 6 in richtigem Verhältnis)
- 5-6% Eiweiß
- die besten Ballaststoffe in der richtigen Menge
- verschiedene Vitamine, Mineralstoffe, Spurenelemente

Viele Anhänger der Rohkostküche und Liebhaber von großem Obstkonsum fühlen sich bei 80/10/10 gut aufgehoben. Diejenigen, die zumindest eine warme Mahlzeit pro Tag wollen, werden sich bei *RT4* besser fühlen.

Raw Till 4 (nach Freelee Bell)

"Das ständige Jojo ist so schädlich, und zwar mental, körperlich, emotional und seelisch. Alle sozialen Interaktionen fallen auseinander und man verliert sein Selbstbewusstsein, weil man diese eine unmögliche Aufgabe nicht schafft. Man wird verrückt damit und stopft sich am Ende mit noch mehr Junk voll. Was *RT4* ist? Es ist genial."
~ Joey Best, Komponist

RT4 ist ein recht neuer und inzwischen sehr beliebter rein pflanzlicher Ernährungsplan. Bei *RT4* findet sich eine Gemeinde zusammen, die nach einem Plan vorgeht, der aus persönlicher Erfahrung entstanden ist. Die Erfinder des Plans sind keine Mediziner. Sie haben aus eigener Erfahrung und später auch aus dem ihrer Mitglieder einen Plan entwickelt, der große Erfolge verzeichnet. Sie beraten und bringen immer mehr Menschen einen gesünderen Lebensstil nahe. Die Mitgliederanzahl wächst rasant an und die Erfolgsgeschichten sprechen für sich. *RawTill4* bedeutet, wie der Name schon sagt, dass man bis 16 Uhr nur Rohkost zu sich nimmt. Die Ernährungsweise lehnt sich an Dr. Grahams *80/10/10* an, empfiehlt sogar eine Ernährungsweise von 90/5/5: Die aufgenommene Nahrung sollte rein pflanzlich sein und sich zu 90% aus Kohlenhydraten, zu 5% aus Proteinen und zu 5% aus Fetten zusammensetzen. Des Weiteren sollte bis 16 Uhr roh, d. h. nicht hitzebehandelt sein. Frühstück und Mittagessen bestehen hauptsächlich aus frischem Obst. Abends kann man ein gekochtes kohlenhydratreiches, fett- und salzarmes Abendessen zu sich nehmen. Es wird ein Minimum von 2500kcal+ täglich angeraten.

Die Grundprinzipien von *RT4*:

1. Keine tierischen Produkte
2. Rohkost in Form von Obst bis 16 Uhr
3. Das Abendessen soll salzarm sein (vegan HCLF)
4. Fett: max. 10%, am besten 5% der Gesamtkalorien pro Tag
5. 2,5-3 Liter Wasser pro Tag
6. keine Kalorieneinschränkung: 1000+ kcal pro Mahlzeit (je morgens, mittags, abends)
7. Biokost wenn möglich

Dieser Lebensstil gewinnt immer mehr Anhänger, insbesondere durch die Plattform auf *YouTube*, auf welcher die Erfinder von *RawTill4* Freelee Bell a.k.a. *Bananagirl* und der charismatische Harley Johnstone a.k.a. *Durianrider* ihre informativen Videos posten. Beide sind fit, rank und schlank. Sie betreiben zudem die populäre Website *www.30bananasaday.com*. Auf Facebook ist die Gruppe unter *RawTill4* ebenfalls vertreten. Wer seinen Essensplan online stellt, wird kostenlos von den Administratoren der Site beraten.

Wer nicht auf einen so großen Obstkonsum wert legt oder Obst nicht verträgt, sollte einen Blick auf die beiden letzten Ernährungspläne werfen. Wie bei *RT4* gibt es bei den beiden folgenden Ernährungsplänen keine Kalorienbeschränkung.

Iss Dich fit! (nach Dr. Neal Barnard, MD)

Der tägliche Speisezettel gesunder Ernährung sieht bei Dr. Barnard folgendermaßen aus: er empfiehlt, auf Milchprodukte und Fleisch zu verzichten und möglichst wenig Fett zu sich zu nehmen. Die Ernährung soll sich aus 4 Bereichen zusammensetzen, in folgender Gewichtung:

- ***Gemüse.*** Essen Sie jeden Tag mindestens drei Portionen Gemüse (jeweils etwa 200 g roh oder 100 g gekocht). Nehmen Sie dazu nicht nur grüne, sondern auch orangefarbene und gelbe Sorten (z. B. Möhren oder Süßkartoffeln).

- ***Hülsenfrüchte.*** Essen Sie jeden Tag zwei bis drei Portionen Hülsenfrüchte (Bohnen, Erbsen, Linsen oder Bohnenprodukte). Eine Portion besteht aus etwa 100 gekochten Bohnen, 100 g Tofu oder Tempeh oder 200 g Sojamilch.

- ***Vollkornprodukte.*** Essen Sie mindestens fünf Portionen Vollkornprodukte. Eine Portion besteht aus etwa 100 g warmen Cerealien (z.B. Haferflocken), 30 g trockenen Cerealien (z.B. Cornflakes) oder einer Scheibe Brot.

• ***Obst.*** Essen Sie täglich mindestens drei Portionen Obst. Eine Portion besteht aus einer mittelgroßen Frucht oder etwa 100 g gekochtem Obst oder Fruchtsaft.[172]

Hinweis von Dr. Barnard: An die angegebenen Mengen muss man sich nicht genau halten, es ist auch nicht notwendig, jeden Tag Lebensmittel aus allen vier Gruppen zu essen. Der Arzt sagt: „Solange die Ernährung insgesamt alle umfasst, sind die Mahlzeiten gut geplant.“

Der Arzt rät dazu, kurzfristig zu denken. Er rät, das Ganze erst einmal zwei oder drei Wochen lang zu versuchen und dann zu bestimmen, wie man sich fühlt. Er ermahnt, auf Fleisch, Geflügel, Fisch, Eier und Milchprodukte zu verzichten und unserem Körper die Brennstoffe zu geben, für die er gebaut ist: Gemüse, Obst, Getreide und Hülsenfrüchte. Im Anschluss an die zwei oder drei Wochen kann man die Zeitspanne noch ein wenig verlängern und bestimmen wie sehr man davon profitiert, z.B. anhand von Gewichtsverlust, Verbesserung des Cholesterins oder mehr Energie.[173]

Starch Solution (nach Dr. McDougall)

Dr. McDougall erlitt mit jungen 18 Jahren einen Schlaganfall. Dieser konnte, wie er sagt, eindeutig auf seine damalige Ernährungsweise zurückgeführt werden. Damals konnten ihm seine Ärzte weder sagen, wie es dazu gekommen war, noch Hinweise geben, wie er schneller wieder gesund werden konnte. Dabei stieß er zwangsläufig auch auf die Ernährung und stellte fest, dass eine **pflanzenbasierte, stärkehaltige Ernährung der Schlüssel zur Gesundheit** ist.

Das Prinzip ist sehr simpel: Man lasse tierische Produkte sowie stark verarbeitete Lebensmittel weg und konzentriere sich auf Hülsenfrüchte, Kartoffeln, Naturreis, Wurzelgemüse, buntes Gemüse, Salat und Obst sowie Nüsse und Samen, außerdem den sparsamen Einsatz von Öl. So steht der Selbstheilungskraft des Körpers steht nichts mehr im Wege.

Kohlenhydrate sind nämlich nur dann schlecht für uns, wenn sie zu Tode verarbeitet sind. Einfache Kohlenhydrate aus raffiniertem Zucker und Auszugsmehl sind ohne Wert, weil sie weder Vitamine noch Mineralien oder sekundären Pflanzenstoffe wie Ballaststoffe enthalten. Kartoffeln, Reis, Wurzeln und Hülsenfrüchte, sowie Gemüse und Obst hingehen sind komplexe Kohlenhydrate, die vom Körper mit ein wenig Aufwand erst aufgeschlüsselt werden müssen, ehe er sie verdauen kann. **Von diesen gesunden Kohlenhydraten kann man so viele essen, wie man möchte.**

Der Arzt empfiehlt eine Ernährung von: 70% Stärke, 0% Fleisch und Milchprodukten, 10% Obst, 20% Gemüse.[174]

In seinem Buch gibt er einen 7-Tage Plan für den Start vor, an welchen man sich problemlos halten kann. Zudem gibt es einen Menüplan, welcher ebenfalls einfach zu befolgen ist.

Die wichtigsten Ratschläge des Arztes sind:

1. Essen Sie mehr Stärke. Essen Sie so viel Stärke wie Sie möchten. Seien Sie nicht hungrig.

2. Wählen Sie die am wenigsten verarbeiteten Stärke und sonstige Lebensmittel aus, die Sie finden können. (Zum Beispiel ist brauner Reis besser als weißer; gekochte ganze Körner sind besser als Produkte mit Weißmehl.)

3. Essen Sie viel Gemüse und Obst.

4. Beseitigen Sie tierische Lebensmittel aus Ihrer Ernährung, einschließlich Fleisch, Geflügel, Fisch, Eier, Käse und Milch.

5. Halten Sie Ihre Fettaufnahme so niedrig wie möglich, genießen Sie Avocado, Kokosnuss, andere Nüsse und Samen nur als gelegentliche Leckereien.

6. Vermeiden Sie jede Zugabe von Fett in der Nahrung, einschließlich Butter, Margarine, Pflanzenöle und auch Olivenöl.

7. Wenn Sie Soja-Lebensmittel essen, lassen Sie die, die hoch verarbeitet werden (z.B. Soja-Burger) weg und genießen Sie minimal verarbeiteten Sojaprodukte wie Tofu, Edamame (Sojabohnen) und Sojamilch als seltene Zusätze in kleinen Mengen; sie sind reichhaltiger als Sie denken.

8. Verwenden Sie wenig Zucker und Salz, aber zerbrechen sich Ihren Kopf nicht mit Kleinigkeiten. Sie sind in der Regel der Sündenbock, nicht das Problem. Wann immer möglich, fügen Sie sie nur auf die Lebensmitteloberfläche.[175]

Leider gibt es sein Buch *The Starch Solution* bislang (Stand September 2014) nur auf Englisch. Trotzdem ist es auf Englisch sehr leicht verständlich. Wer möchte, der findet auf seiner Webseite *www.drmcdougall.com* alle wichtigen Infos auch kostenlos, inklusive Erfolgsgeschichten von Patienten und Rezepte und noch viel mehr. Sehr motivierend!

Dr. McDougall's Color Picture Book ist mit den wichtigsten Regeln kostenlos hier zum Download verfügbar: *www.drmcdougall.com/wp/wp-content/uploads/Dr-McDougalls-Color-Picture-Book1.pdf*

Fazit

Alle diese Pläne empfehlen eine HCLF Diät mit Fokus auf pflanzliche Kost. Worin sie sich größtenteils unterscheiden ist in der Obstzufuhr. Obgleich die *RT4*-Gemeinde auf hohen Obstkonsum schwört, um die ideale Figur und Fitness zu erreichen, rät McDougall bei dem Wunsch von einer höchstmöglichen Gewichtsabnahme in kürzester Zeit dazu, die Gemüsezufuhr pro Tag prozentual zu erhöhen, aber nicht die von Obst.

Dr. Barnard erwähnt in seinem Buch, dass die Einnahme von einfachen Zuckern wie auch von Früchten bei manchen Menschen zu ungeahnter Energie und Wohlsein, bei anderen Menschen jedoch zu Stimmungsschwanken führt. **Jeder Mensch ist unterschiedlich** und hat einen anderen Hintergrund, was Ernährung und Diäten anbelangt.

Die einzige Methode ist und bleibt: man muss selber versuchen, was einem gut tut.

Fehler in der Ernährungsweise

Vier häufige Fehler bei veganer Ernährung

Als Veganer oder Vegetarier kann man sich sehr einfach krank essen. Der Begriff Junk-Food-Veganer ist sicher ein Begriff. Sie können kränker als Fleischesser werden. Ein zu viel an industrieller, unnatürlicher oder fettreicher Nahrung, auch wenn sie rein pflanzlich ist, ist nicht gesund. Ich denke, das müssen wir an dieser Stelle nicht mehr vertiefen. Was man in veganen Foren oft lesen kann, sind Bemerkungen von Menschen, die bezeugen, dass es ihnen nicht gut ging, als sie ihre Ernährung auf rein vegane Kost umzustellen versuchten und aufgrund von Beschwerden wieder zu tierischen Lebensmitteln zurückkehren mussten. Einem guten Freund von mir ging es auch so, daher glaube ich die enttäuschten Bemerkungen uneingeschränkt. Mit ihren Erfahrungen wollen die Ex-Veganer andere warnen, und man kann ihnen nicht böse sein. Leider liegt es viel zu oft nur an kleinen Fehlern, die teilweise beträchtlichen Schaden anrichten können. Der Fehler meines Freundes war schlichtweg eine unbedachte Nahrungsmittelkombination, insbesondere der Genuss von Obst und Melone über den Tag verteilt, nach gekochten Speisen. Nun, plötzlich ohne tierische Produkte auf dem Speiseplan konfrontiert, wählte er pflanzliche Alternativen und verteilte sie bunt über den Tag. Äpfel, Brötchen, Nudeln, Kekse, Nüsse, Melone, Schokolade. Er beklagte sich über Magenweh, Unwohlsein und Blähungen. Als er seine Ernährung gemäß der Kombinations-Tabelle anpasste, war sein Problem sofort weg. Dieses fehlende Wissen ist wie ein fehlendes Puzzlestück, welches das Bild nie komplett machen kann. Bei manchen Menschen fehlt nicht nur ein Puzzlestück, es fehlen viele. Man stolpert über ähnliche Kommentare und erkennt bald ein Raster. Dabei liegt es nicht an der pflanzlichen Kost, welche die Beschwerden verursacht, ihr wird aber verständlicherweise die Schuld gegeben. Neben der fehlerhaften Nahrungsmittelkombination oder dem häufigen Genuss von nährstoffarmer oder fetter pflanzlicher Nahrung, ist eine zu kleine Portionsgröße ein häufiges Problem. Neue Veganer beklagen sich manchmal über mangelnde Energie oder Hunger. Sie nehmen einfach nicht genügend Kalorien zu sich. Eine Bekannte, die für zwei Wochen auf reine Obst-Kost umgestiegen ist, sagte einmal heiter und vergnügt: „Ich bin nur am Essen.“ Ich empfehle zu Beginn einer Umstellung den Blick auf Kalorientabellen, damit man sich bewusst wird, wie viel man plötzlich essen darf – und muss. Stärkehaltige Nahrungsmittel enthalten mehr Kalorien als stärkearme und sollten entsprechend den Teller füllen. Wenn man sich gesund vegan ernährt und auf eine hohe komplexe Kohlenhydratzufuhr achtet, wird der Energiespiegel nach oben schießen.

Hinweis zu B12 siehe Kapitel *Sind Veganer extrem?*

Sobald Du ein paar Wochen vegan gelebt und gelernt hast, dass das vegane Leben keine Entbehrungen bringt sondern eine riesige Bereicherung ist, dann wird Dich ein stolzes Gefühl überkommen, zu dieser elitären (ist so! :-)) Gruppe von Veganern zu gehören. *„Be V.!“* In Deinem fleischessenden Freundes- und Bekanntenkreis wirst Du vielleicht belächelt, als verrückt oder extrem abgestempelt werden. Lächle zurück. Beantworte Fragen ruhig und geduldig. Versuche nicht, jemanden zu „missionieren.“ Gib Hinweise, wo man sich zu dem Thema informieren kann, wenn man Deine Entscheidung verstehen möchte. Sei vorsichtig mit Bemerkungen, die auf die ungesunde Ernährungsweise Deines Gegenübers deuten. Solche Bemerkungen, wenn ungefragt, resultieren zumeist nur in einer groben Abwehr und in keinem wirkungsvollen Austausch. Viele von uns haben „es“ vor ein paar Jahren auch nicht besser gewusst. Sei nicht böse auf die Unwissenheit, die Dir begegnen wird. Selbst wenn sich Menschen sehr interessiert und offen zeigen, wirst Du bemerken, dass viele den Sprung nicht schaffen. Mache ihnen keinen Vorwurf. Jeder Versuch muss belohnt werden!

Wenn es Dir doch zu bunt wird und Du Dich als Veganer alleine fühlst: vielleicht gibt es in Deiner Stadt eine vegane Gruppe, der Du Dich anschließen kannst. Auf Facebook gibt es tolle Gemeinschaften, die sich über Zuwachs freuen, so auch unsere: ***YBYF***. Sei Willkommen!

Die Sache mit der Waage

Wir stellen uns auf die Waage und dann bleibt die Welt erst einmal stehen. Zumindest, bis der Wert erscheint. Der Wert, der unsere komplette Tagesstimmung bestimmt. Wird es uns gut gehen? Oder werden wir schlechtgelaunt sein? Einfach verrückt, wie ein gewisser Wert, der uns häufig zu hoch erscheint, unseren Tagesablauf und unser Selbstbewusstsein bestimmen kann.

Ich bin kein Freund der Waage, nie gewesen. Wenn ich früher in den Spiegel blickte, sah ich etwas, dass dick aussah. Wenn ich dann auf die Waage stieg und auf den Wert blickte, den sie mir anzeigte, fühlte ich mich nicht nur dick, ich fühlte mich fett. Das Wort „Fett" ist kein schönes. Richtig fett oder fettleibig im medizinischen Sinne sind inzwischen leider sehr viele Menschen. Und diejenigen, die es nicht sind, fühlen sich oft so. Dabei fühlen wir uns selber meist immer fetter, als es andere Menschen objektiv bestätigen würden. Anderen gestehen wir vieles zu, mit uns selber sind wir am strengsten. Das Fett ist schließlich überall. Am Bauch, an den Armen, und igitt, an den Hüften, Po und Oberschenkeln. Und mit Fett meine ich das eingemachte Fett. Das Fett, welches nicht schmelzen will, egal, was man schon versucht hat. Dazu diese Zahl. 68kg. Immer diese Zahl. Wie lange begleitet sie uns! Welche hast Du im Kopf? Ist es bei Dir die 72? Die 63? Wichtig ist, dass die Waage diesen einen Wert anzeigt, den wir im Kopf haben. Im Zimmer einer Jugendfreundin hang die Zahl 63kg ganz groß auf ihrem Clipboard. Sie hatte die Ziffern mit einem dicken roten Filzmaler geschrieben. Viele

Frauen träumen unter die 60 zu kommen. Auf *Instagram* scheint die 59,xx ein begehrter Wert unter jüngeren Frauen zu sein. Oh, und dazu die enorme Wichtigkeit, was hinter dem Komma steht. 2g weniger? Jippie. 1g mehr? Verdammt! Unabhängig von unserem Wasserhaushalt und dem Stuhlgang und anderen körperlichen völlig normalen Schwankungen irren wir in dem Waage-Labyrinth umher und verlieren uns immer tiefer darin. Wie verrückt das alles ist, darüber sind wir uns auch völlig bewusst. Wir sind ja nicht dumm. Wir wissen, dass unser Verhalten idiotisch ist und dass es uns Lebensfreude raubt.

Im Laufe meines 90-Tage-Experiments wurde die Waage für mich immer unwichtiger. Etwas anderes wurde wichtiger. Mein Körper. Nicht sein Gewicht. Nicht sein Aussehen. Es war sein Wohlergehen. Das, was ich da tat, das ganze fühlte sich richtig an. Zum ersten Mal in meinem Leben.

Auszug aus meinem Journal ganz am Anfang der Umstellung: „Je mehr ich mich weiter mit der reinen pflanzlichen Ernährungsweise beschäftigte, umso klarer wird mir vieles: Die natürliche Diät ist der Schlüssel zu Wohlbefinden und zu einem schönen schlanken Körper. Ich glaube gerne die vielen positiven Erfahrungen anderer Menschen, bin natürlich auch skeptisch." Mir war bewusst, dass ich mich mit der fettarmen, kohlehydratreichen, veganen Ernährungsweise ohne Kalorienbeschränkung in ein Gebiet hereintasten würde, welches von den großen Diätratgebern (noch) nicht gefördert wird. In allen Diäten geht es ja schließlich um Einschränkung. Ich habe einen Punkt erreicht, an welchem ich gerade deshalb anders an die Sache herangehen musste, weil ich genug von den negativen Experimenten an meinem eigenen Körper hatte. Nennen wir es beim Namen: Ich hatte die Schnauze einfach voll!

Ich beschloss, mich vor dem Experiment ein letztes Mal zu wiegen, dann die Waage wegzusperren. Bis zum Ende des Experiments. Am Anfang war das ganz seltsam. Dann war es befreiend. Der Spiegel und mein Maßband sollten Resultate besser zeigen. Selbst diese zwei entscheidenden Faktoren wurden irgendwie, ich möchte nicht sagen unwichtig, aber nebensächlich. Es ist schwierig zu beschreiben, hat aber mit einer komplett neuen Sichtweise auf die Prioritäten im Leben zu tun. Wie gesagt, hier ging es nicht mehr um diesen bestimmten Wert, den ich mir selbst so wichtig gemacht habe, sondern um die Heilung meines Körpers. Ungläubig blickte ich manchmal, das war noch in der Anfangszeit, in die Foren und lächle heute noch über die Fragen der „Newbies" (liebevoll gemeint), sobald wieder eine traumhafte Success

Story veröffentlicht wurde: „Wie lange hast Du gebraucht, um abzunehmen?“, „Wie viel nimmt man ab?“, „Wann hast Du Erfolge gesehen?“. Selten wurden diese Fragen beantwortet, und wenn, dann in unterschiedlichen Rastern. Von Sofort-Abnahme bis hin zu 3 und 6 Monaten und mehr war nicht unüblich. Eine Antwort jedoch stach für mich heraus. Sie war von einer Frau, die bereits deutlich abgenommen hatte und toll aussah. Sie selbst hatte zuvor erst an Gewicht zugenommen. Sie sagte: „Darum geht es hier doch gar nicht! Ich kann die Frage nicht mehr hören. Hier geht es darum, den Körper heilen zu lassen. Egal wie lange es dauert. Pack Deine enge Jeans in den Keller, zieh Dir einfache Jogginghosen mit weitem Bund an, steh es durch, bis die Abnehmphase beginnt.“

Unkontrollierte Fressattacken und Frustessen

Essstörungen – den Teufelskreis durchbrechen

Emotionales Essen und das Vollstopfen nach einer Hungerkur – wer kennt das nicht? Wie wir nun erfahren haben, resultiert jede Diät in einem verstärkten Zwang, ständig ans Essen denken zu müssen. Egal, ob wir es wollen oder nicht, plötzlich dreht sich ein viel größerer Teil unseres Lebens um das Thema Ernährung. Wir bekommen das Thema einfach nicht aus dem Kopf und es nimmt Besitz von uns ein. Aus dem *Minnesota-Experiment* haben wir erfahren, dass die Teilnehmer geistig noch monatelang nach Abschluss der kalorieneinschränkenden Diät mit dem Thema Essen zu kämpfen hatten, bevor eine Genesung stattfand. Man darf daher keine Wunderheilung erwarten, um eine Essstörung loszuwerden, die man mitunter schon viele Jahre hat.

Ich habe auch lange Zeit an einer Essstörung gelitten. Bei mir verbesserte sich das Thema nicht schlagartig. Es wurde langsam besser, als ich endlich keine Miniportionen mehr essen musste sondern normale (und große) Portionen essen konnte. Mir selber half das Bewusstsein darüber, wie gut diese Ernährungsweise für mich und meinen Körper war, und dass mir die vielen Nährstoffe nicht schadeten und mich nicht dick machten sondern mir und meinem Körper halfen, meine Ziele zu erreichen. Was schlussendlich den entscheidenden Faktor ausmachte, war das regelmäßige „sich sehr satt essen.“ Tagein tagaus. Meine

Gemüsetellerportionen zum Mittag- oder Abendessen waren groß. Richtig groß. Die Zeit der kleinen Portiönchen war vorbei. Ich habe mir damals zu meiner normalen Portion eines stärkehaltigen Kohlenhydrats (meistens Naturreis) viel Gemüse wie z.B. Zucchini vorbereitet. Romana-Salatherzen oder Salate waren jedes Mal dabei, da sie das Sättigungsgefühl nochmals verstärkten. Ich bemerkte zudem eine leichtere Verdauung, wenn ich Salatblätter zu meinen warmen Mahlzeiten aß. Oft habe ich auch eine Gurke dazu geschnitten. Manchmal war auch Paprika dabei. Was der Supermarkt eben Tolles zur Auswahl hatte. Diese stärkearmen Gemüsesorten haben ein großes Volumen, aber sehr wenige Kalorien und einfach tolle Nährstoffe. Meine Teller waren stets mit ca. 600-900 **gesunden** Kalorien gefüllt (also im völlig normalen Kalorienbereich) und hielten mich lange befriedigt und glücklich satt.

Ich war nach einer solchen Mahlzeit nie müde oder schläfrig, ganz im Gegenteil. Ich strotzte vor Energie. Es dauerte ein paar Wochen und Monate, bis mein Gehirn verstand, dass die Kalorieneinschränkungen wirklich vorbei waren. Der Prozess dahin war keine Qual. Das war überraschend. Normalerweise erwartet man vor jeder Ernährungsumstellung Entbehrungen und eine quälende Zeit. Diesmal nicht. Diesmal war es anders. Ich fühlte mich mit jedem Tag wohler. Ich freute mich auf meine Mahlzeiten und das schlechte Gewissen, das ich früher immer hatte, wenn ich aus unvorhergesehenen Gründen nicht exakt nach Plan verfahren konnte, verabschiedete sich. Alles passierte automatisch, weil ich dafür sorgte, meinen Körper nun mit den richtigen Nährstoffen zu beliefern, so gut ich eben konnte. Ich sorgte für mehr Schlaf. Ich sorgte für Entspannungszeiten. Das Thema Essen, daran dachte ich immer weniger. Es war sehr interessant. Es verabschiedete sich nach und nach und entwich irgendwann einfach meinen Gedanken. Es dauerte insgesamt geschätzt ungefähr ein halbes, dreiviertel Jahr. Heute erwische ich mich sogar dabei, Mahlzeiten hin und wieder fast zu vergessen. Am plötzlichen Hungergefühl oder an der Uhrzeit stelle ich oft überrascht fest, dass ich wieder essen oder eine Mahlzeit vorbereiten sollte. Das wäre mir früher nie passiert. Früher wusste ich oft am Vortag schon, wann ich am nächsten Tag was essen würde und war dann stets schneller als die Uhrzeit auf etwas Essbares aus. Es war eine regelrechte Sucht. Während einer Mahlzeit dachte ich schon an die nächste. Ich hatte ständig Appetit und wollte gerne unentwegt essen. So oft hatte mir mein Körper Signale gegeben, dass er mehr und mehr *richtige* Nährstoffe möchte, allerdings wusste ich damals diese Signale nicht zu deuten. Es war schlimm, aber zu der Zeit war das auch irgendwie ganz normal für mich. Wenn in meinem Kühlschrank etwas Leckeres war, fiel es mir schwer, es zu ignorieren. Nach meinen Mahlzeiten war ich oft sehr satt, aber trotzdem nicht befriedigt satt. Wenn ich meine heutige Ernährung damit vergleiche, fühlt sich jede Mahlzeit wie Soulfood an, so gut fühle ich mich danach. Dabei sind meine Mahlzeiten sehr simpel! Besonders die warmen Reisgerichte mit Gemüse, Mais und Pilzen haben es mir angetan. Das Bananeneis, ein Traum! Erst heute weiß ich, wie gefangen ich damals in dieser quälenden Essstörung gewesen bin. Nun fühlt es sich so an, als wäre ich richtig befreit.

In der Tierwelt ist es nicht anders. Dort gibt es keine Essstörungen. Am Anfang des Buches erwähnte ich das *Gesetz der* Sättigung (Doug Lisle, Ph.D.), nach welchem Tiere in ihrem natürlichen Habitat bis zu ihrer vollen Befriedigung fressen und damit im Verlauf der Zeit die optimale Menge für ihre Gesundheit einnehmen. Irgendwann sagt der Körper: Satt, genug. Wenn dieser Prozess aufgrund von Diäten und falscher Ernährung im Laufe der Zeit aus dem Gleichgewicht geraten ist, muss man den Körper geduldig und regelmäßig über einen längeren Zeitraum hinweg wieder zu diesem Gleichgewicht hinführen, damit er die Balance finden kann.

Apropos Gefühl von permanentem Hunger oder Appetit. Auf der Webseite von *Zentrum der Gesundheit* wird beschrieben, dass Hunger einfach auf Vitalstoffmangel hindeutet. Der Körper möchte mit lebensnotwendigen Vitaminen, Mineralien und Spurenelementen beliefert werden, und zwar doch bitte gleich mit der nächsten Mahlzeit. Das gilt nicht nur für die üblichen Hungergefühle, sondern auch für dauerhaften Appetit und ununterbrochene Heißhungerattacken: „Leider hofft er [der Körper] meist vergebens und hungert still vor sich hin. Der betreffende Mensch ist permanent auf der Suche nach Essbarem, obwohl der oberste Hosenknopf schon längst nicht mehr zugeht.“[176]

Daher ist es wichtig, sich bei den anfänglichen Hungerattacken oder Gelüsten nach viel Essbarem mit gesunden Nährstoffen „vollzustopfen“.

Von wegen, die Betroffenen einer Essstörung hätten keine Selbstdisziplin und können sich einfach nicht beherrschen! Dr. Barnard erklärt in seinem Buch, dass Essattacken nach einer Diät nichts mit mangelnder Disziplin zu tun hätten. Er rät in seinem Buch zu regelmäßigen Mahlzeiten in normalem Umfang. Dabei solle man darauf achten, *was* man isst, und nicht, wie viel man isst. Wenn man dies befolge, würde der Stoffwechsel aktiv bleiben und die Gefahr würde sinken, des Guten zu viel zu tun. Man müsse sich nicht schuldig fühlen, da pflanzliche fettfrei zubereitete Lebensmittel die Pfunde auf natürliche Weise schmelzen lassen, und man ab sofort normale Mengen essen könne. Wenn keine Essstörung sondern ein Esszwang vorliege, solle man sich für das Durchbrechen von diesem seelische Unterstützung suchen. Das kann über Organisationen oder Selbsthilfegruppen passieren. Barnard erwähnt, dass die Kombination von richtigen Nahrungsmittel und Hilfe solcher Gruppen unschlagbar wäre.[177]

Kann man Essgelüste umprogrammieren?

Für eine Universitäts-Studie wurde ein 6-monatiges Experiment an 13 übergewichtigen und stark übergewichtigen Männern und Frauen durchgeführt. Von allen Teilnehmern nahm man am Anfang und am Ende der Studie MRI-Scans vom Gehirn, während man Bilder von kalorienarmen Nahrungsmitteln und Kalorienbomben zeigte. Während der Studie erhielten 8 der Teilnehmer Bildung über Gewichtskontrolle und ballaststoffreiche, niedrig-glykämische Nahrungsmittel sowie Esspläne und Hinweiszettel. Die verbleibenden 5 Teilnehmer dienten als Kontrollgruppe ohne Gewichtsverlustplan. Am Ende der 6 Monate stellte man fest, dass sich bei den 8 Teilnehmern nicht nur Gewichtsverlust eingestellt sondern auch das Belohnungszentrum im Gehirn deutlich verändert hatte. Davon waren insbesondere die Bereiche „Lernen" und „Abhängigkeit" betroffen. Als man den Teilnehmern während des MRI-Scans wieder Bilder mit unterschiedlichen Nahrungsmitteln zeigte, stellte man eine erhöhte Sensibilität gegenüber den Bildern von gesünderen Lebensmitteln und eine geringere Empfindlichkeit auf die Bilder mit einer höheren kalorienreiche Lebensmittel fest. Diese Ergebnisse scheinen darauf hinzudeuten, dass sich unser Geist durchaus auch nach Jahren von Missbrauch und Vernachlässigung neu formieren kann. Das bedeutet, dass es nie zu spät ist, um sich für eine gesündere Lebensweise zu entscheiden. Eine gesunde Ernährung kann dabei helfen, den **Teufelskreis einer Essstörung zu durchbrechen.**[178]

Maximale Gewichtsabnahme (Schnellere Resultate)

Wir wissen inzwischen, dass die beste Vorgehensweise für langfristigen Gewichtsverlust die stetige Komponente ist "wir müssen uns über einen längeren Zeitraum richtig ernähren und uns regelmäßig bewegen." Um erfolgreich zu sein, sollten wir natürliche, gesunde Nahrungsmittel essen, auf die wir uns freuen, weil sie so lecker schmecken. An diesen Nahrungsmitteln müssen wir uns schön satt essen, sodass unser Körper heilen und auf natürliche Weise erschlanken kann. In den vorigen Kapiteln hast Du erfahren, wie Du am besten das gewünschte Resultat erreichen kannst. Natürlich wollen viele immer wieder wissen, wie sie den Prozess beschleunigen können, um so viel Gewicht wie möglich, so schnell wie möglich, zu verlieren. Auch mich interessierte das brennend. Hier in diesem Kapitel stelle ich deshalb die ärztlichen Ratschläge zusammen.

Dr. McDougall empfiehlt im Rahmen eines pflanzlichen Low Fat, High Carb-Programmes die Einnahme von Gemüse zu vergrößern, was automatisch die Einnahme von Stärke wie z.B. Reis, Kartoffeln, Mais herabsetzt. Allerdings, so sagt er, müsse man unbedingt weiterhin Stärke im Ernährungsplan beibehalten. Es sei wichtig, dass man nach einem Essen **satt und befriedigt ist** und **nicht hungrig** bleibt. Dazu solle man z.B. 1/3 des Tellers mit grünen und gelben Gemüsesorten füllen, und den restlichen 2/3 des Tellers mit Stärke. Man könne auch ½ und ½ versuchen, aber alles darüber hinaus sei riskant, da man hungrig sein würde und somit **kein permanenter Erfolg** zustande kommen könnte. Dr. McDougall schlägt vor, eine Kombination von obigem Hinweis zu versuchen. Man erhöhe die Konzentration auf das grüne und gelbe Gemüse und nehme etwas weniger Stärke zu sich.[179] Er rät dazu, den Konsum von 1-2 Stücken Obst nicht zu überschreiten.[180] Dabei sei nicht zu vergessen, dass wir weiterhin folgende Nahrungsmittel vermeiden sollen: Öle, Nüsse, Samen, Avocados. Alkohol und Zucker sollen auch nicht zu sich genommen werden. Überdies solle man die sportliche Betätigung nicht vergessen.[181]

Zur Erinnerung: der Arzt empfiehlt normalerweise eine Ernährung von:
70% Stärke, 0% Fleisch und Milchprodukten, 10% Obst, 20% Gemüse.[182]

Um maximalen Gewichtsverlust zu erreichen, empfiehlt er:
45% Stärke, 0% Fleisch und Milchprodukten, 10% Obst, 45% Gemüse.

Zusammenfassung:

- Erhöhen Sie die Menge der nicht-stärkehaltigen grünen, gelben, orange-farbigen Gemüsesorten, die Sie essen, auf etwa ein Drittel bis Hälfte der Lebensmittel auf Ihrem Teller
- Füllen Sie den Rest Ihres Tellers mit Stärke.
- Vermeiden Sie einfache Zucker, einschließlich getrockneter Früchte und Säfte.
- Essen Sie nur ein oder zwei frische Früchte am Tag
- Vermeiden Mehle und Mehlprodukte, einschließlich Brot, Bagels, und Pasta.
- Hände weg von allen fettreichen pflanzlichen Lebensmitteln wie z.B. Nüsse, Samen, Avocados, Oliven und Soja-Lebensmittel.
- Essen Sie viele kleine Mahlzeiten am Tag und nicht ein oder zwei große.
- Achten Sie auf einen einfachen Mahlzeiten-Plan, wie Süßkartoffeln und Brokkoli oder Bohnen und Reis mit einer nicht-stärkehaltigen Gemüsesorte. Größere Vielfalt führt zu mehr Nahrungskonsum.
- Essen Sie nicht in Restaurants.
- Trainieren Sie häufiger, um mehr Kalorien zu verbrennen und überaktiven Appetit zu zähmen.[183]

Dr. Neal Barnard, MD empfiehlt im Rahmen dieses Programms Nahrungsmittel, die den Stoffwechsel sehr wirksam verstärken. In unserem Buch sind wir darauf eingegangen, um welche Nahrungsmittel es sich handelt. Um das Feuer noch mehr anzufachen, rät er dazu, den

Körper in Bewegung zu halten. Er erwähnt, dass arbeitende Muskeln den Stoffwechsel noch mehr erhöhen. Allerdings rät er in diesem Rahmen weder zu Extremsport noch zu intensiven Trainingseinheiten. Als notwendiges Training genügen bereits Spaziergänge, das Tanzen, Tennisspielen oder andere Bewegungen. Es geht schlicht darum, dass aufgrund der Bewegung und des daraus resultierenden schnelleren Stoffwechsels Kalorien schneller verbrannt werden. Als man bei Versuchspersonen die Stoffwechselrate maß, stellte man fest, dass körperliche Betätigung den Stoffwechsel anregte, selbst noch Stunden nachdem man wieder zur Ruhe gekommen ist, auch in kleiner Steigerung während des Schlafs. Der Arzt schreibt sogar, dass man sich mit der wirkungsvollen Kombination von richtiger Ernährung und Bewegung einen Stoffwechsel verschaffen könnte, wie er bei Jugendlichen üblich ist, die in großen Mengen essen können ohne dick zu werden.
Wenn man sehr schnell schlank werden möchte, so Dr. Barnard, müsse man aber keine komplizierten Trainingsprogramme absolvieren (außer jemand mag das). Seine Bewegungs-Empfehlung, um Fett und Stress loszuwerden, ist ganz einfach:

- Jeden Tag eine halbe Stunde spazieren gehen
- oder dreimal pro Woche eine Stunde spazieren gehen

Dabei sollte man nicht trödeln oder in Schweiß geraten, sondern in einem flotten Schritt gehen. Es geht darum, den Kreislauf in Schwung zu bringen und den Körper zu genießen. Personen, die sehr stark übergewichtig sind oder gesundheitliche Störungen haben, sollten ihren Arzt befragen, bevor sie die körperliche Bewegung verstärken.
Des Weiteren geht er darauf ein, dass es wichtig sei, am Ball zu bleiben. Der Körper will und soll in Schwung bleiben, Tag für Tag, Woche für Woche. Mit Bewegung bleibt man auf der Gesundheitsschiene, schreibt er. Sportmuffel sollen sich keine Sorgen machen, wenn sie Überwindung brauchen. Manchmal benötige es nur einen kleinen anfänglichen Stoß, aber wenn man es schafft, warten viele Belohnungen.[184]

In der *RT4* Community raten erfolgreiche Teilnehmer dazu, Mono-Meals zu konsumieren, um Heilungs- und Abnehmprozess zu beschleunigen und maximieren. Es geht im Prinzip nur darum, dass der Verdauungsprozess nicht die ganze Energie des Körpers für sich in Anspruch nimmt, sondern die Energie eben vom Körper für Heilung und Fettabbau genutzt wird. In diesem Zusammenhang wird auch darauf hingewiesen, dass der Salzkonsum überprüft und minimiert wird, damit der Körper das überschüssige Wasser ausschwemmen kann.

III. Die 4 Glücksbringer
(Kurze Erläuterung)

1. Wasser

Der Mensch lebt 5 Wochen ohne Nahrung, 5 Tage ohne Wasser, aber keine 5 Minuten ohne Luft.[185]

Luft ist überlebensnotwenig für Menschen, Tiere und Pflanzen. Wir merken sehr schnell, wenn uns mal z.B. beim Tauchen oder bei Extremsport die Luft ausgeht. Anders verhält es sich mit Wasser. Manchmal trinken wir einfach zu wenig, und bemerken es oft zu spät. Wasser wird nicht umsonst als das Elixier des Lebens bezeichnet. Wenn unser Körper nicht genügend Wasser bekommt, können viele Abläufe wie z.B. der Transport von Nährstoffen und der Abtransport von Gift- und Schadstoffen nicht mehr richtig funktionieren. Ein Mangel an Wasser führt zu Dehydratation des Körpers (eine Störung des Wasserhaushaltes aufgrund von Flüssigkeitsmangel). Da Zellaktivitäten nicht mehr normal ablaufen können, kann es zu vielen Beschwerden und Krankheiten kommen, unter anderem Verdauungsstörungen, Migräne, Herzerkrankungen, Fettleibigkeit, Diabetes, Bluthochdruck, Krebs. Das betrifft nicht nur die körperliche, sondern auch die geistige Leistungsfähigkeit.

Bei einer körperlichen Dehydratation beginnt der Körper extrazelluläres Wasser anzusammeln, damit unsere Organe aufgrund der mangelnden Entsorgung von Abfallstoffen keinen Schaden erleiden. Oft sieht man bei Betroffenen eine hohe Wasseransammlung in Gesicht, Füßen, Armen und Beinen. Je länger eine Dehydratation besteht, umso gefährlicher wird es für den Organismus, da er nur eine begrenzte Zeit lang eigenes Zellwasser benutzen kann. Denke daher immer daran, genügend Wasser zu trinken.[186]

Idealer Weise sollte über den ganzen Tag verteilt Wasser getrunken werden. Reines Wasser ist durch keine andere Flüssigkeit zu ersetzen. Ich habe besonders gute Erfahrungen mit folgender Vorgehensweise gemacht:

Morgens:
Sofort nach dem Aufstehen rate ich ca. 1 Liter Wasser oder mindestens 2 Gläser Wasser zu trinken. Wenn viel Morgensport gemacht und viel geschwitzt wurde (z.B. Laufsport), entsprechend mehr. Mit so viel Flüssigkeit stellt man sicher, dass die Organe für den Tag vorbereitet sind. Da bis zur Mittagszeit die „Ausscheidungsphase" der Körpers läuft, sehe ich es als besonders wichtig an, ihm gleich morgens viel Flüssigkeit zu geben. Der Abtransport von Giften und anderen bösen Stoffen soll reibungslos funktionieren.

Vor dem Essen:
Zum Frühstück habe ich es mir angewöhnt, Obstsmoothies zu trinken. Mit Smoothies ist es sehr leicht, viel Flüssigkeit zu sich zu nehmen. Eine halbe Stunde vor jeder Mahlzeit rate ich dazu, ein großes Glas Wasser zu trinken. So wird der Körper schon auf die bevorstehende Verdauungstätigkeit mit genug Flüssigkeit vorbereitet. Viele Menschen berichten von einer besseren Verdauung ohne Aufstoßen und Sodbrennen, wenn sie vor dem Essen genug Wasser getrunken haben.

Nach dem Essen:
Direkt nach dem Essen vermeide ich das Wassertrinken und rate dazu, etwas zu warten. Jetzt soll der Magen in Ruhe seine Arbeit erledigen und die Nahrung schnell und effizient verdauen können. Eine Verdünnung der Magensäfte durch zu viel Wasser sollte daher vermieden werden.

Natürlich solltest Du immer dann trinken, wenn Du Durst bekommst und auf die Signale Deines Körpers achten (auch während oder nach dem Essen). Am besten ist es den Körper nicht erst durstig werden zu lassen, bis man endlich Wasser trinkt.

Wie viel sollte man täglich trinken?
In unterschiedlichen Quellen wird dazu geraten, täglich mindestens 2-4 Liter Wasser trinken. Als Faustregel sollten es 30 bis 40 Milliliter Wasser pro kg Körpergewicht sein. Daraus ergeben sich folgende Werte:

bei 50kg Körpergewicht:	mind. 1,5-2 Liter Wasser pro Tag,
bei 65kg Körpergewicht:	mind. 2-2,5 Liter Wasser pro Tag
bei 75kg Körpergewicht:	mind. 2,25-3 Liter Wasser pro Tag
bei 85kg Körpergewicht:	mind. 2,5-3,5 Liter Wasser pro Tag
bei 100kg Körpergewicht:	mind. 3-4 Liter Wasser pro Tag

Ich gebe aber zu beachten, dass je nach Lebensweise diese Werte stark abweichen können. Bei Faktoren wie Sport, Konsum von Kaffee und geringem Konsum von Obst/Gemüse muss der Wert entsprechend erhöht werden.

Ich empfehle daher eine ganz einfache Vorgehensweise. Beobachte die Farbe Deines Urins. Wenn Dein Urin fast klar oder leicht hellgelb ist, bist Du auf der sicheren Seite. Je dunkler der Gelbton Deines Urins ausfällt, umso mehr solltest Du Deine Flüssigkeitszufuhr erhöhen.

Warum ist Urin eigentlich gelb? Das hängt mit unserem Blut zusammen. Unser Organismus stellt jede Sekunde (!) 2,4 Millionen Blutkörperchen her. Genauso viele werden natürlich auch abgebaut. Dabei wird der rote Farbstoff erst zu einem grünen und dann zu einem gelben umgewandelt. Das ist in den einzelnen Phasen eines blauen Flecks gut beobachtbar. Einen kleinen Teil dieses gelben Farbstoffes geben wir im Urin ab.[187]

2. Ernährung

„Die Nährstoffe, für die wir eingerichtet sind, befinden sich in den Pflanzen." ~ Dr. Neal Barnard

Warum macht uns bestimmtes Essen zufrieden und glücklich? Man hat herausgefunden, dass kohlenhydratreiche Nahrung die Bildung von **Serotonin** (Glückshormon) im Gehirn stimuliert. Obwohl Serotonin in vielen Lebensmitteln vorkommt (Bananen, Kiwis, Ananas, Tomaten, Kakao) kann es so von uns nicht aufgenommen werden. Unser Körper muss das Serotonin selbst bilden, damit es zu den bekannten Glücksgefühlen kommen kann. Es ist tatsächlich der Gehalt an Kohlenhydraten in diesen Lebensmitteln, der uns glücklich macht.[188]

Wie funktioniert das?

Sobald wir Zucker zu uns nehmen, fühlen wir ein angenehmes Gefühl. Die Konzentrationsfähigkeit steigt und wir fühlen uns stark und leistungsfähig. Das Glücksbarometer steigt in die Höhe. Das passiert deshalb, weil der Zucker und mit ihm alle isolierten Kohlenhydrate bei ihrer Ankunft im Blut eine Produktion großer Mengen an Insulin auslösen. Das passiert bereits wenige Minuten nach dem Zuckerkonsum. Insulin ist ein Hormon, welches in der Bauchspeicheldrüse gebildet wird. Die wichtigste Aufgabe von Insulin ist die Entfernung des Nahrungszuckers aus dem Blut sowie die Verteilung des Zuckers an sämtliche Körper und Organe, die daraus ihre Energie gewinnen.

Durch das Insulin wird die Bildung eines weiteren Stoffes veranlasst, welcher im Anschluss in unserem Gehirn Serotonin zusammen bastelt. Serotonin wird Glückshormon genannt, da es für fröhliche Gelassenheit sorgt und auch einen Zustand von heiterer Gemütsverfassung und Hochstimmung bewirken kann.

Menschen, die Depressionen haben oder mit Angstzuständen zu kämpfen haben, leiden oftmals an einem Serotoninmangel. In Kakao soll übrigens ein weiterer, dem Serotonin ähnlicher Stoff vorhanden sein, der in Verbindung mit Zucker sogar Verliebtheitsgefühle auslösen soll.[189] Deshalb essen viele Menschen so gerne Schokolade...

Ein weiterer großer Vorteil der in diesem Buch vorgestellten Ernährungsweise ist die Aufhellung der Stimmung aufgrund der fettarmen, vegetarischen Lebensmittel. Fett macht das Blut zähflüssiger und ruft im Allgemeinen eine Lethargie und Passivität hervor. Sobald das Fett aus dem Blut verschwindet, optimieren sich viele Prozesse. Neben dem Serotonin werden, auch aufgrund des hohen Vitamin C Anteils in der pflanzlichen Nahrung, im Gehirn Substanzen hergestellt, welche die Stimmung positiv beeinflussen. Mit Sicherheit ist die verbesserte Gesundheit auch der seelischen Verfassung sehr förderlich.[190] Wenn es unserem Körper besser geht, geht es uns besser.

3. Schlaf

Wenn unsere Organe den benötigten Schlaf bekommen, den sie brauchen, können sie auf gesunde Weise funktionieren. Was aber steckt noch dahinter? Was sagen die neuesten Erkenntnisse über die Wichtigkeit von Schlaf aus? Welche Rolle spielt unser Gehirn dabei?

An dieser Stelle ein paar Auszüge aus dem interessanten TED-Vortrag von Jeff Iliff: *Ein Grund mehr, um auf eine gute Nachtruhe zu achten.*

„[...01.32] Wir haben herausgefunden, dass Schlaf tatsächlich eine Art elegante Design-Lösung für einige der grundlegendsten Bedürfnisse des Gehirns sein könnte. [...01.53] Das erste Problem, das jedes Organ lösen muss, ist die kontinuierliche Zufuhr von Nährstoffen, um alle Zellen des Körpers zu betanken. Im Gehirn ist dies besonders kritisch. Seine intensive elektrische Aktivität verbraucht **bis zu einem Viertel der gesamten Körperenergieversorgung**, obwohl das Gehirn nur etwa 2% der Körpermasse ausmacht. [...02.46] Wie nun jede Zelle Nährstoffe benötigt, um sie zu nähren, produziert jede Zelle auch Abfall als Nebenprodukt. Und die Reinigung der Abfälle ist das zweite grundlegende Problem, das jedes Organ lösen muss."

An dieser Stelle seines Vortrags zeigt Jeff Iliff eine Illustration des menschlichen Körpers und des Lymphatischen Systems (Lymphsystem), welches Teil dieser Aufgabenbewältigung ist. Das Lymphgefäßsystem hat neben der Funktion im Abwehrsystem auch eine erhebliche Bedeutung beim Flüssigkeitstransport und steht in enger Beziehung zum

Blutkreislauf. Es transportiert Abfallprodukte und Fremdkörper aus Zellen und dem Bindegewebe. Man stellte fest, dass sich Lymphbahnen im ganzen Körper befinden; abgesehen von einem Bereich: das Lymphsystem zieht sich nicht durch das Gehirn. Im Gehirn funktioniert die Beseitigung des Abfalls anders. Man entdeckte, dass über ein verzweigtes Leitungsnetz aus Zellen Abfallstoffe aus dem Denkorgan abtransportiert werden. Dies geschieht aber nicht im wachen Zustand, sondern **nur während man schläft.** Demnach kann man sagen: Unser Gehirn reinigt sich im Schlaf.

Iliff weiter: „[...8:00] Wenn das Gehirn wach und am meisten beschäftigt ist verschiebt es den Abbau der Abfälle aus den Zwischenräumen seiner Zellen auf einen späteren Zeitpunkt. Und dann, wenn es schlafen geht und nicht mehr so beschäftigt sein muss, wechselt es in eine Art Reinigungsmodus, um den Abfall aus den Zwischenräumen des Gehirns, die Abfälle, die sich im Laufe des Tages angesammelt haben, zu entfernen. [...] Sie und ich gehen jede Nacht schlafen. Aber unsere Gehirne, sie ruhen nie. Während unser Körper unbewegt ist und unser Geist irgendwo in Träumen wandert, arbeitet unser Gehirn still und hart daran diese unvorstellbar komplexe Maschine zu reinigen und zu pflegen. [...] Wenn es um die Reinigung des Gehirns geht, ist es die Gesundheit und die Funktion des Geistes und des Körpers, die auf dem Spiel stehen. Weshalb das Verständnis dieser grundlegenden Verwaltungsfunktionen des Gehirns heute entscheidend für die morgige Prävention und Behandlung von geistigen Todesfällen sind.“ [191]

Schlaf und Abnahme

„Ungenügend Schlaf wurde stark und wiederholt mit Fettleibigkeit in Zusammenhang gebracht. Ob es eine Ursache oder die Folge von Übergewicht ist, kann ich nicht mit Sicherheit sagen, aber in jedem Fall ist es für die Gesundheit wichtig zu schlafen, bis man sich ausgeruht fühlt. Wenn Ihre Schlafqualität aufgrund von psychischem Stress schlecht ist, kann Meditieren vor dem Schlafen gehen helfen. Ich selber finde, dass Meditation eine bemerkenswerte Wirkung auf die Qualität meines Schlafes hat.“[192]

Schlaf spielt ebenfalls eine große Rolle, wenn man an Gewicht verlieren möchte. Man muss konsequent früh schlafen gehen, um Erfolg beim Abnehmen zu haben. Je öfter man rechtzeitig zu Bett geht, desto gesünder und schneller wird der Stoffwechsel sein und umso mehr Energie wird man am nächsten Tag haben. [193]

4. Bewegung

Bewegung kann, ebenso wie der Genuss von kohlenhydratreichen Speisen, unseren Serotoninspiegel ansteigen lassen. Durch Studien an Menschen und Tieren konnte nachgewiesen werden, dass durch körperliche Betätigung die Verfügbarkeit der Aminosäure Trytophan im Gehirn gesteigert wird. Aus dieser Aminosäure bildet der Körper Serotonin und sorgt damit für eine gute Stimmung und psychisches Wohlbefinden. Der **Serotoninspiegel kann sogar gesteigert** werden, indem man regelmäßig Sport treibt.[194]

Das ist insbesondere wichtig, wenn man sich in einer Lebensphase befindet, in welcher man händeringend nach Glück sucht, weil es das Leben vielleicht zur Zeit – oder schon viel zu lange – nicht so gut mit einem meint. Oft zeigen sich Symptome wie depressive Stimmung, Angst, Aggressionen oder gesteigerter Appetit in einem Mangel an Serotonin. Wenn ein Serotoninmangel vorherrscht, können auch Schlaf-Wach-Rhythmus, Körpertemperatur, Sexualverhalten, das Entstehen von Migräne leicht aus dem Gleichgewicht geraten.[195]

Gegen viele unglückliche Umstände kann man nicht wirklich etwas ausrichten, aber zumindest hat man Kontrolle über die Faktoren, die wir angesprochen haben. Wenn wir diese Faktoren wieder bewusst in das rechte Lot bringen, können andere Faktoren, auf welche wir keinen direkten Einfluss haben, nach und nach ins Gleichgewicht zurückgelangen. Ganz nach der Devise, kümmere Dich um die Dinge, die

Du beeinflussen kannst, und der Rest ergibt sich von alleine. Manchmal ist der erste Schritt der schwerste. Abgesehen von der Ernährung, die ähnlichen Effekt hat, ist es immer wieder erstaunlich zu beobachten, wie glücklich man nach einer sportlichen Aktivität ist. Warst Du schon einmal aufgrund von einer Verletzung oder Krankheit nicht imstande, Dich ausreichend zu bewegen? Es fehlt einfach etwas. Man kann sich zwar an Bewegungslosigkeit gewöhnen, aber dadurch tut man seinem Körper nichts Gutes. All diese Gelenke, sie wollen bewegt werden.

„Eine gute Ernährung bringt Gesundheit in allen Bereichen Ihres Lebens. Alle Teile sind miteinander verbunden."[196] ~ Campbell

Wenn wir uns gesund ernähren, dann macht auch körperliche Bewegung mehr Freude. Schließlich haben die Zellen aufgrund der Nährstoffe genug Energie dafür. Jeder, der schon einmal eine Fastenkur gemacht hat, weiß, dass im fortschreitenden Verlauf jeder Schritt mühsam wird. Wir müssen nicht einmal so weit ausholen. Ich selber konnte während meines Lauftrainings, welches jedes Frühjahr mehrere Wochen andauert, meine Leistungen anhand meiner Ernährung gut bestimmen. Selbst ein paar Gläser weniger Wasser machten einen beträchtlichen Unterschied aus, ob meine Leistung gut oder schlecht war. Wie soll ein leerer Tank schließlich Leistung bringen? Nicht anders ist es mit der Ernährung.

Bewegung entgiftet

Bewegung ist überdies besonders wichtig, weil der Körper Schadstoffe, z.B. überschüssige Säuren, unter anderem über die Lunge und als Schweiß über die Haut ausscheidet. Wenn wir uns bewegen, kann Kohlendioxid entweichen, welches als Endprodukt unseres Stoffwechsels anfällt.[197] Darum ist Sport sehr gesund. Er hilft unserem Körper bei der Entgiftung. Bewegen wir uns unregelmäßig oder sehr wenig, dann schwitzen wir weniger und die Chance dafür bleibt ungenutzt.

Experiment

In einem Experiment, welches Campbell durchführte, stellte er fest, dass Ratten, die mit einer proteinarmen Kost gefüttert wurden, nicht nur frei von Leberkrebs waren und niedrige Cholesterinspiegel aufwiesen, sie hatten auffallend mehr Energie, als Ratten, die eine proteinreiche Kost erhielten. **Sie waren freiwillig zweimal so aktiv!** Dieses Ergebnis des erhöhten Energieniveaus wurde durch zahlreiche Einzelberichte im Laufe der Jahre weiter unterstützt.

Wenn Menschen sich gut ernähren, haben sie mehr Energie. Das Zusammenwirken von Ernährung und körperlicher Aktivität ist nicht nur sehr wichtig, sondern auch untrennbar miteinander verbunden. Wenn wir uns auf gesunde Ernährung und regelmäßige Bewegung konzentrieren, tragen wir daraus viel mehr Nutzen, als wenn wir unseren Fokus auf die Bereiche getrennt legen.

Körperliche Betätigung hat einen enorm positiven Effekt auf unser mentales und emotionales Wohlbefinden. Durch sportliche Aktivitäten werden unterschiedliche chemische Stoffe in unserem Körper beeinflusst, die sich auf wunderbare Weise auf unsere Stimmung und unsere Konzentration auswirken. Je besser unsere Stimmung ist, umso besser geht es uns und umso mehr Zuversicht und Motivation haben wir, uns bestmöglich zu ernähren, was wiederum zu einem emotionalen und geistigen Wohlbefinden führt.[198] Das Ergebnis ist dann das Gegenteil von einem Teufelskreis. Aus dem Teufelskreis der schlechten Ernährung und Bewegungsarmut wollen wir so bald wie möglich ausbrechen. In einem Teufelsreis wiederholt sich alles immer wieder und bestärkt sich in einer Art Abwärtsspirale immer weiter negativ.

Bei einem positiv wiederholten Verlauf gibt es Entwicklung im vorteilhaften Sinn (Engelskreis?). Die Situation entwickelt sich immer weiter und besser in einer Aufwärts-Spirale. Es geht nur darum, die Maschinerie zum Laufen zu bringen und am Laufen zu halten.

IV. 90 Tage vegan
Ein Tagebuch-Erfahrungsbericht

Zur Person

37 Jahre, 173 cm, heute: 58kg. Als ich damals mit den veganen Ernährungseinträgen in meinem Tagebuch begann, wog ich 73kg. Mein höchstes Gewicht, das ich je hatte, war 88kg. Das sind 15kg über meinem Normalgewicht. Mein Traumgewicht, von welchem ich viele Jahre träumte, und nur einmal kurzfristig erreichen konnte, lag bei 63kg. Als realistisch für mich erreichbar erachtete ich einen Wert von 68kg. Sprich ich wollte 5kg runter, aber am liebsten sogar 10kg. Das mag für den einen oder anderen einfach klingen, aber das waren bei mir die harten Pfunde, die der Körper nicht aufgeben wollte.

Bei mir begann der Abnehmwahnsinn schon in jungen Jahren. Und zwar im Bus auf dem Weg von der Schule nach Hause. Ich weiß es noch wie heute. Eine Freundin, die ich lange nicht mehr gesehen hatte, stieg in den Bus. Daniela war die Tochter von guten Freunden meiner Eltern. Als sie mich sah, lächelte sie und kam auf mich zu. Dann fragte sie: „Hast du zugenommen?“ Ich war ganz verdutzt. Und unglücklich über ihre Frage. Da war ich 12 Jahre. Nein, damals war ich nicht dick. Fotos beweisen das. Ich hatte ein normales Gewicht. Ich war weder dick noch dünn. Daniela war sehr schlank. Und das wollte ich dann auch sein.

In meiner Familie sind übrigens alle dick. Außer Omi, die war schlank. Ich habe es heute noch im Ohr, wie sie einst zu mir sagte: „Kuck mal, wie schlank ich bin.“ und dann fügte sie hinzu: „Ich habe ja so viel abgenommen.“ Ich war noch klein, aber ich erinnere mich tatsächlich, dass Omi mal etwas molliger war. Aber sie erschlankte mehr und mehr, je älter sie wurde. Sie aß nicht viel. Ich erinnere mich nur daran, dass sie sehr aktiv war. Wie ein Wirbelwind war sie ständig mit dem Haushalt beschäftigt. Was genau sie aß, darauf habe ich in so jungen Jahren nicht geachtet. Eines Tages hatte sie dann eine Figur, die einer älteren Dame sehr gut stand.

Ich hatte das Pech (oder, vermutlich rückblickend, das Glück), mit einem sehr empfindlichen Magen ausgestattet worden zu sein. Ich bemerke innerhalb von wenigen Minuten, ob mir eine Mahlzeit in deren Kombination zusagt oder nicht. Das gilt auch für Mono-Meals (ein Mono-Meal ist eine Mahlzeit bestehend aus einem Lebensmittel, meist Obst oder Gemüse, z.B. 3 Bananen oder 5 Kartoffeln). Das begann schon während meines Studiums. Zuerst konnte ich mir daraus keinen Reim machen, verstand nicht, warum mein Magen immer schmerzte, sobald ich etwas gegessen habe. Im Laufe der Monate wurde das schlimmer. Ein Aufenthalt im Krankenhaus rüttelte mich wach. Ich musste anfangen, mich mit dem Thema auseinander zu setzten.

Die erste Erleichterung verschaffte mir das Buch *Fit for Life*. Was für ein Buch! Ich befolgte (teilweise bis zum heutigen Tag) die Hinweise des Autors und merke rasch eine deutliche Verbesserung. Davon motiviert, steigerte ich, wie in dem Ratgeber empfohlen, meine Obsteinnahme und senkte die Fleischeinnahme. Was für eine Erleichterung ich verspürte, als ich zum ersten Mal meinen Magen nicht mehr spürte, es war unglaublich schön. Endlich ging es mir wieder gut. Ich hatte mich fast schon an die Magenbeschwerden gewöhnt und dachte, dass ich für immer mit ihnen leben muss. Und Ausrutscher? Ja, die passieren. Wir sind alle nur aus Fleisch und Blut. Befolge ich die „Regeln“ nicht, beginnen die Schmerzen wieder, halte ich mich an die Regeln, geht es mir blendend. Es gibt keinen besseren Beweis für mich. Ich studiere weitere Bücher, die sich daran anlehnen, darunter Bücher von Dr. Neal Barnard, H. Wandmaker, Dr. McDougall, um nur ein paar zu nennen. Der Erfolg spricht für sich.

Zurück zur Familie. Mein Opa ist schon relativ früh verstorben. Ich erinnere mich wie heute an seinen riesigen Bauch. Er hat sehr gerne fettig gegessen und viel Bier und Wein getrunken. Mein Dad hat auch einen Bauch, der allerdings noch nicht so groß ist. Er beklagt sich in letzter Zeit sehr über seine Gewichtszunahme, weil er wegen einem schmerzenden Knie viel bewegungseingeschränkter als noch vor ein paar Monaten geworden ist. „Was soll ich bloß machen?“, fragte er mich. Da fragte er die richtige! Ich begann aufzuzählen. Nichts, was ich sagte, gefiel. Und um ehrlich zu sein, das Gespräch war für uns beide frustrierend. Dad wollte seine Gewohnheiten nicht ändern. Ich kenne niemanden, der erfolgreich abgenommen hat, indem er weiterhin übermäßig die westliche Ernährungsweise mit fettem Fleisch und vielen Milchprodukten und regelmäßigem Alkoholgenuss gelebt hat. So wie ich es damals tat!

Es bedarf einem Umdenken. Man muss gewohnte Muster durchbrechen, wenn man Resultate sehen will. Meine übergewichtige Mama ist nun mit ihren 65 Jahren an Diabetes erkrankt. Sie wiegt, so wie Dad, an die 100kg. Meine Schwester kämpft seit der Geburt ihres Sohnes mit Übergewicht. Die Geburt war vor drei Jahren. Meine Tante höre ich auch immer sich beschweren. Sie hat schon einige Operationen hinter sich. So will ich nicht enden! Auf keinen Fall.

Ich lerne, dass ich genetisch keine Befürchtungen haben muss und vieles mit einer richtigen Ernährung wieder ins Lot rücken kann. Während ich alle um mich beobachte, und mehr und mehr lerne, was wir alle und ständig falsch machen, fühle ich mich so machtlos. Meine eigene Ernährung kann ich umstellen, aber was ist mit meiner Familie?

Grober Überblick

Kindheit: normalgewichtig, Mischkost, wenig Obst und Gemüse (tierische Produkte in der Familie „ein Muss“), eine eher tote Küche, kaum Rohkost, eine Miniportion Salat – wenn überhaupt.
ab 12 Jahren: erste Diätversuche, die auch gut gelingen
16 Jahre: dick bei 83kg – wegen erstem Liebeskummer durch Frustessen zugenommen
Abitur: normalgewichtig, aber immer wieder Diäten mit Kalorieneinschränkungen, langsamer Wandel zum Vegetarier (ab und zu Fisch, sehr selten Fleisch)
Studium: „gut beisammen“, am Ende des Studiums wieder dicklicher auch aufgrund der vielen ausgelassenen Studentenpartys
2 Jahre später: stetige Ab- und Zunahme, eher dicklich, erste und dann immer häufiger auftretende Magenbeschwerden, dann wieder dick bei 83kg
3 Jahre später: Krankenhausaufenthalt wegen großer Magenschmerzen; Beginne viel Literatur zum Thema Ernährung und Körperfunktionen zu lesen; Steigere Obsteinnahme und senke Fleischeinnahme. Es funktioniert, es geht mir besser!
5 Jahre später: lebe in Asien, zum ersten Mal, seit Jahren (!) schön schlank dank frischer Küche, viel Obst, Gemüse, relativ wenige tierische Produkte, viel Bewegung, 63kg
7 Jahre später: Umzug, dick bei 88kg wegen einer schweren Trennung (Alkohol, Vollstopfen, Frustessen)
8 Jahre später viele Diäten, alle mit Kalorieneinschränkungen, erneut Umstellung auf vegetarische Ernährungsweise (ab und zu Fisch), ich wollte unbedingt schnell abnehmen und wieder schlank werden
9 Jahre später Umstellung auf weniger Milchprodukte wegen Laktoseintoleranz, Diäten auf Low Carb-Basis
10 Jahre später Umstellung auf 75% vegane Ernährung, viel Rohkost, kalorienreduzierte Diät
10,75 Jahre später: fettarme Rohkost, wenige Kohlenhydrate
11 Jahre später: HCLF Vegan
90-Tage-Experiment: fettarme, hauptsächlich rein pflanzliche Kost mit hohem komplexen Kohlenhydratanteil, höhere Obstzufuhr, keine Kalorieneinschränkung

Das Tagebuch

Ein wichtiger Hinweis für meine Leser:

Nicht alle Tage aus meinem Ernährungs-Tagebuch sind wiedergegeben, da viele davon nicht relevant waren oder ich ein paar davon schlichtweg als repetitiv empfand. Ich befand mich damals, als ich die vegane Ernährungsweise erst einmal für 90 Tage versuchen wollte, noch mittendrin im Studium der Thematik, die später, auch aufgrund der persönlichen Erkenntnisse, der Entstehung dieses Buches dienen sollte. Ich hatte damals nicht beabsichtigt, das Tagebuch zu veröffentlichen. Es sollte einfach mein persönlicher Wegbegleiter sein, der zeitliche Veränderungen (körperlicher und seelischer Art) aufzeigen, mir rückblickend als Informationsquelle dienen und mir eigene Fortschritte und Fehler übersichtlich aufzeigen sollte. Fehler, oder schöner ausgedrückt ‚Missgeschicke', passierten mir während der ersten 60 Tage, insbesondere während der ersten 30, mehr als genügend (falsche Nahrungsmittel, unter anderem zu viele Weißmehlprodukte, zu viel Industriezucker, nicht genügend große Portionen, zu wenig Wasser, zu viel/zu wenig sportliche Betätigung).

Einiges an Wissen, welches ich mir aneignete und in den wissenschaftlich fundierten Kapiteln dieses Buches festhielt, hatte ich damals, als ich die vegane Reise antrat, noch nicht. Bitte sei nicht frustriert und gib nicht auf, wenn auch Dir in der Anfangszeit „Newbie"-Fehler passieren sollten. Sie passieren jedem! Einfach weiter machen, weiter recherchieren (höre bei diesem Buch nicht auf), nicht aufgeben. Fehler passieren, weil wir Menschen sind und in einer realen Welt leben, in welcher der Konsum von tierischen Lebensmitteln (noch) als völlig normal erachtet wird. Es gibt allerdings inzwischen mehr Fortschritte als Fehler zu verzeichnen!

Auch nach Abschluss dieser 90 Tage habe ich mit dieser Ernährungsweise nicht aufgehört und über die nächsten Monate mehr und mehr an Gewicht verloren, bis ich meine Traumfigur erreicht habe und seither spielend leicht halte. Die meiner Meinung nach wichtigsten oder interessantesten Einträge aus meinem Ernährungs-Tagebuch sind daher in diesem Kapitel wiedergegeben. Die „langweiligen" oder sich wiederholenden Einträge habe ich weggelassen. Wenn Du schneller zu den Resultaten dieser 90-tägigen Reise gelangen möchtest, kannst Du jeweils am Ende von Tag 30, Tag 60 und Tag 90 die Zusammenfassung lesen. So kannst Du am schnellsten einen Überblick gewinnen. Die letzten 30 Tage, beginnend ab Tag 61 bis Tag 90 sind vermutlich die wichtigsten Tage. An diesen Tagen habe ich Missgeschicke sehr erfolgreich vermeiden können (ohne Mühe) und **die besten Resultate erzielt**. Ich habe darauf geachtet, dass ich jeden Tag zwischen 2200kcal und 2500kcal eingenommen habe. In der 30-Tage-Anleitung kannst Du lesen, was ich wann gegessen habe.

Da ich vor dem Beginn dieses Experiments über mehrere Jahre kalorieneinschränkende Diäten (bis zum Grad einer regelrechten Essstörung) betrieben habe, war es völlig normal, dass ich bei dieser Umstellung in dem ersten Monat mit einer Gewichtszunahme rechnen musste. [Anmerkung: Viele Teilnehmer sehen eine sofortige Abnahme, komplett ohne vorherige Zunahme nach dem Wechsel zu dieser Ernährungsweise. Dies ist komplett von Mensch zu Mensch, seinem Startgewicht und seiner vergangenen Ernährungsweise unterschiedlich.]

Wenn man sich über einen längeren Zeitraum von nur 1000kcal ernährt hat, so wie ich es kurz vor diesen 90 Tagen tat, kann der Körper nicht anders, als erst einmal Reserven zu speichern. Und zwar über seinen Set-Point hinaus. Was ich nicht wusste war, wie viel ich zunehmen würde. 3kg? 5kg? 10kg? Was ich zudem nicht wusste, war, ab wann sich mein Körper einpendeln und mit Gewichtsverlust beginnen würde. Ich wusste nur, dass es passieren musste, aber ein Datum hatte ich nicht. Das ist vermutlich die größte Schwierigkeit an diesem Programm. Mein geschädigter Metabolismus musste erst einmal in Fahrt gebracht werden. Eine Gewichtszunahme war unvermeidlich, egal was ich nun die kommenden Tage zu mir nehmen würde, das war mir soweit klar. Ich hatte nur die Kontrolle darüber, welche und wie viele gesunde Nährstoffe ich meinem Körper gab. Damals wusste ich aufgrund der Recherchen: Wenn diese Zeit ausgestanden war, und mein Körper zurück zu seinen normalen biologischen Abläufen gefunden hat, ab dann würde Abnahme automatisch geschehen. Bei der hohen Kalorienmenge würde ich beim Erreichen meines Traumbodys nie mehr Angst haben müssen, jemals wieder zuzunehmen.

Genau da wollte ich hin. Also: Augen zu und durch.

Tag 01/100

Und los geht's. Ich freue mich auf die 90 Tage. Ich freue mich auf dem Prozess. Ich habe das Ziel vor Augen: ein neues Leben! Ein Körper, mit dem ich mich wohl fühle. Dann kann ich endlich Dinge tun, die mir Spaß machen... Regel 1. Keine Waage während des Prozesses. Ich habe mein Gewicht zu Recherchezwecken gewogen und meine Maße von Schenkeln, Brust und Po etc. genommen. Die Zahlen werde ich am Ende der 90 Tage vergleichen. Ich wiege 73kg. Das ist mein Normalgewicht. Mein Set-Point Gewicht liegt bei ca. 75kg. Mein Traumgewicht liegt 10kg darunter, aber ich wäre mit 5kg schon sehr zufrieden. Ich muss nicht dringend abnehmen, würde es aber sehr gerne tun, da ich mich mit 73kg nicht so wohl fühle, wie ich es einst tat, als ich deutlich darunter lag.

Ich kann mich nicht mehr daran erinnern, wie es denn ist, ohne Diät zu leben. Es kommt mir vor, als mache ich **immer** Diät. Seit ich klein bin. Es kommt mir auch so vor, als müsse ich **immer** verzichten, mich zurückhalten, aufpassen. Aufgeben darf ich trotzdem nicht. Ich werde versuchen mich die nächsten 90 Tage natürlich und gesund zu ernähren. Offizieller Startschuss ist heute. Die Methode ist recht einfach: viel Wasser, viele gesunde Kohlenhydrate, wenig Fett. Gesunde Kohlenhydrate: viel frisches Obst, abends Reis/Kartoffeln/Nudeln. Einzige Bedingung: Alles so fettarm und salzarm wie möglich. Diese Ernährung entspricht wohl am besten einer veganen Low Fat vegan Diät. Mal sehen, was so alles in dem Zeitraum passiert.

Ich werde morgens Obst frühstücken, keine Frage. Zudem werde ich mich an *RT4* anlehnen, aber auch weitere Bücher zu dem Thema lesen und entsprechend, falls ich neue Erkenntnisse gewinne, meine Ernährung anpassen. Es geht hier einfach erst darum, mich vegan zu ernähren, dabei so fettarm wie möglich zu sein und Kohlenhydrate als Hauptenergiequelle zu konsumieren, die meinem Körper gut tun. Heute sah ich dann ein Video, in welchem erzählt wurde, dass man „einfach" im Kaloriendefizit sein müsse, Sport treiben müsse, dann würden die Pfunde purzeln. Von wegen! Das habe ich versucht, mich geschunden und was ist passiert? Eine kurzfristige Abnahme, und dann die Zunahme. Dazu die Verzweiflung im Kopf, dass ich schon wieder versagt habe. Ich weiß nicht, was schlimmer ist. Die Zahl auf der Waage oder die quälenden Gedanken im Kopf.

Ich traue der Sache nicht, ganz klar. Dauernd hört man überall, dass man Kalorien einsparen muss, um schlank zu sein. Ein Irrsinn, was da draußen passiert. Und bei dieser Sache soll man ruhig ganz viel essen dürfen, von diesen schönen Dingen? Ist das zu gut, um wahr zu sein? Ich will es testen...

Eines werde ich nicht mehr machen: Hungrig sein. Ich werde versuchen so natürlich und frisch wie möglich zu essen, dabei sehr fettarme Nahrungsmittel vorziehen. Ich werde zu spätes Essen vermeiden und mein Abendessen zwischen 1800-1900 einnehmen.

Froh über diesen ersten Tag. Satt von den schönen Bio-Kartoffeln. Der erste Tag einer Challenge ist für mich immer der schwerste. Das und dann auch der Bereich irgendwo vor der Mitte. Sobald ich einmal über die Halbzeit hinaus gekommen bin tue ich mich leichter. Im Moment freue ich mich einfach darüber, etwas zu testen, von dem ich irgendwie überzeugt bin, dass es funktioniert.

Tag 02/90

Und schon sind wir am zweiten Tag. Ich war fit genug, gleich mein Lauftraining zu machen. Die ersten paar Minuten fielen mir etwas schwer, aber nach und nach kam ich in einen guten Rhythmus. Vor dem Lauf aß ich übrigens zwei Bananen und zwei Datteln und trank auch Wasser. Jetzt, während ich dies tippe spüre ich meine Beine und es fühlt sich toll an!

Der Tag war soweit ruhig. Ich verspürte schnell Hunger nach meinem Lauf und gönnte mir eine halbe Wassermelone. Das habe ich so in der Art auch noch nie gemacht. Sie war so lecker und erfrischend. Ich bekam schnell wieder Hunger und gönnte mir noch mehr von dem leckeren Obst. Ich habe soweit keine Gelüste auf andere Nahrungsmittel. Ich hatte nur heute Morgen, das war kurz nach dem Lauf im Supermarkt, Lust auf das Laugenbrötchen, das ich im Regal liegen sah. Mmm, Laugengebäck liebe ich. Hier wollte wohl das Gehirn signalisieren, dass es schnelle Kohlenhydrate braucht. Ich nahm mich zusammen und kaufte ein, und aß zuhause mehr Obst. Sofort war die Lust auf ein Laugenbrötchen verschwunden.

Erstaunlich, wie schnell ich heute nach den Essen wieder Hunger bekommen habe und einfach essen „durfte“. Es ist ein tolles Gefühl den Körper mit tollen, wertvollen Nährstoffen regelrecht abzufüllen.

Tag 03/90

Bereits morgens in der Dusche habe ich mich sehr auf die Bananen gefreut. Als ich im Supermarkt war, habe ich ganz viel frisches Obst gekauft, sowie getrocknete Datteln. Wieder lief ich an den Laugenbrötchen vorbei und fragte mich, ob ich mir eines mitnehmen sollte. Dann verzichtete ich. Schließlich sind es nur wenige Tage, die ich fest und eisern durchhalten muss, bis ich wieder mehr und mehr von meinen Lieblingsessen in mein Menü aufnehmen darf.

Gestern schrieb eine Frau im FB Forum: „Ich achte nicht auf meine Kalorien, aber ich zwinge mich nicht, noch mehr zu essen, als 2500kcal. Wenn ich Lust auf gekochte Speisen habe, esse ich mehr Obst. In den letzen 8 Monaten habe ich über 20kg verloren, und das habe ich nicht geschafft, indem ich jeden Tag dieselbe Anzahl an Kalorien gegessen habe."

Weitere Kommentare: „Ich habe diesen Lifestyle über zehn Monate gelebt. Ich habe in diesem Zeitraum nie Fett gegessen und 12kg verloren. Wenn ich nur Rohkost gegessen habe, habe ich 20kg verloren. Ich verliere einfach mehr Gewicht bei einer fettarmen Rohkost-Diät."

Es macht mir eine große Freude, mich an dem gesunden Obst satt zu essen. Im Auto freute ich mich auch schon auf die Wassermelone, die zu Hause auf mich wartete.

Die Regelschmerzen, die ich sonst mal weniger und mal stärker spüre, waren dieses Mal sehr minimal, kaum vorhanden. Ich hörte bereits, dass diese bei veganer Ernährung sehr sanft sein würden und ich kann das hiermit bestätigen.

Tag 04/90

Heute ist Feiertag. Ich stand voller Energie ziemlich früh auf und ging zu meinem Lauftraining. Das Wetter war geradezu ideal: Nicht zu heiß, eine leichte Briese um die Nase. Der Lauf war insbesondere nach der Hälfte der Zeit sehr angenehm, da ich einen schönen Rhythmus fand.

Draußen habe ich am späten Nachmittag eine hübsche Frau getroffen. Das war bei einem abendlichen Spaziergang. Sie war schon älter, hatte einige tiefere Falten um die dezent geschminkten Augen. Sie war vermutlich um die 60, vielleicht sogar 65. Sie ging vor mir her und an der Ampel holte ich sie zwangsläufig ein. Ihre Figur, ein Traum. Sie war so schön schlank in ihrem Trenchcoat, wie ein Modell. Ich fragte sie direkt: „Waren Sie immer schon so schlank?" Sie kuckte mich erst verdutzt an, sagte dann: „Ja, schon immer." Ich sagte: „Als ich sie sah, dachte ich ‚Was für eine hübsche Frau!'" Da lächelte sie und erzählte, dass sie gute Gene hätte. Ich sagte ihr, dass ich in Zukunft auch gerne so aussehen würde. Da blickte sie mich von Kopf bis Fuß an, berührte mich leicht mir ihrer Hand an der Schulter und sagte: „Dann werden Sie das auch." Ein paar Augenblicke später trennten sich unsere Wege. Das war eine süße Begegnung.

Der Reis heute Abend war so, so lecker. Hat gut getan, etwas schön Warmes zu essen. Zusammen mit dem Pfannengemüse, ein großer Genuss. Da ich weiß, welchen Schaden Fett und Salz in der Ernährung anrichten, habe ich natürlich keines dazu getan und siehe an, es überhaupt nicht vermisst.

Tag 05/90

Heute Abend kommt ein Freund und morgen gehen wir auf eine lange Radtour. 100K, die dritte und letzte 100K-Tour. Vorerst. Obwohl ich dieses Jahr so fit bin wie wohl nie in meinem Leben, bin ich auf dem Rad nicht schnell genug. Die ganze Tour wird an die 7 Stunden (inkl. Pausen) dauern. Das ist sehr lange! Der Po wird auch wehtun, das ist klar.

Komisch, am Anfang von den 90 Tagen denkt man: Oh je, wie lange, und plötzlich vergeht einer nach dem anderen. Geduld ist ein großer Faktor in diesem Spiel. Gerade für mich. Geduld war noch nie meine Stärke. Aber was bleibt mir anderes übrig? Ich möchte meinen Körper heilen, gesund werden, noch schlanker werden.

Im Supermarkt überhörte ich die schlanke Kassiererin und eine dicke Kollegin sich unterhalten. Die Schlanke sagte: „ ...das mache ich nicht mehr. Wenn ich abnehmen will, dann mache ich es richtig. Ich will ja kein Jojo. Das sehe ich immer bei meiner Mutter. Als ich hier angefangen habe kurz vor dem Umbau, da hatte ich einfach keinen Hunger, da habe ich 6kg abgenommen."

Ich dachte: Wow, keinen Hunger. Hunger verspüre ich in letzter Zeit recht oft, erstaunlich. Wenn ich tief konzentriert am arbeiten bin, dann vergesse ich es ab und an und reagiere dann nach der Uhrzeit. Ich genieße die Freiheit, so viel Ost essen zu können, wie ich möchte. Es fühlt sich schön an, sich nicht zurückhalten zu müssen. Ich genieße diese neue Freiheit sehr.

Heute hörte ich in einem Internetvideo ein Mädchen darüber sprechen, dass sie in der Anfangszeit von 80/10/10 ca. 7kg zugenommen hat. In dieser Zeit hätte sie allerdings bemerkt, dass sich alles richtig anfühlte und dann einfach den Gedanken an Gewichtsverlust losgelassen, und ihren Körper einfach machen lassen. Sie riet dazu, dem eigenen Körper die Zeit und Geduld zu geben, die er dafür brauchte. Manche Menschen nehmen sofort ab, bei anderen dauerte es eben viel länger, je nachdem, wie viel Heilung im Körper notwendig sei. Sie sprach von 2 Jahren (was ich sehr lange finde). Sie erzählte von ihrem Glück über diese Ernährungsweise und ihren Wohlbefinden in Körper und Seele, hoher Energie und besserem Schlaf. Nach ca. 2 Monaten begann sie, mehr und mehr an Gewicht zu verlieren. Sie sagte, es sei immer in Schüben runtergekommen, hier mal 2,5kg, dann länger nichts, dann wieder einige Kilo mehr. [*www.youtube.com/watch?v=vyjhfQglb4k&*]

Sie sprach auch davon, dass man mit der veganen fettarmen Ernährung mindestens 2500kcal zu sich nehmen müsse, ansonsten würde man die Energie verlieren und sich nur schlapp und müde fühlen. Ich werde das berücksichtigen.

Tag 06/90

Wie mein Freund sagte: „Bei einem 100er trennt sich die Spreu vom Weizen." Jetzt, da ich es hinter mich gebrachte habe, möchte ich keinen 100er mehr machen. 50-75km genügen völlig! Ich mag das Radfahren, betreibe es aber nicht oft genug, um die Fitness und Schnelligkeit zu haben, die 100er leicht abzuspulen. Nicht falsch verstehen, ich bin schon sehr stolz und überglücklich, dass ich mein Ziel geschafft habe, aber es macht nicht so viel Spaß wenn man sich im letzten Drittel nur quält. Ich bin eher ein Läufer. Meine Laufeinheiten dauern zwischen einer halben und einer Stunde und gut ist. Man bringt den Kreislauf in Schwung und fühlt sich im Anschluss toll. Am Abend nach einem 100er ist man (als Nicht-Radsportler) glücklich, ausgepowert, aber auch sehr, sehr erschöpft. Fast schon zu erschöpft. Ich habe in der Nacht geschlafen wie ein Stein. Am Sonntag hatte ich etwas Muskelkater in den Oberschenkeln, auch Heuschnupfen, eine verspannte Schultermuskulatur. Der Körper hatte so viel Regeneration zu erledigen!

Tag 07/90

Morgens reines Obstfrühstück. Wir sind mittags Sushi essen gegangen. Ich bestellte die veganen Sushi. Perfekt, da auch fettarm.

Die Verführungen da draußen sind so groß. Mir fiel auf, dass die Versuchungen keine Rolle spielen, wenn ich vom Obst ganz satt und glücklich bin. Bei einem Hungergefühl hilft es sehr, eine Packung Datteln oder anderes getrocknetes Obst dabei zu haben.

Tag 09/90

Heute war ich bereits um 6.00 Uhr wach. Ich fühlte mich sehr gut. Ich habe eine Banane gegessen und bin zu meinem Lauftraining gefahren: W13D1 (2x22min). Es war etwas anstrengender. Ich merke, dass ich besser laufe, wenn ich nur einen Tag zwischen den Läufen pausiere, höchstens zwei. Alles andere ist gleich so viel anstrengender.

Tag 10/90

Olé, schon Tag 10! Wer hätte gedacht, dass ich einmal 1kg Wassermelone am Stück essen würde? Danach, pappsatt. Mein Glückszustand ist ziemlich gut. Ich komme prima vom Fleck, erledige alle möglichen Dinge in der Arbeit, habe gute Konzentration, gute Ideen und freue mich auf meine Mahlzeiten.

Immer wieder lese ich, dass es optimal sei, Mono-Meals zu essen oder Mahlzeiten mit wenigen Zutaten zu sich zu nehmen.

Ich habe ein wenig Blähungen. Ich glaube, der Körper reinigt gerade den Darm. Dann, so lese ich, nach ca. 2-3 Wochen sollte es viel besser werden. Mono-Meals würden helfen.

Ich bemerke, dass meine Hose etwas enger sitzt. Oh, oh.

Tag 11/90

Wenn ich mich so nackt vor dem Spiegel anschaue, dann weiß ich: der Körper braucht ganz dringend die Kohlenhydrate, um endlich all das Fett und den Speck abzubauen. Ich werde ihm weiter all die wundervollen Nahrungsmittel geben, bis er ganz gesund ist und endlich das Fett (vor allem an meinem Po!) nicht mehr braucht.

Ich kann einfach nicht genug vom Obst bekommen. Es ist fast so, als würde der Körper es hungrig aufsaugen, froh sein über all die Vitamine und Nährstoffe. Ich bin so glücklich, dass es mir an nichts fehlt. Ich bin auch sehr glücklich, ohne Angst essen zu können. Im Moment mache ich mir noch Sorgen, dass mein Körper zu viel zunehmen könnte. Viele Menschen nehmen sofort ab. Ein paar Menschen mit sehr vorbelasteten Körpern von all den Diäten in der Vergangenheit nehmen in der Anfangszeit zu. Anscheinend sind ein paar Kilo Gewichtszunahme normal. Mein Bauch ist leicht dicklich heute.

Tag 12/90

Heute Morgen bin ich so glücklich aufgewacht. Ich fühlte mich einfach toll. Ich wollte gleich aufstehen und in den Tag starten. Eine solche große Erleichterung war in mir. Ein tolles Gefühl! Ich weiß nicht, mir war über die vielen Jahre nie bewusst gewesen, wie sehr mich diese Thematik doch tagtäglich begleitet hat. Ich bin so glücklich, endlich den richtigen Weg für mich gefunden zu haben (das weiß ich jetzt schon).

Heute kam mein neuer Mixer an. Ich habe nie so ein schönes Bananeneis hinbekommen wie mit diesem genialen Gerät! Das Eis war fast schon zu hart und kalt, sodass ich warten musste, damit es etwas schmolz. Mit meinen anderen Mixern ist es immer irgendwie so schnell wieder verlaufen, aber bei dem hier, bombenfest. Ein Traum.

Tag 13/90

Gleich morgens habe ich eine große Banane gegessen, bekam kurz Bauchweh. Sie war nicht reif genug gewesen. Da ich immer noch lerne, erfuhr ich, dass die Bananen mit den braunen Flecken viel besser zu verdauen sind. Ich bin kein Fan von solchen Bananen. Vielleicht schmeckt das Bananeneis aber so noch süßer? Vielleicht sollte ich Smoothies machen.

Tag 15/90

Gestern habe ich mir viel Wissen angelesen. Jetzt verstehe ich auch, warum man versuchen sollte, 2500 Kalorien anzupeilen: unter anderem damit der Körper alle wichtigen Nährstoffe bekommt! Nun, ich muss ein paar Dinge umstellen, anders machen. Mir fällt es insbesondere abends schwer, nicht zu viel zu essen.

Heute schrieb mir ein Bekannter, der erst vor ein paar Tagen auf die vegane Ernährungsweise umgestiegen ist, eine Email. Er klagte über Magenweh. Der Grund war schnell gefunden: Melone als Nachtisch nach Mittagessen. Klassischer Newbie-Fehler mit falscher Nahrungsmittelkombination.

Mein Lauf heute früh lief super. Es war der erste 10K Lauf ohne Pause, ohne Intervall, sprich 60 Minuten am Stück. Ich bin so stolz, ich kann es nicht anders sagen. Ich glaube, so fit wie in diesem Jahr war ich noch nie. Wenn jetzt noch die 8 Kilos zu meinem Traumgewicht wegpurzeln würden, wäre alles paletti. Bisher hielten sie sich stur.

Immer wieder lese ich, dass zum Frühstück (gerne auch mittags) Bananensmoothies (bestehend aus Bananen, Datteln, Wasser, evtl. noch Vanilleextrakt oder Vanilletropfen) toll seien. Mit meinem neuen Smoothie-Mixer probierte ich einen. Der Geschmack: Sensationell. Endlich verstehe ich, warum das so viele machen. In meinen tat ich nur 3 große Bananen, dazu 50g Datteln und Wasser, fertig. Ohne Zucker, ohne Geschmacksverstärker. Ein Genuss. Und wie satt ich dann war!

Tag 16/90

Ahhh. Jetzt verstehe ich schon besser, warum man so viel Obst zu sich nehmen muss. Ich fühle mich sogar noch etwas besser als gestern und es war schön, so viel Süßes essen zu dürfen. Irgendwie, trotz all dem Kummer und den vielen Sorgen, die ich habe, fühle ich mich glücklich und entspannt. So, als ob ich es schaffen werde. Komisch. Hat das auch mit der Ernährungsumstellung zu tun? Ich freue mich enorm auf den Bananen-Dattel-Shake und das Bananeneis mit Erdbeer-Dattelsoße.

Tag 17/90

Die Tage vergehen so schnell und plötzlich, aus dem Nichts, ist schon Tag 17. Der Lauf heute früh, es war mein zweiter 60min-Lauf, war prima. Ich bin früh aufgestanden und, obwohl ich seit Tagen für meinen Geschmack viel zu wenig schlafe, empfand ich keine Müdigkeit.

Meine Schwester rief gestern an. Sie will unbedingt von vorne anfangen. Sie hat die Challenge mit mir begonnen, allerdings folgt sie einem anderen Ernährungs-Plan. Ich fragte nach dem Grund. Sie erzählte, dass sie dem Sport hinterherhinke und nun, mit Beginn des Monats, neu anfangen möchte. Ihre Worte klangen so vertraut in meinen Ohren. Wie oft hatte ich schon etwas von vorne begonnen, weil ich irgendwo in der Mitte aufgegeben habe. Und es ist verrückt, aber mit diesem Experiment weiß ich zu 100%, dass ich es leicht und locker durchziehen werde. Es ist wohl mit das längste Experiment am Stück, aber auch das Einfachste bisher. Dabei dachte ich, es würde schwer werden! Und nun? Ich bin so überrascht, fast verdutzt. Es geht mir so gut. Ich kann essen, ohne schlechtes Gewissen zu haben. Mit jedem Bissen weiß ich, dass ich meinem Körper Gutes tue. Und das Gefühl ist unbezahlbar. Ich bin gespannt, was sich noch so Positives in meinem Körper und meinem Leben verändern wird. Wenn man etwas für sich findet, das Sinn und vor allem Freude macht, ist es kein „Muss“ oder keine „Überwindung“, mehr. Es wird leichter und leichter. Ich bin so dankbar, dies für mich zu entdecken und damit so glücklich zu sein. Es ist eine Erleichterung für mich, so essen zu dürfen, wie ich es nun tue. Es ist ein Schlemmen, keine Frage. Ich vermisse nichts, ich freue mich regelrecht auf das Essen. Aber zurück zum Thema Neubeginn. Ich erinnere mich noch gut, als ich mir vor Monaten diese 30-Tage-Bootcamp DVD kaufte. Als ich sie kaufte, war ich nicht unfit, aber das Training auf der DVD, es war eine Qual. Ich gab mein Bestes, schwitzte, hechelte und merkte auch Veränderungen innerhalb von Tagen, aber hatte ich Spaß dabei? Null. Ich quälte mich regelrecht zu dem Workout. Ich zählte die Tage, wollte, dass es endlich vorbei war! Und all die Mühe, all der Muskelaufbau, all das verschwand, als ich die DVD nach dieser Challenge nie wieder einlegte. Wollte ich nie mehr, werde ich nie mehr. Ich musste etwas finden, das mir Freude machte. So kam ich auch über das Walken zum Laufen, dann über meinen lieben Freund zum Radsport. Aber der Lieblingssport ist und bleibt das Laufen. Die 10K Lauf-Challenge dauert 15 Wochen. Ich bin heute in Woche 14 (W14D2). Hatte ich dabei schlechte Tage? Musste ich Workouts ausfallen lassen oder verschieben, weil ich keine Lust hatte oder mir das Wetter einen Strich durch die Rechnung machte? Absolut. Aber ich wusste, dass ich weitermachen will. Ich wollte nicht von vorne beginnen. Mein Ziel: Diese 90 Tage gehören mir, 90 Tage muss ich mich optimal ernähren und regelmäßig trainieren, auch wenn es Aufs und Abs gibt. Und sollte es statt 90 vielleicht 180 Tage dauern, dann soll es so sein.

Tag 19/90

Pickel im Gesicht. Ich glaube, der Körper hat mit der inneren Reinigung begonnen und wird den Dreck nun los. Ich werde viel trinken und morgen oder am Sonntag laufen gehen.

Tag 20/90

Ich bin auf dem Weg nach Stuttgart. Mein Freund und ich machen heute eine Motorradtour. Einzige Sorge, etwas Durchfall. Vielleicht Teil der Entgiftung? Es wäre denkbar. Fühle mich unwohl mit dem geblähten Bauch. Heute habe ich vor dem Lauf zwei Bananen gegessen, dann am Hauptbahnhof mir zwei Laugenbrötchen gegönnt. Lecker. Ich werde heute einen kleinen Pausentag einlegen, aber so gut wie ich kann, fettarm bleiben.

Umstellungen. Ich habe in dem Buch *China Study* gelesen, dass Probanden die Aufgabe erhielten, sich für 3 Wochen nur von natürlichen Lebensmitteln wie Obst, Gemüse und Getreide zu ernähren, sprich, nur frische fettarme Nahrungsmittel in unbegrenztem Rahmen. Das ist genau der Ansatz, den ich auch versuche. Ich will meinen Körper nun nicht mit 4000 Kalorien-Mahlzeiten bombardieren, obwohl das einige Teilnehmer durchaus mit Erfolg tun. Ich werde versuchen, mich bei den empfohlenen 2500 Kalorien zu bewegen. Das sind 500 Kalorien mehr, als ich mit der Standart-Mischkost einnehmen „dürfte". Nach Dr. Barnard darf ich aber die Negativkalorien nicht vergessen. Bei einem schnellen, gesunden Stoffwechsel dürfte es nach der 23%-Regel sowieso nicht zu Gewichtszunahme kommen. Wenn alles unter idealen Bedingungen verläuft, dürfte ich bei 2500 Kalorien sogar immer noch ganz langsam abnehmen (Limit ist 2600 zur Stabilisierung). Aber! Auch hier besagen die Berichte von Dr. McDougall, dass ein Exzess an KHD in Leber und Muskeln eingelagert wird und der Rest als Wärme abgegeben wird. Sprich, egal was komme, ich bin auf der sicheren Seite. Dadurch, dass mein Körper keinen schnellen Stoffwechsel hat und viel zu lange im Hungermodus war, muss ich einfach geduldig sein, bis er den Hebel umlegt.

Tag 21/90

Das vegane Leben, es macht so viel Sinn. Alles, was ich lese, wovon ich höre, begeistert mich. Es gibt keine dicken Veganer, wenn sie sich fettarm ernähren, und zwar auf lange Sicht gesehen, so zumindest hallt es aus der Community. Also werde ich wohl oder übel schlank werden müssen. :)

Tag 22/90

Heute wurde mein Reiskocher geliefert. Freue mich auf das Reisgericht heute Abend. Habe mich beim Stadtlauf angemeldet. Der erste in diesem Jahr, um 19.30 Uhr mit Einlauf in der *Commerzarena*. Das wird ein schönes Erlebnis. Hoffentlich regnet es nicht.

Tag 24/60

Während des gestrigen B2Runs (6,1km) hat es gegossen!! Eine echte Sintflut – ungefähr 20 Minuten nach dem Startschuss. Wir sind alle nass geworden, bis auf die Knochen. Im Radio sagten sie, dass der Regen den Flughafen für 1 Stunde lahmgelegt hätte. Es hat trotzdem viel Spaß gemacht – und eine Medaille habe ich auch bekommen (wir alle haben eine bekommen).

Ich glaube, sobald dies alles Wirkung zeigt, und die Pfunde beginnen zu purzeln, wird Laufen viel einfacher sein. Und ich werde zwangsläufig schneller sein! Immer wieder überholten mich ganz schlanke Läufer. Die haben eben nichts an Gewicht mitzuschleppen. Eine wunderbare Umrechnungstabelle dazu gibt es auf *www.runningforfitness.org*. Nach meinen Kalkulationen würde sich mit jedem Kilogramm, das ich verliere mein Lauftempo um ca. 20 Sekunden verbessern. Enorm. Wenn ich bei 73kg einen 5K-Lauf in 30 Minuten laufe, laufe ich ihn rein theoretisch unter ähnlichen Voraussetzungen (vo2max = maximale Sauerstoffaufnahme) bei einem Gewicht von 68kg in nur 28:17. Das ist in der Laufwelt ein gewaltiger Unterschied. Solche Werte motivieren sehr.

Ich werde versuchen, meinem Körper ein schnelleres Heilen zu ermöglichen. Ich werde dazu mehr Mono- oder Duo-Meals konsumieren. Ich werde die Salatblätter von Romanaherzen essen, nicht wie üblich den Salat mit Balsamico. So vermeide ich den Essig, auf den ich offensichtlich nicht verzichten kann. Bäh. Ich werde wieder die Walking-Einheiten abends ins Programm nehmen. Das tat mir damals gut. Ich werde nur nicht mehr so weit walken, sondern eine schöne kürzere Strecke wählen, die mir auch Freude macht und nicht jedes Mal einen Kampf mit dem Schweinemistviehhund darstellt. Ach, diese 1000kcal Restriktion jeden Tag damals, irre, was ich da tat.

Jeder Tag, den ich nicht schaffe, wirft mich zurück, entfernt mich von meinem Ziel. Jeder Tag, den ich schaffe, bringt mich näher. Ich fühle, als hätte ich endlich die richtigen Werkzeuge bekommen, muss sie nun nur richtig anwenden lernen.

Tag 26/90

Bin sehr happy nach dem Sport. Warum funktioniert das jedes Mal?

Ich muss mir das ein für alle Mal merken. Gestern hätte ich mich damit so gut aus dem kleinen Tief rausgeholt. Als ich heute früh aufgewacht bin, hatte ich nämlich gar keine Lust auf den Sport. Die Laune war auch so lala. Dann gab ich mir einen Ruck, immer im Kopf, dass ich einfach mal da raus gehen werde und nur so viel laufen werde, wie mir Spaß macht. Das letzte Mal habe ich ja so gar keine Freude dabei gehabt, weil ich sehr viel Durst beim Laufen hatte – eine Qual. Heute früh habe ich entsprechend genug getrunken. Ich habe mich entspannt, den Druck weggenommen. Dann bin ich tatsächlich statt 10K „nur" 8K gelaufen, und fühle mich nun glücklich. Das Glücksgefühl ist bereits im Auto, auf dem Weg nach Hause eingetreten. Und schon gehe ich wieder mit einem ganz anderen Tempo und Spirit in meinen Tag.

Habe nun den Balsamico Essig vorerst gestrichen. Mit den Romanaherzen bin ich sehr zufrieden. Heute wird das Dinner ein Fest. Kaum zu glauben, dass es fettfrei ist und ich davon richtig viel schlemmen kann. Langsam lasse ich sie los, die Angst vor den Kalorien. Das war besonders zu Anfang sehr seltsam. Vermissen tue ich nichts. Ab und an habe ich Lust auf Laugengebäck und Brot. Das werde ich bald in kleinen Mengen wieder in den Speiseplan aufnehmen. Diese Speisen sind zwar industriell hergestellt, aber Basisnahrungsmittel, auf die ich ungern verzichten möchte. Lt. Dr. McDougall kann man ruhig viel Vollkornbrot essen (außer in der Phase der maximalen Gewichtsabnahme).

Tag 27/90

Das gestrige Abendessen war wieder eine Schlemmerei. Ich bereitete die einzelnen Gemüsesorten in kleinen Schälchen im Ofen zu, komplett fettfrei. Dann baute ich wieder Schiffchen mit Reis im Romanasalat, und tat entweder Mais, Bohnen, Broccoli, Paprikastreifen oder Bohnen dazu. Mit der Tomatensoße, ein Gedicht. Ich weiß, dass ich vermutlich zu vieles gemischt habe und ich werde versuchen, in Zukunft etwas weniger Zutaten zu verwenden. Was mir sehr viel Spaß machte, war die Verwendung von Stäbchen, welche ich zum Essen benutzt habe. So war ich über 1,5h mit dem Dinner beschäftigt. Es war lecker, gesund und sehr, sehr sättigend. Bin selten so happy und mehr als nur satt gewesen – ganz ohne schlechtes Gewissen.

Tag 28/90

Heute früh war ich bereits 1h lang spazieren. Ich werde das Konzept mal wirklich für die nächsten paar Tage versuchen. Ich las so viele

Berichte von den erschlankten Teilnehmern und über deren Erfahrungen. Eine Teilnehmerin berichtete, dass sie bessere Abnehmerfolge erzielt hatte, als sie zu jedem Dinner ein Romanaherz gegessen hat. Zudem habe ich oft gelesen, dass eine regelmäßige, tägliche Bewegung den Erfolg nochmals maximiert (so wie es Dr. Barnard empfiehlt). Zwei Teilnehmer erzählten, dass sie bessere Resultate hatten, wenn sie mit ihrer Kalorieneinnahme um die 2500 blieben.

Je mehr Wasser ich trinke, umso leichter ist es, mehr Wasser zu trinken. Mein 10K Lauf tat sehr gut! Und es lief einfach hervorragend. Es könnte an der erhöhten Wassermenge liegen.

Tag 30/90

Bin erstaunt, wie arg hungrig ich gestern war. Ich glaube, der Stoffwechsel läuft so langsam auf Touren. Was ich nicht mag, ist mein Bauch. Ich habe nicht das Gefühl, dass ich sehr zugenommen habe. Mein Gesicht sieht schmaler aus, und ich fühle mich (abgesehen von dem dicklichen Bauch) körperlich besser denn je. Hätte ich letztes Jahr einen 10K laufen können? No way! Ich war bereits nach 5K körperlich erschöpft. Und da dachte ich, ich sei Superwoman. Und nun? Nun denke ich darüber nach, einen Halbmarathon zu versuchen...

Nach 30 Tagen

Bauchumfang: 2cm mehr!
Gewicht: Zunahme von Normalgewicht 73kg auf 79 = +6kg
Ich bin etwas erstaunt. An ein paar Stellen sehe ich schlanker aus (Gesicht, Unterschenkel).

Interessanter Weise habe ich auf der Waage mehr zugenommen, als mein Umfang hergibt. Eine Gewichtszunahme von 6kg ist viel. Klar ist das frustrierend, aber nicht überraschend. Ich denke mein Körper musste etwas einlagern, weil er die letzten Wochen von nur 1000kcal lebte. Er wartet ja nur auf die Hungerphase, die bisher immer kam. Ich habe gelesen, dass der Körper zusätzlich Wasser einspeichert, wenn man mehr gesunde Kohlenhydrate isst, davon könnte auch etwas des zusätzlichen Gewichtes stammen. In unterschiedlichen Quellen habe ich zudem gelesen, dass viel der Zunahme Wassergewicht sei, weil der Körper Wasser für eine Heilung bräuchte.

Das Gewicht liegt vor allem an Bauch und an der Hüfte. Alles andere ist, so kommt es mir vor, etwas schmaler geworden. Meine Unterschenkel sehen deutlich schlanker aus, aber das könnte vom Laufen stammen. Ich sehe im Spiegel tatsächlich etwas unförmig aus, was auf Wasserzunahme hinweist. Ähnliches haben andere Teilnehmer berichtet. Dadurch, dass ich so viele tolle Nahrungsmittel zu mir genommen habe, konnte mein Körper sicherlich mit der Heilung beginnen. Natürlich hoffe ich, dass er nicht noch viel mehr zusätzliches Gewicht einlagert, und mit der Abnahme beginnt.

Was ich bisher nicht begriffen habe ist, dass ich meine sportlichen Aktivitäten mit meinem Grundumsatz verrechnen muss. An den meisten Tagen habe ich wegen meiner Lauferei viele Kalorien verbrannt, aber nicht genügend gegessen und daher Kalorieneinschränkung betrieben. Ich lag oft unter meinem Tagesbedarf. Ich stieß auf folgende Bericht:

> [...] Aus der Sicht des Körpers gibt es keinen Unterschied darin, ob wir 300kcal weniger essen, oder 300kcal über die Bewegung verbrennen. In beiden Fällen reagiert der Stoffwechsel gleich: „Oh nein! Weniger Nahrungsmittel! Ich habe Hunger. Es ist Zeit, langsamer zu machen und das beschützende Fett festzuhalten und Kalorienhungrige Muskulatur zu verbrennen.“ Das bedeutet nicht, dass Sport keinen Sinn macht. Es bedeutet einfach, dass extra viel Sport langfristig keinen Fettverlust bedeutet.[199]
> [Anm. Verf.: siehe Kapitel *Warum Du viel essen musst, um dauerhaft sehr schlank zu werden*]

Zu berücksichtigen:

• Kalorienbedarf: ich darf nicht unter meinen Tagesbedarf an Kalorien rutschen, der bei ca. 2000kcal liegt.

• regelmäßigere Bewegung à 30min 5xWoche. Walken statt Laufen – ich möchte wegen der Gewichtszunahme nicht meinen Knien schaden.

• natürlichere Lebensmittel:
- vermeide Essig, vermeide Mais- oder Reiswaffeln*
- Morgens und evtl. Mittags Obst essen
- mehr Vollkornprodukte
- nachmittags Reis (Naturreis statt Milchreis) mit Gemüse
- abends Mono-Meal z.B. Kartoffeln

• steigere Wassereinnahme zur schnelleren Heilung

• versuche mehr zu schlafen (ich schlafe sehr unruhig und wenig)

*Reis- oder Maiswaffeln werden unter hohem Druck und hoher Hitze produziert. Dabei entstehen toxische Giftstoffe, die extrem schädlich sind. Siehe dazu auch „Abnehmen kann jeder - Teil 1: Das Experiment". In dem Experiment starben die Ratten bei Fütterung von Puffweizen bereits nach zwei Wochen, trotz Wasser, Vitaminen und Mineralstoffen. Bei natürlicher Ernährung lebten sie über ein Jahr.

Tag 31/90

Meine Trainingshose ist mir eng geworden. Ich beruhige mich damit, dass es vielen Leuten so geht und erst ab 1-2 Monaten das Gewicht zu purzeln beginnt.

Tag 34/90

Ein Blick in die Spiegel und ich habe das Gefühl, dass meine Haut viel klarer erscheint. Etwas passiert. Etwas passiert.

Tag 35/90

Ich verspürte heute früh einen angenehmen Hunger. Nicht diesen schmerzhaften Hunger, den ich früher manchmal hatte. Es war ein Signal nach Nährstoffen und ich freute mich. Der Körper, zum ersten Mal in seinem Leben, bekommt endlich, endlich so viele Nährstoffe auf einmal. Ich glaube es muss im Schock sein :P. Er kennt es ja nicht anders, stets musste er irgendwas heilen, mit den Milchprodukten kämpfen, mit dem vielen Sport und dem Kaloriendefizit kämpfen. Mir wird immer klarer, warum es ihm schlecht gehen musste und er mehr und mehr Fett angesetzt hat und nie erschlanken wollte. Wenn ich zurückblicke auf meine Zeit im Ausland als ich so dünn wurde, erkenne ich, dass es nicht die wenigen Kalorien und die vielen Spaziergänge am Strand waren, die mich so abnehmen ließen. Ich aß damals sehr wenig Fett. Ich aß zwar hin und wieder Milchprodukte und andere tierische Proteine, aber in Maßen. Vorwiegend war auf meinem Speiseplan Gemüse, Obst, Brot. Alles an Extra trainierte ich ab. Ich aß recht viel, aber zumeist sehr fettfrei. Wenig raffinierte Süße. Das änderte sich aber schlagartig, als sich mein Lebensstil wandelte. Liebeskummer. Dann Pizza, auch Alkohol, ungesunde Lebensmittel und der Körper reagierte schnell mit der Zunahme. So plötzlich, wie ich schlank wurde, so plötzlich wurde ich wieder dicklicher.

So vieles Schöne passiert die letzte Zeit. Ich habe so viele Ideen und die Kraft für die Umsetzung. Ich habe das Gefühl, dass mein Geist frischer ist. Es fühlt sich leicht an.

Tag 37/90

Es ist erstaunlich, wie wenig ich für meine Nahrungsmittel Geld ausgebe. Die Basislebensmittel Bananen, Reis, Kartoffeln sind so günstig.

Alles andere, was ich dazu kaufe, kaufe ich seltener oder wenn es im Angebot ist. Wie die leckere Zuckermelone. 3kg Äpfel sind auch im Angebot. Was für ein günstiges Leben. Mit allen anderen Utensilien habe ich die letzten beiden Wochen jeweils 60 Euro ausgegeben. Und wie gesagt, das sind nicht nur Lebensmittel. Lebensmittel pur pro Woche sind ca. 40 Euro.

Das nächste, was mir aufgefallen ist, ist dass ich langsam die Mono-Meals mehr und mehr mag. Ich weiß nicht woran es liegt. Vor ein paar Monaten da musste mein Teller so bunt wie möglich sein. Und auch das Nicecream war mit verschiedenen Obstsoßen geschmückt. Wie gerne habe ich zumindest Heidelbeeren darüber gestreut. Inzwischen genieße ich die Nahrungsmittel auch einfach.

Ich las in vielen Berichten, dass manche Menschen sichtlich schlanker wurden, aber der Zeiger auf der Waage nicht nach unten ging.

Tag 41/90

Womit ich etwas hadere sind die Leute in meinem Umfeld. Es gibt nicht viele, die vegan leben. Die meisten interessiert das auch nicht, sie wollen damit nichts zu tun haben. Sie wollen wie brave Schafe schön ihr Leben leben, in zunehmendem Alter krank werden und sterben. So ist das ja normal (denken sie). Ich will das nicht. Ich will glücklich sein. Ich will in einem schönen Körper leben. Ich will genießen, mich nackt gut fühlen, toll aussehen, befreit Sex haben, im Bikini am Strand spazieren, mich in Jeans sexy fühlen, mich generell fantastisch fühlen. Das Leben geht im Moment an mir vorbei und das muss aufhören.

Tag 47/90

Bin mit Halsweh aufgewacht. Das ist mir ganz fremd. Ich hatte ja schon seit Jahren keine Erkältung mehr! Ich denke, dass mein Körper Ruhe benötigt. Vermutlich ist das auch der Grund, warum ich in den letzten Tagen oft müde war. Ich werde heute keinen Sport machen.

Im Supermarkt bin ich ins Gespräch mit einer alten Omi gekommen. In der Frischeabteilung war sie dabei, sorgfältig Trauben auszuwählen und erzählte mir, dass sie Trauben gerne zu ihrem Käse isst. Allerdings war ihr die abgepackte Tüte zu groß: “Da esse ich ja bis zum nächsten Jahr dran.” Ich lachte und sie fragte mich, ob ich ihr keine Idee geben könnte, sie sei noch ratlos was sie kochen solle und fragte was ich mir denn heute zum Mittagessen machen würde. Ich sagte: “Reis mit Gemüse und Pilzen." - "Ach, Reis esse ich ja gar nicht", sagte sie, "aber ich könnte mir Kartoffeln und Gemüse machen". "Das ist eine gute Idee." erwiderte ich. Dann sie: "Aber fehlt da nicht etwas? Ein Stück Schweinelendchen?" Ich lächelte und sagte ihr, dass ich kein Fleisch essen würde. "Ja, ich auch nicht!" sagte sie ganz stolz. Sie erzählte mir, dass sie ab und zu Fisch essen würde, ganz selten, und dass sie nun 94 Jahre alt sei. Sie sah nicht wie 94 aus. Ich fragte sie, ob sie Sport machen würde. Sie sagte: "Ja, jeden Tag 20 Minuten auf meinem Trainingsrad zu Hause." Und dann würde sie *Sudoku* lösen. Sie streichelte meine Hand und sagte: „Aber ich halte Sie ja auf. Haben Sie einen schönen Tag."

Tag 51/90

Es gefällt mir sehr, Bananensmoothies zu trinken. Für drei Bananen war 1 Liter Wasser aber zu viel, ich werde morgen nur 0,75l Wasser rein tun. Ach wie genial! Es war so leicht, das alles zu trinken. Ein gutes Gefühl, auf einfache Weise viel Wasser einzunehmen.

Ich lese, wie viele Leute bei *RT4* an Gewicht zunehmen, und wie viele sofort abnehmen. Was mich stutzig macht, ist, dass die sehr Schlanken scheinbar abnehmen und die sehr Dicken auch. Die Menschen im Mittelfeld, die ungefähr Normalgewicht haben, mal an einer Essstörung litten, oder immer noch daran leiden, und sich seit eh und jeh mit dem Körper rumquälen, um nicht dick zu werden, nehmen scheinbar alle erst einmal zu. Liegt das an den verwirrten Körpern? Mit Sicherheit. Am vielen Obst? Ich vermute nicht. Nur wenige Diäten empfehlen so viel Obst wie *RT4*. Die Erfinder von *RT4* sind gertenschlank und so geht es den erfolgreichen Teilnehmern. Wobei auch Dr. Barnard, Dr. McDougall und Prof. Campbell sehr, sehr schlank sind. Und wer ist dick und mit Herzinfarkt verstorben? Der Erfinder der Atkins-Diät (HFLC).

Tag 53/90

Es ist interessant, aber ich merke, dass sobald der Körper eine zeitlang mit den richtigen Nähr- und Vitalstoffen beliefert wird, Hinweise gibt, was zu tun ist. Heute früh hatte ich Lust darauf, walken zu gehen. Dann hatte ich Lust, viel Wasser zu trinken. Und ich hatte Lust, mir aus 2 Bananen und 0,75l Wasser einen Smoothie zu mixen. Was für ein cremiger Genuss! Und vor allem: Was für ein genialer Trick, um irre satt zu werden und Nährstoffe zu sich zu nehmen. Alleine könnte ich sonst niemals 0,75l Wasser trinken, außer ich hätte sehr viel Durst. Aber so im Smoothie geht das fast wie von alleine.

Je länger ich mich an die “Regeln” halte, umso natürlicher erscheinen sie mir und ich habe überhaupt keine Lust, etwas anders zu machen. Sobald ich aber dann viele falsche Nahrungsmittel zu mir nehme, z.B. viel Wein trinke, dann verliere ich SOFORT den Bezug zu allem. Das ist mir schon so oft aufgefallen. Plötzlich habe ich keine Lust, viel Wasser zu trinken. Ich habe Gelüste nach ungesunder Nahrung. Ich habe keine Lust, Sport zu machen. Und vor allem – ich verliere die Lust am Leben. Ich quäle mich mehr oder minder durch den Tag, empfinde Traurigkeit und keine Motivation. Ich lebe so vor mich hin, ohne Ziel. Sobald ich ein paar Tage die richtige Lebensweise verfolge, umso mehr Spaß macht sie, umso mehr Glück verspüre ich, umso mehr will ich sie weiterleben.

Auf der Website von McDougall habe ich ein PDF heruntergeladen, welches all die gesunden und ungesunden Nahrungsmittel auflistet.

Was mir nicht aus dem Kopf geht. McDougall empfiehlt 1-4 Stücke Obst zu essen, mehr nicht. Das ist ein großer Gegensatz zu *RT4*, wo so viel Obst gegessen wird. Ich bin nicht sicher, was bessere Resultate hinsichtlich des Abnehmens gibt. Eines scheint Sinn zu machen. Der Körper muss vollständig heilen, nicht mehr mangelernährt sein und wieder einen funktionierenden, schnellen Stoffwechsel zurückerlangen. Vielleicht ist es daher besser, zunächst, solange der Körper noch träge ist, auf die stärkehaltigen Lebensmittel zurückzugreifen. Interessanterweise empfiehlt McDougall Kartoffeln als Frühstück, als Mittagessen, als Abendessen, so nahrhaft und gesund seien sie. Sehr interessant.

Tag 54/90

Ich habe im Internet entdeckt, dass in Frankfurt ein rein veganer Supermarkt eröffnet wurde: Supermarkt *Veganz* (*www.veganz.de*). Ich habe die Website besucht und sie haben im Sommer eine Eisdiele mit veganem Eis. Interessant, oder? Wow. Das ist der erste vegane Markt, den ich kenne. Ich muss ihn bald besuchen gehen. Erstaunlich, was da draußen passiert.

Tag 55/90

Es macht mir Spaß, mehr und mehr Auswahl an Lebensmitteln zu finden. Ich bin niemand, der gerne in der Küche steht. Ich esse gerne simple Dinge, die schnell gehen. All diejenigen, die gerne kochen und gerne mit neuen Nahrungsmitteln experimentieren, werden in eine neue Welt kommen. Für mich sind alleine die vielen veganen Brotaufstriche eine neue Welt. Ich finde es recht schwer, fettarme zu finden, aber ich war geduldig und habe mir im Supermarkt Fläschchen um Fläschchen angesehen, und wurde fündig. Es gibt doch einiges unter 10g Fett pro 100. Meistens sind das die Varianten mit Tomaten oder Gemüse. Einen Bohnenaufstrich habe ich auch gefunden, sowie Tomate mit Olive.

Tag 56/90

Als ich nach dem Duschen die frisch gewaschene Jeans anziehen wollte, musste ich schon sehr kämpfen. Habe sie kaum hoch und zu bekommen. Oje, oje, bald muss was passieren...

Nach dem ersten Smoothie bekam ich um 11.00 Uhr Lust auf einen zweiten. Ich werde versuchen, heute etwas natürlicher zu essen. Statt den Gelüsten nach süßen Gummibärchen habe ich mal lieber mehr Obst zu mir genommen. Mal sehen, ob das heute am Nachmittag hilft. Zudem möchte ich heute gerne wieder zwei Mal Kartoffeln essen, mittags und abends, einfach weil es so ein natürliches Nahrungsmittel, fettarm und gesund ist. Natürlich auch deshalb, weil es so lecker schmeckt und Dr. McDougall es sehr empfiehlt. Ich muss meinem Körper gute, einfache Nahrungsmittel zuführen, sodass er wenig Energie für die Verdauung verbraucht und dafür alle Energie in die Heilung steckt. So ist die Theorie. Die enge Jeans macht mir schon zu schaffen. Da muss ich nun aber durch...

Die Methode, gleich morgens vor dem Frühstück 1l Wasser zu trinken, funktioniert gut. Erst dann kommt der Smoothie. Schließlich muss der Körper viel Flüssigkeit haben, um optimal zu funktionieren. Es ist auch soweit recht einfach, ca. ½h vor dem Mittag- und Abendessen jeweils 1Liter Wasser zu trinken. Somit kann ich sicher sein, dass der Körper schön hydriert ist und alle Abläufe viel besser erledigen kann. Außerdem macht Wasser satt.

Tag 58/90

Ich habe wunderbar und lange geschlafen, fast ungewöhnlich. Ich glaube, je mehr der Körper gesundet, umso mehr werden sich die natürlichen Mechanismen weiterhin anpassen und ich bin so gespannt, was noch so alles passiert. Ich hatte vorübergehend das Gefühl, dass meine Konzentrationsfähigkeit viel klarer geworden ist und das freut mich sehr. Aus einem Smoothie sind in den letzten Tagen zwei geworden.

Tag 59/90

Mein Gesicht ist etwas schmaler und ich bin glücklich darüber. Das war ein ganz anderes Gefühl so unter den Menschen zu sein.

Endlich habe ich mir Bio-Naturreis gekauft. Ich habe es vernachlässigt, Vollkornprodukte in meinen Ernährungsplan einzubauen. Der Naturreis statt dem normalen Reis wird noch besser sein. Er hat so gut geschmeckt! (Bio-Naturreis Marke *Rewe*)

Tag 60/90

Eine Sache, die mir die vergangenen Tage aufgefallen ist: ich schlafe mehr. Zu Anfang waren es um die 6-7 Stunden, nun sind es um die 7,5 Stunden. Das liegt daran, dass ich mich früher zu Bett begebe. Es fällt mir unglaublich leicht, einzuschlafen. Früher lag ich oft wach. Jetzt lege ich mich hin, fülle meine Liste aus, bestärke mich in meinen Zielen, und puff, weg bin ich.

Derzeit lese ich ein Buch von Dr. Neal Barnard und ich bin begeistert von seinen Erkenntnissen. Er ist so motivierend, es ist unglaublich. Endlich habe ich kein schlechtes Gewissen, wenn ich mich den ganzen Tag auf mein Essen freue. Ich werde heute wieder von dem köstlichen Naturreis und den Pilzen essen müssen.

Nach 60 Tagen

Gewicht: 77,5 = -1,5kg
Bauchumfang: unverändert
Optisch bereits kleine Abnahme sichtbar

Trotz der vielen Kalorien und des wenigen Sportanteils kann ich eine leichte Abnahme meines Körperumfangs verbuchen. Mein Körper hat nun aufgehört, vorsorglich Reserven aufzubauen.

Ich habe irgendwo in den Foren gelesen, dass eine unförmige Birnenfigur und ein etwas aufgeblähter Bauch im Zwischenstadium normal seien. Wenn ich mich nun ranhalte, sollten bald gute Resultate sichtbar werden. Das wichtigste, was ich innerhalb der letzten Tage gelernt habe ist, dass es kein „Muss" mehr für mich geben wird. Das betrifft das Kalorienzählen, die Nahrungsmitteleinnahme und den Sport. Ich weiß, was mir gut tut und was nicht. Ich lerne jede Woche dazu. Ich möchte versuchen, in Zukunft freundlicher zu mir sein und mich nicht gedanklich für Fehler zu „bestrafen".

Soweit muss ich im Moment keine großartigen Veränderungen vornehmen, bis auf die Steigerung der Vollkorneinnahme und Reduzierung des raffinierten Zuckers.

Zu berücksichtigen:

- keinen raffinierten Zucker konsumieren (oder viel seltener)
- Smoothies rock!!!
- Früher schlafen gehen (in bed by 21.00 o'clock)
- steigere Vollkorn (z.B. Naturreis statt Milchreis)
- natürlichere Lebensmittel: Kaisergemüse statt Gemüsemischungen
- reduziere vorerst die Einnahme von Brot (auch Vollkorn)
- Gymnastik/Cardio zum täglichen Walk hinzufügen, Optimierung von Kreislauf und Toning

Ich werde von nun an auch die Gramm-Werte für eingenommene Kohlenhydrate, Fett und Proteine aufschreiben. Erbsen und Bohnen geben mir einen gewaltigen Proteinschub. Von wegen, Pflanzen haben kein Protein!

Tag 61/90

Endlich konnte ich lange schlafen. Ich wurde von meinem Wecker aus dem Schlaf gerissen und das ist lange nicht passiert, liegt aber an dem Schlafmangel vom gestrigen Tag. Beeinflusst von der „maximalen Gewichtsabnahme“ werde ich mehr Gemüse in meinen Speiseplan aufnehmen. Ich snacke zu vieles, was nicht unbedingt den Richtlinien entspricht, weil ich Gelüste und auch Hunger nach mehr Essen verspüre. Das werde ich ändern. Testlauf für heute und die kommenden Tage, mehr Gemüse auf den Teller, und schauen, was passiert. Ich habe Ajvar entdeckt. Es enthält ca. 5g Fett/100g, perfekt. Ich habe im Supermarkt gesehen, dass es viele Sorten mit unterschiedlich hohen Fettanteilen gibt. Ich werde ein paar davon probieren und zu meinem Gemüse essen. Mich interessiert auch, wie gut die scharfen Varianten schmecken. Vielleicht lässt sich das mischen. Immer wieder entdecke ich Websites, in welchen der „Senf“ von *Byodo* (der angeblich nicht typisch nach Senf schmeckt) gelobt wird. Viele essen ihn zum Gemüse und lieben ihn.

Befasse mich mit dem Thema Darm, da ich hin und wieder Blähungen bemerke. Ich muss weiterhin Zucker meiden, damit die guten Bakterien mehr Land gewinnen können.

Der Romanasalat hilft, so habe ich den Eindruck, das Essen besser zu verdauen. Manchmal bekomme ich von Bohnen Bauchweh. Das passiert nie, wenn ich Salat dazu esse. Salat soll mein täglicher Begleiter werden.
85% (509g) KHD/4% (12g) Fett/10% (60g) Protein

Tag 62/90

Heute früh erwachte ich mit einem inneren Wohlgefühl. Dieses Gefühl hatte ich heute sehr stark verspürt. Ich werde auch heute darauf achten, sehr wenig industriellen Zucker zu konsumieren. Je weniger ich davon zu mir nehme, umso besser fühle ich mich. Ich werde versuchen, viel Gemüse in großer Menge zu mir zu nehmen. Gestern hatte ich nach dem enormen Teller kein weiteres Verlangen nach anderem Essen. Dieses Wohlgefühl von gestern möchte ich heute wieder erreichen. Satt essen ist eine ganz wichtige Lektion für mich gewesen. Wenn ich wirklich so viel an dem Gemüse-Reisteller esse, bis ich mega-satt bin, habe ich keinerlei Gelüste auf anderes Essen. Die Karotten waren ideale Zwischenmahlzeiten.

Die zusätzliche 20min Gymnastikeinheit (*Shred* by Jillian Michaels)

hat mich sehr zum Schwitzen gebracht. Zusammen mit dem morgendlichen flotten Walk ein ideales rundum Sport-Pensum.
83% (406g) KHD/5% (12g) Fett/12% (60g) Protein

Tag 63/90

Ich bin hochmotiviert, die nächsten Tage in dieser Art und Weise durchzuziehen. Die Gymnastik morgens ist anstrengend und ich habe auch leicht Muskelkater. Trotzdem war heute bereits eine leichte Verbesserung bemerkbar, super! Nach dem Sport ist es noch einfacher, viel Wasser zu trinken. Was Heißhungerattacken oder Vollstopfen angeht: Die beste Erkenntnis soweit ist tatsächlich die, meinen Teller vollzuladen mit den gesunden, fettarmen Nährstoffen, die mein Körper braucht. Keine Miniportionen mehr! Ich habe meine Gemüse-Portion so weit gesteigert, dass ich wirklich keinen weiteren Biss mehr zu mir nehmen möchte. Die paar Male, als ich genau das machte, musste ich nicht an Snacks oder andere „ungesunde" Alternativen denken.
86% (435g) KHD/5% (12g) Fett/9% (45g) Protein

Tag 64/90

Der Muskelkater ist etwas stärker geworden, da ich die Gymnastik-Übungen schon etwas intensiver und teilweise im höheren Modus machen kann. Jumping Jacks und Liegestütze habe ich schon immer gehasst. Vielleicht ändert sich das im Verlauf des Geschehens. Ich merke am Maßband, dass meine Taille bereits 1cm schmaler geworden ist. Heute werde ich zu einem geschäftlichen Lunch auswärts essen. Es ist ein Asiate. Perfekt! Freue mich sehr auf die Abwechslung.

Heute bemerkte ich eine sehr hohe Konzentrationsfähigkeit über einen langen Zeitraum. Obwohl ich gestern nur sehr wenig geschlafen hatte, bemerkte ich keine Müdigkeit während des Tages. Früher hätte ich mich durch so einen Tag gequält!
79% (416g) KHD/10% (23g) Fett/12% (61g) Protein

Tag 65/90

Heute Morgen konnte ich meinen Gürtel ein Loch enger schnallen. Ich habe es nicht einmal darauf angelegt. Was für eine Motivation! Das bedeutet ich habe mein Ausgangsgewicht erreicht. Mit nur so kleinen Anpassungen!

Das sportliche Programm fiel wieder einen Tick leichter. Die Muskulatur beginnt sich anzupassen. Ich kann die Übungen mit mehr Kontrolle und intensiver ausführen, was sie weiterhin sehr anstrengend macht. Es macht Spaß, Fortschritte zu sehen. Nach dem Sport war ich hungrig wie schon lange nicht mehr. Der Smoothie tat gut. Die Laune ist im oberen Glücksbereich. Inzwischen kann ich fast meine Uhr nach meinem Hungergefühl nach den bekannten Portionen stellen. Heute antwortete mir Harley Johnstone (aka Durianrider) auf meine Ernährungs-Frage. Prima!
84% (491g) KHD/4% (12g) Fett/12% (68g) Protein

Tag 66/90

Meine enge Hose passt mir wieder viel besser! Ich bin sehr froh. Ich fühle mich gut und scheinbar hat der Körper noch ein wenig mehr an Gewicht verloren. Zumindest sitzt die Hose längst nicht mehr so eng wie noch vor ein paar Tagen. Das liegt wohl daran, dass ich mehr natürliche Nahrungsmittel zu mir nehme, wie z.B. den Naturreis (keine einfachen Kohlenhydrate mehr wie z.B. Gummibärchen oder Marmelade). Vermutlich liegt es auch daran, dass ich mehr Wasser konsumiere.

Mittags waren wir bei einem neuen Asiaten. Ich habe mir ein veganes Nudelgericht bestellt. Es war extrem fad, ich war etwas enttäuscht. Die warmen Reisnudeln, die ich bestellt habe, kamen mit Rohkostgemüse. Dabei hatte ich gehofft, dass dieses kurz im Wok angebraten wäre (die Karte war unklar). Hier bei diesem Besuch hatte sich das Vorurteil bestätigt, dass veganes Essen sehr geschmacklos schmeckt. Wenn ich es nicht besser wüsste, würde ich es auch glauben. Mein Lieblings-Asiate hat dieses leckere vegane Gericht (Reis mit Gemüse), welches selbst Nicht-Veganern ein Lächeln auf die Lippen zaubert. Man muss nur wissen, wie!
83% (471g) KHD/5% (12g) Fett/12% (70g) Protein

Tag 67/90

Im Moment läuft etwas richtig. Gestern, als ich feststellte, dass mir meine Hose nicht mehr so eng ist wie zuvor, war ich erleichtert. Wie kann es auch anders sein? Wir haben Hunger, wir müssen essen. Und das tue ich nun. So wie es die Dünnen tun! Die essen ja auch, wenn sie Hunger haben. „You want to be fat? – Do what a fat person does. You want to be skinny? – Do what a skinny person does.“ ~ Shay Carl Butler
82% (515g) KHD/6% (16,3g) Fett/13% (80g) Protein

Tag 68/90

Wenn ich in den Spiegel schaue, sehe ich nicht mehr wie „eine Pflaume“ aus. Bei allen Diäten, die ich früher gemacht habe, ist mir aufgefallen, dass an meinem Körper alles geschrumpelt ist. Ich sah nicht „schön schlank“ aus (außer im Gesicht), am Körper war alles irgendwie zusammengefallen. Die Brust war nicht voll, alles sah irgendwie schlaffer aus obwohl ich viel Sport gemacht habe. Nun, nachdem ich die Ernährung so umgestellt habe, ist alles an mir schön prall und doch immer schlanker.

Ich habe mir heute gebackene Bohnen in der Dose gekauft, die werde ich mit dem Reis essen, lecker, fettarm, ich freue mich schon darauf.
82% (467g) KHD/4% (10g) Fett/14% (78g) Protein

Tag 69/90

Ich bin sehr schnell eingeschlafen und früh wach gewesen, mit einem höheren Hungergefühl als erwartet. Schön, wenn der Stoffwechsel so auf Trab ist. Im Spiegel ist mir heute beim Föhnen aufgefallen, dass meine Haare im Ansatz mehr glänzen als zuvor. Meine Nägel sind etwas härter geworden. Ich trage sie schon seit vielen Monaten ganz kurz, weil sie so schnell brechen. Ich habe gelesen, dass sich dies verbessern sollte.

Langsam geht auch der Schmerz in meinem Daumengelenk weg, den ich seit Wochen hatte. Ob das etwas mit der Ernährung zu tun hat? Ja, man sollte da jetzt nicht alles reininterpretieren aber wenn es so gut läuft, warum denn auch nicht? Geschadet hat es zumindest nicht, das steht fest.

Dieser morgendliche Smoothie war mit das Beste, was ich mir soweit angewöhnt habe. Ich freue mich jedes Mal so sehr darauf, es ist unglaublich.
81% (403g) KHD/5% (11g) Fett/14% (71g) Protein

Tag 70/90

In letzter Zeit arbeite ich zu viel. Die Ruhe kommt zu kurz. Die Gelüste nach ungesundem Essen verschwinden mehr und mehr. „*You crave what you eat.*“ Ich habe auch die Erfahrung gemacht, dass ich sehr Lust auf diese frischen Lebensmittel habe. Ich freue mich darüber, dass der Körper mehr und mehr Lust auf die Dinge verspürt, die so gesund für ihn sind. Heute wieder ein wenig mehr Obst.

Heute habe ich erneut darüber nachgedacht, wie es sein wird, wenn diese 90 Tage vorbei sind. Zu meiner alten Ernährungsweise werde ich nicht zurückkehren, das steht fest. Etwas in mir beginnt, stolz darauf zu sein, dass ich mich zu den Veganern zählen kann. Das ist irgendwie sehr, sehr cool. Eigentlich könnte ich das Experiment abbrechen und aufhören Tage zu zählen. Es wird so weitergehen wie bisher, keine Frage.
83% (434g) KHD/4% (11g) Fett/13% (65g) Protein

Tag 71/90

Es mag verrückt klingen, aber indem ich auf mein Hungergefühl höre und meinen Körper mit den wertvollen Nährstoffen abfülle (und nicht mehr nach Kalorieneinschränkung lebe), viel Wasser trinke und Sport mache, habe ich eine ganz neue „Beziehung" zu ihm aufgebaut. Es tut mir gut, ihm gut zu tun. Ich gewinne langsam eine andere Perspektive für meinen Körper. Es ist ein Prozess, ich weiß, aber zumindest in diesem Moment möchte ich die Heilung so gut wie ich kann vorantreiben. Ich beginne zu verstehen, warum er als „Tempel" bezeichnet wird. Ich beginne auch zu verstehen, was gemeint ist, dass man mit sich liebevoll umgehen muss. Es ist erstaunlich, aber anstelle der Eile „perfekt zu sein" empfinde ich gerade eine Geduld, meinem Körper Zeit zu geben. Ich habe ja nur den einen. Auch wenn ich noch so viel an ihm auszusetzen habe (optische Dinge), empfinde ich neben der Geduld eine tiefe Dankbarkeit. Vielleicht kann man dies als Versöhnung betrachten, ich weiß es nicht.
86% (494g) KHD/5% (13g) Fett/9% (48g) Protein

Tag 72/90

Ich bin fasziniert von den vielen Vorträgen die ich höre, in welchen es darum geht, so natürlich wie möglich zu bleiben. Wie gerne hätte ich mir dieses leckere Pflaumenmus gekauft, habe aber verzichtet. Ich möchte gerne mental so gefestigt sein, dass es mir egal ist, was im Kühlschrank ist. Ich möchte gerne meinen Körper an gesundes, natürliches, leckeres Essen ohne raffinierten Zucker gewöhnen.

Ich bemerke eine leichte Verbesserung meiner Haut. Ich bemerke eine enorme Verbesserung des Stuhlgangs, es ist völlig geruchsneutral und ich brauche fast kein Toilettenpapier mehr.
81% (456g) KHD/6% (15g) Fett/13% (70g) Protein

Tag 73/90

Heute früh fühlte sich mein Bauch noch viel schlanker an. Es war eine gute Idee, den Einfachzucker einschränken. Ich merke immer wieder, dass ich, nachdem ich morgens die Bananen und manchmal anderes Obst esse, nie Lust auf etwas anderes Süßes habe. Auch nicht im restlichen Tagesverlauf. Es ist fast so, als würde ich den Zuckerbedarf so komplett decken. Wenn ich weniger als 6 Stücke Obst esse, habe ich am Nachmittag Gelüste nach Süßem.
81% (421g) KHD/6% (14g) Fett/13% (66g) Protein

Tag 74/90

Der Hosenknopf meiner engsten Hose ging heute besser zu. Ich bemerke, dass eine Transformation stattfindet. Ich muss geduldig sein. Lange Zeit passiert ja immer irgendwie nichts oder nur wenig, und auf einmal blickt man in den Spiegel und ist schlank.

Heute war ich viel unterwegs. Ich kaufte unterwegs Brezeln und genoss diesen Snack, komplett ohne schlechtes Gewissen. Als ich nach Hause kam, aß ich später als gewöhnlich. Auch das berührte mich nicht. Solche Ausnahmen wird es immer geben.
78% (447g) KHD/11% (26g) Fett/12% (63g) Protein

Tag 75/90

Tag 75. Die Zeit vergeht so schnell. Heute ist mein Relax-Tag. Ich bin mit einem unheimlich schönen Gefühl aufgewacht. Eine innere Ruhe stellt sich ein, obwohl sich im Büro die Arbeit türmt. Es fühlt sich schön an, sich liebevoll um sich selbst zu sorgen. Ich verabschiede mich mehr und mehr von meinen schlechten Gefühlen mir gegenüber und konzentriere mich auf die positiven Aspekte meines Körpers. Es fühlt sich unglaublich befriedigend an, mich um ihn zu kümmern.
80% (536g) KHD/6% (18g) Fett/14% (93g) Protein

Tag 76/90

Ich habe morgens den Wecker auf 6.30 Uhr gestellt. Ich brauche Bananen und anderen Pflanzen (das bringt mich immer zum Lächeln). Es hat wunderbar geklappt, ich bin aufgestanden, habe Hausarbeit gemacht, meinen Spaziergang, meinen Einkauf (sie hatten keine schönen Biokartoffeln, schade), meine Dusche und sitze nun pünktlich um 8.30

Uhr am Bürorechner. Mein Wasser habe ich getrunken und werde nachher meinen Smoothie trinken.
Der Verzicht auf raffinierten Zucker tut weiterhin sehr gut. Ich merke ein besseres Gleichgewicht in meiner Stimmungslage.

Ich bemerke, dass ich Anschluss zu Menschen suche, die meinem Lebenswandel nachgehen. Ich suche auf *Instagram*, auf *Facebook*, in der Community Gruppen, die vegan sind. Diese spannende Reise verläuft so interessant.
79% (442g) KHD/9% (21g) Fett/12% (63g) Protein

Tag 77/90

Gestern habe ich mich bereits um 21.30 Uhr hingelegt, noch ein wenig gelesen und habe etwas länger geschlafen. Auch heute habe ich früh morgens einen flotten Spaziergang gemacht, im Anschluss 1l Wasser getrunken und fühle mich nun sehr wohl. Es gibt eine Einladung diesen Freitag, dann eine Einladung am Samstag (erst abends ohne Essen, daher easy), die kommende Woche einen Lunchtermin und einen Kongress. Diese 4 Tage werden trotzdem eine gute Übung sein. Ich werde mich bemühen, so gut wie möglich zu meinem Körper zu sein. Es wird einfach sein, abends nur Tee oder Wasser zu bestellen. An den anderen Tagen wird meine beste Auswahl entsprechend der vorhandenen Auswahl sein.

Ich bin bisweilen stolz, und das darf man ruhig auch mal sein, dass ich während der letzten Tage keine bewussten „Fehler" gemacht habe. Was mir passiert ist, dass ich mir zwei Laugenstangen im Discounter aus dem Ding da gefischt und eingetütet habe. Dann erst bemerkte ich, dass in dem Teig Milchzucker enthalten ist. Puhh. Seither habe ich keine mehr gekauft. Ähnliches passierte mir ja auch mit dem Fertiggemüse. Was für ein Frust, dass in so vielen leckeren Nahrungsmitteln das krebserregende Zeug drin sein muss. Aber es gibt ja genug anderes.

Zumindest bin ich schon auf den Geschmack der Biokartoffeln gespannt.
83% (435g) KHD/5% (13g) Fett/12% (65g) Protein

Tag 78/90

Um kurz nach 6.00 Uhr bin ich aufgestanden, habe mich angezogen, und bin eine halbe Stunde lang walken gegangen. Nicht einmal geschminkt habe ich mich! Das kenne ich fast gar nicht, ganz ohne Make-

Up das Haus zu verlassen. Es war ja noch dunkel und ich bin in sehr flottem Tempo gegangen, ganz verschwitzt kam ich nach Hause und zack, machte ich noch meine Gymnastik. Der Trick ist und bleibt - man darf nicht darüber nachdenken. Wenn der Wecker um 6 klingelt macht man sich keine Gedanken darüber, wie mollig es im Bettchen ist. Und erst recht nicht darüber, wie kalt und regnerisch es da draußen ist und wie anstrengend die Gymnastik sein wird. Man steht einfach auf und tut es. Wie ein Roboter. Schließlich habe man so viel vor, so viele Ziele. Der Rest des Tages war so leicht zu erledigen.

Ach, und die Bio-Kartoffeln gestern waren zwar gut und lecker (ich habe fast 1kg davon gegessen!), ja, mit Sicherheit viel leckerer als die billigeren, die ich mir da gekauft hatte, aber umgehauen haben sie mich nicht. Es kam ja schon so oft vor, das ich billige Kartoffeln gekauft habe, die super lecker geschmeckt haben. Vielleicht liegt es einfach nur an der Saison. Trotzdem, die Freude so viel essen zu können hört nicht auf. Heute allerdings sollen es wieder zwei Reisgerichte werden.

Heute habe ich zur Abwechslung eine andere Sport-DVD trainiert. Ich merke den Muskelkater. Ich denke, es ist wichtig, Abwechslung zu haben, damit der Körper immer wieder neu und anders gefordert wird. Ich bemerke schon Ergebnisse. Der Bauch ist noch einen Tick zurückgegangen, Taille und die Schenkel erscheinen schmaler und das Gesicht sieht deutlich schlanker aus. Ich fühle, wie sich mein Körper ganz langsam umformt. Schön!!!
78% (400g) KHD/10% (22g) Fett/13% (64g) Protein

Tag 79/90

Heute fühle ich mich toll. Meine Hose beginnt mir etwas weit zu werden. Yes! Es funktioniert. Ein Blick in den Spiegel und ich fühle mich viel hübscher als sonst. Ist heute ein Ausnahmetag oder was passiert gerade? :-) Ein bisschen Muskelkater von gestern. Der Walk heute früh tat gut.
82% (444g) KHD/6% (16g) Fett/12% (65g) Protein

Tag 80/90

Ich lag bereits um 21.30 Uhr im Bettchen und wachte kurz vor 6.00 Uhr auf. Ich fühlte mich wie ein neuer Mensch. Dadurch, dass ich mein Abendessen sehr früh eingenommen habe, habe ich wunderbar geschlafen. Ich werde versuchen, öfter früher zu Abend zu essen, pünktlich um 18.00 wäre ideal, nicht erst zwischen 19.00 und 20.00 Uhr.

Es fiel mir leicht, heute Morgen aufzustehen, einen flotten Walk zu machen, zu duschen, alle Böden zu wischen und pünktlich im Büro zu sein. Es geht nichts über ausreichend Schlaf.

Was mir auf einmal aufgrund der reichlichen Portionen viel leichter fällt, ist Abends nicht aus „Lust" mehr zu essen als mir gut tut. Ich denke gar nicht mehr daran. Das ist neu für mich. Ich musste sogar bewusst aufhören zu essen. Ich war so satt, dass ich einfach nicht auf meine übliche Kalorienmenge kommen konnte. Indem ich meine Reismenge verkleinerte und statt Kartoffeln noch mehr Gemüse zu mir genommen habe, war es einfach nicht möglich, den Wert zu schaffen.
76% (309g) KHD/8% (15g) Fett/15% (62g) Protein

Tag 81/90

Mein Wecker klingelte um 6.00 Uhr. Ich machte meinen flotten Morgenspaziergang und trank im Anschluss wieder mein Wasser. Genüsslich trank ich meinen Smoothie und die Seele war wieder einmal zufrieden. Heute ist Gymnastik-Pausentag.

Ich überlege, ob ich an Tag 90 nicht zusätzliche 90 Tage hinzufügen soll, sodass ich 180 Tage zusammen hätte. Dann hätte ich ungefähr ein halbes Jahr zusammen und müsste tolle Resultate sehen.

Im Moment könnte ich es mir nicht mehr vorstellen, wieder zurück zu meiner ursprünglichen Ernährungsweise zurückzukehren. Selbst vor Honig habe ich seltsamer Weise eine Abneigung entwickelt. Ich habe Honig gemocht! Inzwischen denke ich, dass der Honig den Bienen gehört, nicht uns. Vielleicht hört sich das verrückt an. Ich habe keinerlei Bedürfnis, mir Eier, Käse oder sonstiges zu kaufen. Mich überkommt fast ein Ekel vor diesen Dingen.

Gestern entdeckte ich durch Zufall auf *Instagram* viele Postings von jungen Mädchen, die schlank sein wollen. Da gehen Bilder von der „Skinny girl diet" umher und Mädchen spornen sich gegenseitig an wenig zu essen und posten ihre Ergebnisse. Ich erinnere mich, wie ich damals in dem Alter stolz war, wenn ich weit unter 1000 kcal geblieben bin, um dünn zu werden. Und das kam oft vor. Bei den Mädchen heutzutage ist es nicht anders, nur noch viel extremer. Da geht es um 300-600kcal am Tag, manchmal weniger, in Kombination mit Tagen, an denen nicht gegessen werden darf. Ich entdeckte u. a. ein Mädchen, die seit mehreren Tagen fastet. Sie schreibt über ihre kalten Finger. Sie schreibt, dass sie

täglich viele Nachrichten mit Tipps und Hinweisen und Belehrungen bekommen würde, aber sie diese sofort wieder lösche. Ich habe mir damals auch nichts sagen lassen. In dem Alter hat man noch nicht die Erfahrungen gesammelt und Gewichtsabnahme funktioniert in einem jungen Körper auch unwahrscheinlich schnell. Die Schokoladen-Mono-Diät ist unter den Mädchen auch sehr beliebt. Fett, tierische Proteine und raffinierter Zucker, eine ungesunde Kombination. Was ich durchaus immer wieder las, war die Verzweiflung der Mädchen, weil sie die harte Diät, die sie sich auferlegt hatten nicht lange durchhalten konnten und dann alles mögliche in sich reinstopften um sich dann auf der Toilette zu übergeben. Ein Wahnsinn. Und dann posten sie Hasskommentare über sich selbst und beginnen die nächste extreme Diät oder fasten. Ein Teufelskreis. Warum stopfen die armen Mädels alles in sich rein? Weil der Körper verzweifelt nach Nährstoffen giert. Weil wir den Körper und das Gehirn nicht überlisten können, oder nur kurzfristig.
76% (434g) KHD/9% (14g) Fett/15% (83g) Protein

Tag 82/90

Jeder gut umgesetzte Tag ist ein Erfolg. Jetzt dauert es zwar noch etwas (zum Schluss wird es nur ein kurzes Blinzeln sein) aber bald werde auch ich vor einem großen Hotel-Spiegel stehen, in einem weißen sexy Bikini gekleidet, schön braungebrannt sein und ein Selfie machen. Das werde ich auf *Instagram* posten (das mache ich sonst nie!). Dazu schreibe ich dann etwas Motivierendes und werde stolz auf mich sein.

Gestern hatte ich nachmittags und abends große Lust auf Süßigkeiten. Vermutlich habe ich mit den vielen Teigwaren meinem Körper nicht genügend Nährstoffe gegeben. Diese ständige Lust auf Süßkram hat mich so genervt, dass ich beschlossen habe, heute zusätzlich zuckersüße Datteln zu essen. Damit sollte der Bedarf erst einmal ordentlich gedeckt sein.

Es hat funktioniert. Ich kann nichts Süßes mehr sehen. Körper scheint glücklich und zufrieden zu sein. Na also. Geht doch.
83% (460g) KHD/7% (17g) Fett/10% (55g) Protein

Tag 83/90

Heute habe ich Lust auf noch mehr Obst. Die Kakis und Orangen im Geschäft sahen toll aus und ich habe mir ganz viele gekauft. Dazu auch deutsche Äpfel. Reinigungsboost für den Körper.
86% (493g) KHD/5% (11g) Fett/9% (50g) Protein

Tag 84/90

Ich bin nicht sicher, was gestern oder die letzten paar Tage passiert ist, aber heute bin ich mit einem sehr dünnen Gesicht aufgewacht. Ich kann nicht mit Bestimmtheit sagen, ob es an dem hohen Obstkonsum gestern lag oder ob die Gesamtheit meiner Ernährung über die letzten Wochen der Grund dafür ist. Zumindest fühle ich mich unbeschreiblich wohl. Ich werde versuchen, die Ernährung des gestrigen Tages in etwa zu wiederholen. Mal sehen, was passiert. Es gibt keine bessere Motivation als etwas zu tun, das wirklich funktioniert.

Es tat mir auch sehr gut, mich bereits um 21.00 Uhr zu Bett zu begeben. Obwohl ich gestern früh schlafen gegangen bin, wurde ich recht grob um 6 Uhr von meinem Wecker geweckt. Das kommt selten vor, dass ich nicht schon ein paar Minuten früher wach bin.

87% (508g) KHD/4% (11g) Fett/8% (50g) Protein

Tag 85/90

Mir geht es sehr gut. Ich habe gut geschlafen und habe mich sogar auf das Walken gefreut. Ich glaube, das liegt daran, dass die halbstündige Einheit so schnell getan ist, dabei mein Kreislauf in Schwung kommt, ich gedanklich den Tag planen kann und die Dusche im Anschluss gut tut.

Ich habe gestern vor dem Schlafen gehen ein Testimonial von einer Frau gelesen, die erzählt hat, dass sie bei *RT4* zuerst 12kg (!) zugenommen hat, dann im Anschluss dieses Gewicht wieder abgenommen hat, und nun trotz einer täglichen Einnahme von 3000-4000kcal durchschnittlich jeden Monat 1/2kg an Gewicht verliert. Ohne Mühe. Mein erster Gedanke: Gratulation! Sie ist auf dem richtigen Weg, so wie auch ich. Mein zweiter Gedanke: So viel Essen würde ich im Moment nicht herunterkriegen. Es ist einfach zu viel. Selbst jetzt, bei ungefähr 2200-2500 Kalorien durchschnittlich bin ich so satt, dass ich keinen Bissen mehr herunterbekommen würde. Heute stehen wieder Termine und ein auswärtiges Essen an. PS: Meine Hose rutscht.

84% (470g) KHD/5% (13g) Fett/11% (61g) Protein

Tag 86/90

Meine lauten Nachbarn haben mich gestern lange nicht schlafen lassen, daher konnte ich erst nach 1.00 Uhr einschlafen. Meine innere Uhr weckte mich um 6.00 Uhr früh und ich habe meinen gewohnten

Ablauf abgespult und bin froh drum. Nichts ist wirklich planbar. Ich versuche, das Beste aus jeder Situation zu machen. Mehr kann ich ja auch nicht tun. Der Asiate gestern – lecker! Ich habe das Lunchmeeting und die Abwechslung im Speiseplan sehr genossen.

Erstaunlicherweise überkam mich heute tagsüber keinerlei Müdigkeit. Natürlich glaube ich, dass meine gute Ernährung meinem Körper sehr geholfen hat. :) Klar fiel das Training langsamer aus. Ich bin froh, dass ich es nicht ausgelassen habe. Eine meiner engsten Hosen passt mir wie angegossen. Am Anfang dieser Reise habe ich kaum den Knopf zubekommen. Was für ein Erfolg! Ich freue mich unglaublich darauf, wieder viel Obst zu essen. Heute hatte ich sehr großen Hunger und habe mein Abendessen früher gegessen.
86% (488g) KHD/5% (13g) Fett/9% (49g) Protein

Tag 87/90

Der Tag auf dem Kongress war überraschend gut. Es gab viele interessante Vorträge. Ich trank den ganzen Tag viel Wasser und konnte sogar das Obstfrühstück einhalten, da es auch Früchtekörbe gab. Zum Mittagessen habe ich vom Buffet gedämpftes Gemüse und Pellkartoffeln, dazu einen Salat und ein Vollkornbrötchen gegessen. Prima! Abends gab es dann mein Lieblingsessen bei meinem Lieblingsvietnamesen: Reis und Gemüse aus dem Wok. Sicherlich gab es über den Tag verteilt mehr Salz und Öl, als ich normalerweise zu mir nehme, aber ich war glücklich über den doch sehr gelungenen Tag. Ich bekam nur leichte Bauchschmerzen, das liegt wohl aber eher am vielen Stress der letzten Tage.
Kongress - Keine Nahrungsaufstellung aufgrund ungenauer Daten

Tag 88/90

Es ist unglaublich, aber bald sind die 90 Tage vorbei. Wie schnell es ging! Das Ziel ist greifbar, ganz nah vor Augen. Wenn man einmal im Rhythmus ist, läuft es. Es sind die Ausnahmen von der Routine, die noch keine Routine sind und die man überbrücken muss.

Ich habe mir angewöhnt, die Bananen gut reifen zu lassen, bevor ich sie für den Smoothie benütze. Ein paar Bananen allerdings waren leider einfach schon zu reif. Als ich die Schale wegschälte und die weichen Bananen in den Mixer warf, war ich mir selbst nicht sicher, ob man sie noch essen könnte. Ich trank den Smoothie und bekam etwas Bauchweh – zum zweiten Mal nach einem Smoothie, für welchen ich schon überreife Bananen verwendet habe. Die Bauchschmerzen verschwanden recht schnell. Dann probierte ich die Bananen, die nur ein paar dunkle Flecken hatten und der Smoothie schmeckte ausgezeichnet. Keine Bauchschmerzen.

Was für eine Veränderung. Es hat sich viel getan die letzten Tage und Wochen. Am Nachmittag haben ein Freund und ich die erste vegane Supermarktkette in Frankfurt besucht: *Veganz.* Mein Freund kaufte viele Produkte ein, die er probieren wollte, darunter veganen Käse, veganen Käseaufstrich, vegane Schokolade, vegane Ente, vegane Shrimps, veganen Lachs (haha wie komisch, oder?). Zum Abendbrot probierten wir den veganen Käse aus. Ich war überrascht wie gut er war! Auch mein Freund, ein Fleischesser, mochte ihn sehr. Er hatte vor ein paar Wochen einen veganen Bio Käse gekauft und scheinbar hatte dieser schrecklich geschmeckt.

Eine Bedienung im veganen Restaurant hatte erwähnt, dass man bisher lieber keine veganen Käsesorten probieren sollte, die als Bio klassifiziert sind. Zumindest noch nicht, das wird bestimmt immer besser werden. Ich vermute, dass Bioprodukte eben nicht mit Geschmacksverstärkern „optimiert" werden können. :P Wir probierten den veganen Nicht-Bio-Käse auch auf einem Brötchen im Ofen überbacken und er schmolz perfekt. Dann probierten wir auch einen veganen Joghurt und er schmeckte sensationell. Die veganen Bio-Gemüseaufstriche liebe ich sowieso. Nun gibt es wirklich bald keine Ausreden mehr, die vegane Lebensweise für sich in Betracht zu ziehen. Es gibt so viele tolle rein pflanzliche Alternativen, die keine Krankheiten hervorrufen. Wie könnte ich jemals wieder zurück und tierische Produkte konsumieren?

Mein Freund erzählte mir, dass er bemerkt hätte, dass meine Ernährungsumstellung in den letzten Monaten schon außergewöhnlich geworden sei. Das Wort „extrem" ist gefallen. Daran möchte ich anknüpfen. Was ist extrem? Ist Veganismus extrem? Mir selbst kommt das vegane Leben inzwischen längst nicht mehr extrem vor! Ja, auch ich dachte, Veganer seien seltsam und verstand sie nicht. Natürlich habe ich ihre Lebensweise auch nicht hinterfragt. Warum auch?

Es ist so eine große Verlagerung in meinem Gehirn passiert. Vegan sein ist nicht, extrem sein. Es bedeutet auch nicht Verzicht! Inzwischen kommen mir eher die Fleischesser extrem vor. Nicht, weil ich Hass oder Ekel oder Mitleid oder Ähnliches verspüre, nein, eher weil ich mit dieser natürlichen, gesunden Ernährungsweise verstanden habe, dass dieser

Weg, auf welchem ich mich befinde, der einzig richtige ist. Plötzlich ist es seltsam, zu sehen, wie unsere Gesellschaft tierische Nahrungsmittel, die uns nachweislich krank machen, als völlig normale Ernährungsweise ansieht. Ein Wahnsinn! Und die Nahrungsmittelindustrie erst! Da geht es nur um Profit, Profit, Profit. Auf Kosten unserer Gesundheit. Es wird vermutlich einige Jahre dauern, aber nach und nach wird die vegane Ernährungsweise auch in unserer Gesellschaft völlig normal sein. Eines Tages werden wir, an unsere veganen Lebensmittel gewöhnt, vielleicht mal probieren, wie einst Kuhmilch schmeckte. Das ist die Zeit, wenn auf diesem Planeten plötzlich etwas richtig laufen wird.
85% (528g) KHD/8% (20g) Fett/8% (51g) Protein

Tag 89/90

Heute früh hat es geregnet und es war windig und kalt. Ich bin nur ungern walken gegangen. Aber als ich dann draußen war, ging es ganz leicht und im Anschluss war ich wieder sehr froh. Es ist immer dieser kleine Moment, wenn der Schweinehund hechelnd vor einem steht und ganz schnell weggejagt werden muss... Heute gibt es ein paar Bananen, dann später unter anderem den leckeren Gemüseaufstrich von *Biozentrale* (Brotaufstrich Gemüse), Sonnenblumenbrötchen und Vollkornbrötchen und viel Gemüse. Die seltsame Last, mit schlechtem Gewissen viel essen zu dürfen, fällt mehr und mehr von mir ab. Heute weniger Wasserkonsum als gewöhnlich (beruflich viel unterwegs).
83% (513g) KHD/6% (18g) Fett/11% (66g) Protein

Tag 90/90

Als ich vor ein paar Wochen wieder in *Instagram* herumsurfte, stieß ich auf ein junges 18-jähriges Mädchen. Sie hatte hunderte Bilder gepostet, die zeigen, wie sie auf der Waage steht und sich wiegt. Wenn man an den Anfang ihrer Timeline scrollt, liegt ihr Gewicht bei ca. 60kg. Für sie viel zu viel. Sie war nur glücklich, wenn sie mal auf 59,xx rutschte, was hin und wieder passierte. Zwischendurch schrieb sie, dass sie nur 300kcal zu sich nehmen würde. Diese Meldungen wurden abgewechselt mit Fotos von Nahrungsmitteln, die sie gerne essen würde („Ich darf nicht, ich will dünn sein") oder bereits gegessen habe („Ich hasse mich, bin fett und hässlich"). Man sah auch Fotos von Tabletten und der Mitteilung, dass sie wieder Abführmittel zu sich genommen habe. Tendenziell hielt sie ihr Gewicht mit diesem schlimmen Auf und Ab auf 60-62kg. Um welchen Preis! Ihr armer Körper! Gestern besuchte ich ihre

Timeline erneut. Ich entdeckte ein Foto von ihr und ihrer Waage, die 68kg anzeigte. Sie hatte zugenommen. Dazu ihre Aussage, dass ihre Depression ihr das angetan habe („10kg in 2 Monaten!!!"). Sie schrieb, dass sie sich hasse und ab sofort nichts mehr essen würde. Im Anschluss betrieb sie wieder heftigste Kalorieneinschränkungen, postete immer wieder Bilder von Dingen, die sie gerne essen würde aber nicht konnte, weil sie so gerne schlank wäre. Einfach verrückt. Es erinnert mich so sehr an meine Zeit. Dieses Auf und Ab, das einen komplett verrückt macht.

Und nun diese Befreiung! Eigentlich muss man sich nur bewusst werden, dass die Menschen, die gesund und dünn sind, viel essen und sich regelmäßig bewegen. Da funktioniert der Stoffwechsel. Da ist kein Körper, der Fett speichert, weil er Angst hat, nicht genug Kalorien zu bekommen. Er verbrennt einfach und bleibt im Sollgewicht. Diejenigen, die ihren Körper so lange geschunden haben, müssen geduldig und anders an die Sache herangehen. Und das ist wohl der härteste Teil. Geduld. Wie bringt man Geduld für etwas auf, für das man schon so viele Jahre an Zeit investiert hat? Woher diese Geduld nehmen? Ich für mich weiß mittlerweile, dass ich niemals zu meiner alten Lebensweise zurückkehren kann und werde. Inzwischen habe ich deutlich abgenommen. Was, wenn es Jahre dauern wird, bis ich meine Traumfigur habe? Dann soll es so sein. Es wird sich lohnen. Es wird das erste Mal so sein, dass ich meinen schlanken Körper ansehen werde und keine Angst haben werde, wieder zuzunehmen, weil ich sowieso schon so viel Leckeres esse!

Ich kann nicht mehr zurück und wieder Vegetarier sein, der ab und an Eier, Butter, Käse isst. Die Zeiten sind endgültig vorbei. Dieser Weg, wer hätte das gedacht, ist so viel leichter als ich damals glaubte, dass er sein würde. Ich dachte, mir würden Nahrungsmittel fehlen. Und selbst wenn sie es von Zeit zu Zeit tun sollten, gibt es Ersatz da draußen. Für mich heißt es nun, weiterhin so clean wie möglich zu essen. Was für eine Erleichterung, so genussvoll viel schlemmen zu können. Wie ich mich wieder auf die Lebensmittel freue, die ich mir heute zubereiten werde. Und wie sehr ich mich auch auf die vielen Smoothies freue, um mit der Reinigung fortzufahren.
87% (526g) KHD/5% (15g) Fett/8% (47g) Protein

Ein 90-Tage-Fazit

Ergebnis:

Mein gesamter Körper ist insgesamt viel schmaler und straffer geworden, das bemerke ich im Spiegel und auch deutlich an meiner Kleidung. Ich habe die Extra-Zentimeter der ersten 30 Tage verloren und noch einige mehr. Am meisten habe ich an Taille und am Po abgenommen, jeweils mehr als 6cm! Was mich sehr erstaunt hat war, dass 2cm an meinen Oberschenkeln daran glauben mussten. Das ist sehr viel für meine ungeliebte „Problemzone". Meine Arme sind nur um einen Zentimeter schmaler geworden, immerhin! Dort war fast nichts zu holen. Fast keinen Unterschied habe ich an den Waden gemessen, wobei ich sie als viel getunter empfinde. Auf die Waage werde ich mich nicht stellen. Zumindest nicht, bis ich rein optisch meine Traumfigur erreicht habe – was nur eine Frage der Zeit ist.

Was mir erstaunlich leicht fiel und was ich während der 90 Tage recht unproblematisch fand, war der Verzicht auf tierische Produkte und auf fettreiche Speisen. Im Laufe des Prozesses ist meine Ernährung immer natürlicher geworden. Wenn ich zurückblicke, konsumierte ich ganz am Anfang noch größere Mengen Maiswaffeln, Essig zu Salaten und gewürzte Gemüsegerichte (die ein wenig Butter enthielten, was ich übersehen hatte) und viele raffinierte, zuckerhaltige Produkte, auch Teigprodukte. Ich erlebte ein paar Missgeschicke mit nicht rein pflanzlichen Produkten. Dies lag mitunter daran, dass ich am Anfang noch nicht wusste welche Lebensmittel ich meiden sollte. Ich hatte wohl auch für den Übergang etwas gebraucht, was etwas „Crunch" hatte. Erst später im Prozess erfuhr ich viele Dinge und passte meine Ernährung an. Fehler passieren! Sobald ich die Wahrheit über die Mais- und Reiswaffeln erfuhr (siehe S. 92, S. 159), strich ich sie komplett aus meinem Speiseplan und ersetzte sie mit Vollkornknäckebrot (z.B. *Finn Crisp)*. Auch kombinierte ich nicht mehr zu viele unterschiedliche Nahrungsmittel miteinander, einfach weil meine Vielfalt groß genug war. Fehler passierten, weil ich noch nicht wusste, wie ideale Lebensmittelkombinationen auszusehen hatten. Jetzt läuft das aus dem FF. Trotzdem wollte ich einfach weitermachen.

Im weiteren Verlauf stellte ich fest: Je natürlicher meine Ernährung wurde, umso weniger vermisste ich die „schlechten" Nahrungsmittel. Ich musste mich nicht zu sehr dazu zwingen, natürlicher zu essen, es kam fast automatisch. Fast automatisch kam auch mein erhöhter Wasserkonsum, der von 1,5l über die Zeit auf ca. 3-4l pro Tag gestiegen ist. Es war wie ein: „Gib mir mehr Nährstoffe, gib mir mehr Wasser, endlich! Mehr, mehr, mehr.“

Der Schlaf hat sich wunderbar eingependelt. Am Beginn dieser Reise habe ich oft sehr wenig geschlafen. Vielleicht wusste da der Körper noch nicht, was er mit der ganzen Energie anfangen sollte? Vielleicht war einfach alles aus der Balance geraten. Der Schlafrhythmus normalisierte sich, insbesondere als ich mir angewöhnte, mich bereits um 21.00 Uhr hinzulegen und gegen 22.00 Uhr das Licht auszuknipsen. Diese Stunde hat mir noch einmal geholfen, alle Systeme und Gedanken herunterzufahren und ich schlief meistens sofort ein, sobald ich die Augendeckel zumachte.

Zum Gewicht: da ich über viele Jahre kalorienbeschränkende Diäten gemacht habe, habe ich mit der Einnahme von täglich um die 2200-2500kcal erst einmal zugenommen. Das Gewicht stabilisierte sich recht schnell nach ca. 2 Monaten. Dann fing ich an, trotz der hohen Kalorienzahl abzunehmen. Das merkte ich nicht an einer Waage, sondern an meiner Kleidung, die nach und nach weiter wurde. Und dann am Maßband.

Vermutlich waren es die ersten 60 Tage, an welchen ich trotz Fehlern meinem Körper dazu veranlasst habe, meinen Stoffwechsel endlich wieder hochzufahren. Im Nachhinein kann ich nicht sagen, was wohl passiert wäre, wenn ich sofort den richtigen Weg eingeschlagen hätte. Ich vermute, dass mein Körper schneller geheilt wäre und die Abnahme etwas schneller begonnen hätte. Dies spielt nun aber keine Rolle mehr. Die Waage wegzusperren war so eine befreiende Aktion gewesen. Das bereue ich bis heute nicht. Ich erinnere mich noch, dass ich oft den Drang verspürt hatte, mich zu wiegen. Allerdings nur zu Anfang, als ich an meiner enger sitzenden Kleidung bemerkte, dass mein Gewicht stieg. Ich blieb konsequent. Eine hohe Zahl hätte mich nur frustriert und womöglich in die alten Muster und alte Diäten geführt. Im Laufe der Zeit als mein Körper nach und nach heilte und ich die Veränderungen bemerkte, vergaß ich die Waage völlig. Sie war und ist mir auch heute egal. Was für eine Nummer darauf steht? Wen kümmert‘s! Mich nicht. Ich bin gesund, schlank wie lange nicht mehr, sehe gut aus und fühle mich hervorragend. Wieder ein Sklave der Waage zu werden ist fast ein lachhafter Gedanke – soweit habe ich mich davon entfernt. Ich mache weiter, keine Frage. Die nächsten 90 Tage fangen morgen an.

Erkenntnisse:

1. Vegan sein ist nicht schwer.

2. Ich habe meine Ernährung keineswegs als einschränkend empfunden, habe stattdessen meinen Horizont erweitert und viele neue Lebensmittel entdeckt. Inzwischen gibt es so viele Ersatzprodukte, die sogar noch besser als das Original schmecken. Man muss sich nur ein wenig umsehen und ein paar rein pflanzliche Lebensmittel testen. Man wird generell hinsichtlich pflanzlicher Kost viel aufgeschlossener.

3. Ich fühlte mich bereits ab dem ersten Tag viel wohler.

4. Viel Energie! Ich fühlte mich jeden Tag energiegeladen.

5. Ich habe auf einfache Art abgenommen. Ein unheimlich großer Brocken der Erleichterung ist von mir abgefallen, als ich lernte, dass ich mich nicht mehr einschränken muss und mir die vielen Nährstoffe sehr gut tun.

6. Ich kann sehr viel essen, ohne zuzunehmen. Ich fühle mich sehr gut in einem geheilten, schlankeren Körper, der einen schnellen Stoffwechsel hat.

7. Ich spare Geld. Natürlich könnte ich viel extravaganter einkaufen, das ist aber nicht meine Art. Mein Freund hingegen liebt es, alles Mögliche zu kaufen und zu probieren. Jeder wie er mag. In meinem Geldbeutel zumindest ist viel mehr Geld, seit ich mich rein pflanzlich ernähre.

8. Mir wurden im Laufe der Zeit meine moralischen und ethischen Fehler sehr bewusst und ich entdeckte die Ignoranz vieler Menschen neu... insbesondere da ich einmal selber einer von ihnen gewesen bin...

9. Ich entdeck(t)e mehr und mehr falsche Aussagen in TV, Zeitung, Werbung etc. und höre ständig Halbwissen von missinformierten Mitmenschen. Als Veganer muss man Geduld üben.

10. Als Veganer ist man immer noch ein großer Außenseiter, aber die Gemeinschaft von Veganern und die Verbundenheit untereinander ist groß und tut gut. Wir werden immer mehr!

11. Die rein pflanzliche Ernährung fühlt sich schön und richtig an, für die Gesundheit, für die Umwelt und für unseren Planeten.

V. Wie fange ich an?
30-Tage-Anleitung

In meinem 90-Tage-Experiment habe ich im letzten Drittel, während der letzten 30 Tage, die besten Ergebnisse erzielt. In diesem Kapitel findest Du die zusammenfassende Übersicht. Ich bin sicher, es war die Kombination aus all diesen Dingen, die schlussendlich meinen Metabolismus so sehr zum Positiven verändert haben, sodass plötzlich unverkennbare Resultate deutlich wurden. Das konsequente Durchführen dieser Punkte über viele, viele Wochen hinweg musste einfach zu tollen Resultaten führen. Das tat es auch. Ich kann nur dazu raten: Folge einem beständigen Plan (diesem oder einem ähnlichen), der Deinem Körper gut tut. Springe nicht von einer Sache zur anderen. Halte Dich an die für den Körper wichtigen Nährstoffe und vermeide die schlechten. Bleibe in Bewegung.

Tipp: *Da dieser Ratgeber ebenfalls in ungefähr 30 Kapitel unterteilt ist, kannst Du unterstützend jeden Tag ein Kapitel lesen, oder erneut Deine Lieblingskapitel nachschlagen, um die Erkenntnisse besser zu verinnerlichen. Verfalle nicht wieder in alte Muster! Das Lesen von Erfolgsgeschichten motiviert ungemein. Ich rate auch dazu, weitere gute Literatur zu dieser Thematik zu lesen. Siehe dazu meine Empfehlungen im Literaturverzeichnis.*

Die Resultate werden Dich überraschen, das verspreche ich. Je wohler man sich in seinem Körper fühlt, umso wohler fühlt sich das Leben um einen herum an. Wir sind selbstbewusster, wir sind stärker, glücklicher. Unser Umfeld spürt ebenfalls unsere positive Ausstrahlung und fühlt sich von uns magisch angezogen. Damit bringen wir einen Kreislauf in Gang, welcher immer besser wird.

Vergiss nicht, es geht nicht um Perfektion. Versuche während der 30 Tage einfach Dein bestes. Das ist alles. Wenn Du nicht komplett auf tierische Produkte verzichten kannst oder möchtest, versuche sie einfach einzuschränken und beobachte, wie Du Dich fühlst. Sollte Dir das Bewegungsprogramm noch Mühe bereiten, dann bleib in Deinem Tempo. Lasse Deinem Körper die Zeit, entsprechende Kondition oder Muskulatur aufzubauen. Achte auf viel Entspannung und auf Schlaf. Diese 30 Tage sollen keine Strafe sein, sie sollen Spaß machen! Genieße die Zeit, Deinen Körper zu verwöhnen.

Vorab:

Messe am ersten Tag gleich früh morgens Deinen Umfang von Brust, Bein, Taille, Bauch und Co. und trage sie in die Grafik auf der nächsten Seite ein.

Die erfolgreich bestandenen Tage hakst Du im Verlauf ab.

Wenn Du willst, mache ein Foto im Bikini von Dir. Glaube mir, wenn Du erschlankt bist, wirst Du glücklich sein, ein Vergleichsfoto zu haben. Am Ende der 30 Tage misst Du, ebenfalls früh morgens zur gleichen Uhrzeit, Deine Umfänge. Sie werden Dir mehr Erkenntnisse zeigen, als die Waage. Ich empfehle Dir, wie Du weißt, Deine Waage wegzusperren oder zu verschenken. Sie ist nicht Teil der Heilung. Ihre Abwesenheit ist Teil der Heilung.

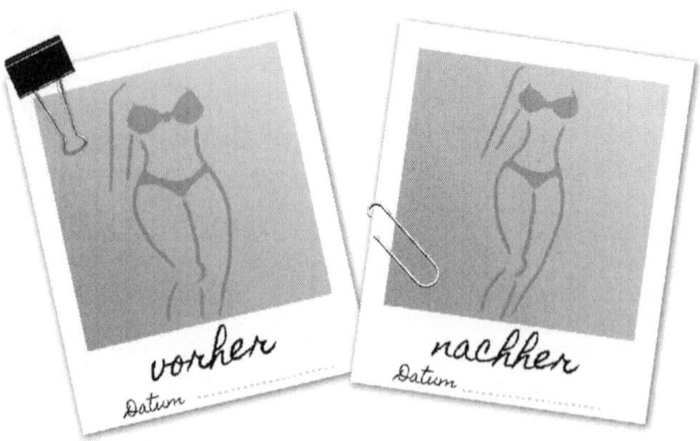

30 Tage YBYF

Your body - Your friend

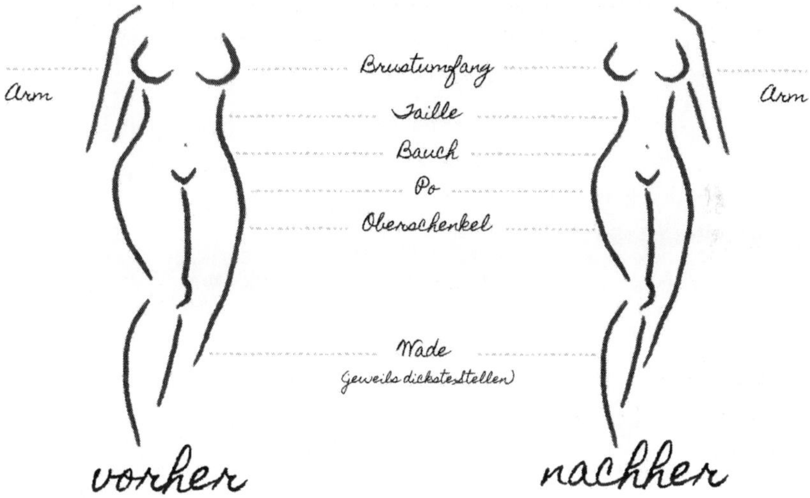

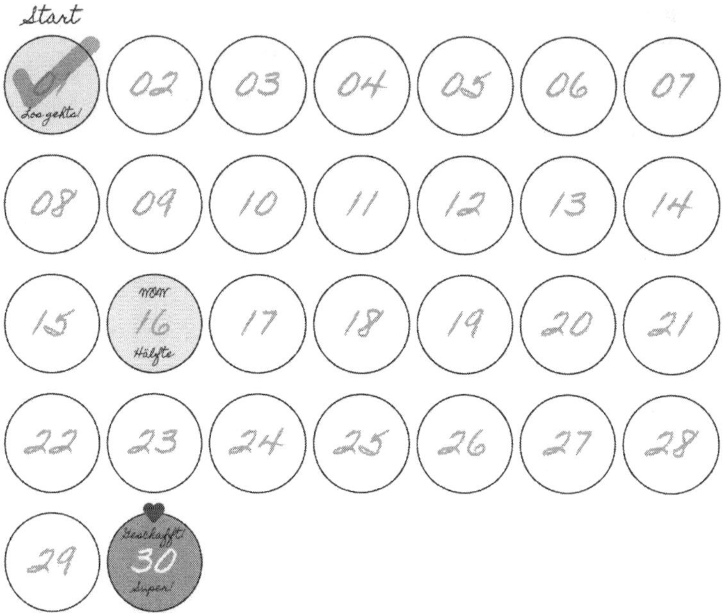

Tag 1 bis Tag 30:

Wasser

Die goldene Regel ist: Wenn Du pinkeln gehst, muss Dein Urin klar oder hellgelb sein. Je dunkler Dein Urin ist, umso mehr Flüssigkeitsbedarf hat Dein Körper. Trinke nicht erst, wenn Du Durst hast, achte insbesondere auf die Färbung Deines Urins.

Morgens: Trinke gleich nach dem Aufstehen bzw. nach dem Morgensport 1 bis 1,5l Wasser oder zumindest 2 Gläser Wasser. Ich empfehle Obstsmoothies zum Frühstück, um den Wasserkonsum noch weiter zu erhöhen.

Tagsüber: Trinke eine halbe Stunde vor jeder Mahlzeit 0,5l Wasser. Trinke nicht direkt nach den Mahlzeiten. Warte ein wenig, bevor Du wieder Wasser zu Dir nimmst. Ich nehme täglich ungefähr 3-4l Wasser zu mir auf. Während der 30 Tage habe ich mit Hilfe der Smoothies um die 4,5l Wasser getrunken.

Ernährung

Ernährung ist und bleibt das A und O. Esse nach dem High Carb Low Fat Prinzip. Obst ist wichtig. Wenn Du sehr viel an Gewicht zu verlieren hast, solltest Du die Einnahme einschränken (1-4 Stücke). Wenn Du gesund und sportlich aktiv bist, kannst Du so viel Obst essen, wie Du magst.

Achte auf Pflanzenprotein im Gegensatz zu tierischem Protein. Achte auf niedrigen Fettkonsum. Achte auf einen nicht zu hohen Salzkonsum.

Achte darauf, dass Du niemals Deine Kalorien einschränkst. Das ist sehr wichtig im Heilungsprozess. Wenn Du unsicher bist, errechne Deinen Gesamtumsatz (es gibt viele Rechner dafür im Internet) und unterschreite ihn nicht. Wenn Du viel Sport machst, esse entsprechend im Rahmen dieser Bedingungen mehr.

Kein Hungern! Beständigkeit ist wichtig, damit Du schneller tolle Resultate siehst.

Ernährungsvorschläge: siehe auch *Lieblingsrezepte*

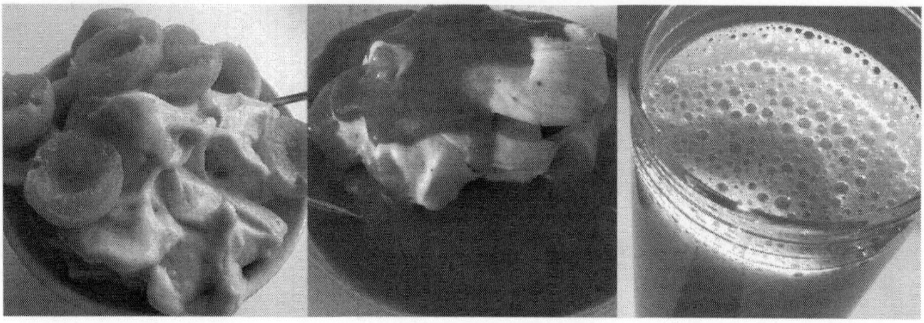

Morgens: Nur Obst. Bis zur Mittagszeit empfehle ich Obst oder Obstsmoothies (bei mir sind es 2 große Bananensmoothies, die ich über den Vormittag verteilt trinke). Wenn dies aus unterschiedlichen Gründen nicht geht, iss Obst. Achte auf die richtige Obstkombination.
PS: Bananeneis mit Pfirsichen (Abb. S.201) ist auch morgens lecker.

Wenn Du eine maximale Gewichtsreduktion in kürzester Zeit wünschst, iss nicht mehr als 4 Früchte. Iss stattdessen Haferflocken, Gemüse und andere komplexe Kohlenhydrate. Kartoffeln sind lt. Dr. McDougall sehr gesund und können durchaus auch morgens gegessen werden.

Mittags: Esse fettarme, kohlenhydratreiche, vegane Kost. Ich empfehle stärkehaltige Kohlenhydrate mit Gemüse und Salat. Eine riesige Portion davon!! So viel, dass Du richtig satt bist. **Das ist der Knackpunkt.** Ich kann es nicht oft genug erwähnen. Unterschätze die Wichtigkeit dieses Hinweises nicht. Das war ein Grund vieler meiner vermasselten Tage in der Anfangszeit, bis ich endlich die Wichtigkeit davon begriff. Du darfst nicht hungrig vom Tisch aufstehen. Wenn Du hungrig oder zumindest nicht richtig satt bist, wird Dein Gehirn sehr bald nach Nachschub verlangen. Es wird nach schneller Energie verlangen. Das Verlangen nach schneller Energie wird sich in Gelüsten nach süßen oder ungesunden Lebensmitteln äußern. Lass Dich nicht dazu verleiten. Wenn es trotzdem dazu kommen sollte: Man kann einen Hunger nach ungesunden Lebensmitteln ziemlich schnell stillen, indem man noch mehr der gesunden Lebensmittel zu sich nimmt. Iss einfach mehr und schwupp, die Gelüste verschwinden.

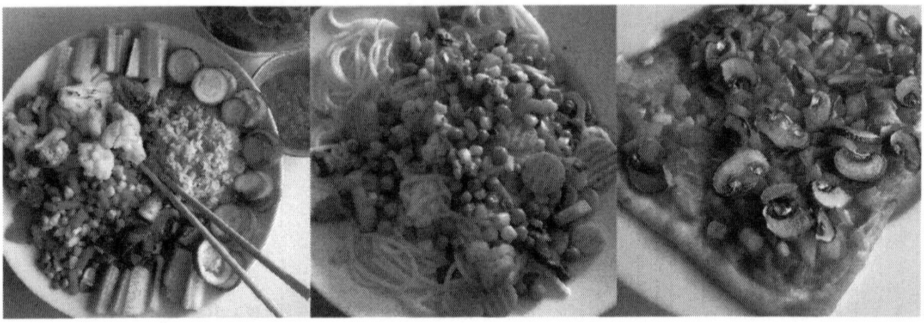

Mittags empfehle ich Naturreis (oder Reisnudeln oder Kartoffeln) mit unterschiedlichem Gemüse (Abb. 1+2 ist ein Suppenteller). Wenn Du schneller an Gewicht verlieren möchtest, meide Brot oder reduziere den Konsum davon. Vollkornbrot oder Vollkornbrötchen sind zwar gesund und lecker, aber ich habe festgestellt, dass ich mehr abnehme, wenn ich sie vorübergehend einschränke. Esse stattdessen natürliche stärkehaltige Kohlenhydrate wie eben Kartoffeln, Naturreis, Reisnudeln oder Mais. Achte darauf, dass Brokkoli oder Blumenkohl und Erbsen oder Bohnen häufig auf dem Speiseplan stehen. Zu den Gerichten kannst Du natürlich frische Gurke, Tomaten und anderes Rohkostgemüse essen. Wichtig: Füge kein Salz und kein Öl zu Deinen Mahlzeiten. Benutze Deinen Ofen oder dämpfe Deine Mahlzeiten. Um Deine Gerichte etwas aufzupeppen, kannst Du fettarme vegane Saucen essen, z.B. Ajvar. Das Essen soll schmecken, nicht fad und langweilig sein. Dein Geschmackssinn gewöhnt sich ziemlich schnell an salzärmere und fettärmere Kost. Später wirst Du Dich wundern, wie Du früher einmal überhaupt so salz- und fettreich essen konntest. Für alle Liebhaber der scharfen Küche ist Chili eine tolle Möglichkeit, die Soßen oder das Gemüse aufzupeppen. Ich tunke sehr gerne Salatblätter in leicht scharfe Ajvar-Soße.

Wenn Du aus der Routine ausbrechen möchtest, gönne Dir normale Nudeln oder esse eine vegane Pizza. Und wenn es gar nicht anders geht, gönne Dir etwas, worauf Du Lust hast. Achte nur darauf, dass der Fettgehalt niedrig ist.

Ich habe zudem sehr gute Erfolge erzielt, als ich an manchen Tagen nicht nur morgens zum Frühstück, sondern auch Mittags und Nachmittags Obst zu mir genommen habe (z.B. wenn ich unterwegs war) und so erst Abends warm gegessen habe. Dazu habe ich oft auf getrocknete Datteln, Bananen, Äpfel oder Orangen zurückgegriffen.

Ich wollte mich nicht festlegen, ob ich Obst oder ein Reis-, Gemüse- oder Kartoffelgericht essen „durfte". Ich beschloss das nach Lust und

Laune zu mischen. Manchmal hatte ich auf Obst Lust und an anderen Tagen wollte ich lieber warm essen. Ich wollte mich in dieser Hinsicht nicht einschränken und Du solltest das auch nicht.

Snack: (Nachmittags, abends und immer zwischendurch)
An normalen Tagen: esse z.B. Biokarotten oder andere Rohkost.
Sehe Deinen Hunger oder „Gelüste“ nie als schlechtes Zeichen. Sobald sich Hunger meldet, ruft Dein Körper nach Nährstoffen, die Du ihm zuführen musst.
An besonders hungrigen Tagen: esse ich z.B. fettarmes Vollkorn-Knäckebrot mit veganem fettarmen Bio-Gemüseaufstrich. Lecker!

Abendessen: 750g - 1kg Kartoffeln (gebacken, gekocht). 250g Tomatensauce, fettfrei. Ein paar Salatblätter, welche vielleicht noch vom Mittagessen übrig sind, passen perfekt und helfen der Verdauung. Du kannst natürlich auch etwas Ähnliches wie zu Deinem Mittagessen verspeisen (z.B. Gemüse-Reis) oder andere gesunde Kost.

Auswärtsessen

Wenn auswärtig gegessen wird, und Du die Wahl hast, empfehle ich die Asiatische Küche. In der Asiatischen Küche gibt es oft Reisgerichte mit Gemüse, welche sehr schmackhaft sind. Achte auf fettarme Soßen. Fast alle Lokale haben inzwischen vegetarische Gerichte. Falls nicht, werden Dir viele Restaurants gerne behilflich sein und Dir entsprechend entgegen kommen. Falls es doch nicht anders geht, und Du nicht ausweichen kannst, mache Dich nicht verrückt und habe auf keinen Fall ein schlechtes Gewissen! Es wird immer Situationen geben, in welchen Du improvisieren musst. Die Unvorhersehbarkeit ist die einzige Vorhersehbarkeit in unserem Leben. Bekomme einfach Routine darin, dass nicht jeder Tag perfekt ablaufen kann. Wenn dies passiert, lasse Dich auf keinen Fall von Deinem Weg abbringen. Im Gegenteil! Genieße Deine Mahlzeit und kehre anschließend einfach wieder zu dem Programm zurück. That’s it!

Zur Überwachung Deiner Werte empfehle ich das Ernährungstagebuch auf *www.fddb.info*.

Bewegung

5x pro Woche (2 Tage Pause zur Regeneration):

Baue regelmäßige Bewegungseinheiten in Deinen Tag ein, wie z.B.

- einen flotten Spaziergang / Walk von 30 Minuten
- Gymnastik mit Cardio von 20 Minuten
  (z.B. *Shred* by Jillian Michaels – Link im Kapitel *Verweise* unter *Video*)
- oder Radfahren von 30 Minuten

zu Punkt 1. Ich bin dafür konsequent jeden Morgen um 6.00 Uhr aufgestanden und habe eine Walking-Runde um mein Haus gedreht. Je nach Wahl meiner Wege dauerte diese Sporteinheit 20 bis 30 Minuten. Es war mir nicht wichtig, wie lange der Walk dauerte, und ich wollte mich nicht mit minutiösen Aspekten einschränken. Ich wollte den Körper an frischer Luft bewegen. Während meiner morgendlichen Walks habe ich Musik gehört, meine Gedanken geordnet, Pläne gemacht und gedanklich meinen Tagesablauf überdacht. An machen Tagen machte ich Tempo, so dass ich zum schwitzen kam und an manchen Tagen lief es etwas langsamer. Das ist normal. Meistens hatte ich ein angenehmes bis flottes Tempo.

zu Punkt 2. Die 20-minütige Gymnastik mit Cardio war mir wichtig, um den Kreislauf in Schwung zu bringen, zu schwitzen, und um den Körper mit Muskulaturübungen schön zu tunen. Schwitzen und eine gesteigerte Durchblutung fördert die Ausscheidung von Giftstoffen. Diese kurze Sporteinheit machte ich teilweise gleich nach dem Walk oder abends nach der Arbeit. Es gibt verschiedene Sport-CDs im Handel oder Videos auf YouTube, die dafür geeignet sind. Mir gefiel *Shred*, weil viele Teilnehmer davon schwärmten. Zudem konnte ich es erst auf *YouTube* versuchen, ohne es sofort kaufen zu müssen. Ich habe genug Sport-DVDs in meinem Schrank herumliegen, die ich einst kaufte aber mir dann leider nicht gefallen haben. Dieses Programm erschien mir anspruchsvoll, aber nicht unmöglich. Anfänger und Fortgeschrittene können mitmachen, und man kann sich mehr und mehr steigern. Nach dem ersten Tag hatte ich Muskelkater – ein gutes Gefühl. Ein noch besseres Gefühl war, dass ich bereits von Tag 1 auf Tag 2 eine Fitness-Verbesserung bemerkte.

zu Punkt 3. Apropos Bewegung. Sportarten wie das Radfahren, Schwimmen, Badminton-Spielen oder Inline-Skaten sind ebenfalls tolle

Möglichkeiten, den Kreislauf in Schwung zu bringen. Mache etwas, dass Dir Freude bereitet. Sei stolz und froh über jede Bewegung, die Du in Deinen Alltag einbauen kannst. Und sei es 20 Minuten Hula-Hoop, jede erbrachte Bewegungseinheit ist toll.

Schlaf

Gehe früh schlafen. Schlafe viel. Während der Heilungszeit braucht der Körper seinen Schlaf um jeden Tag genügend Energie für die wichtigen Abläufe zu haben. Inzwischen weißt Du ja auch, wie wichtig der Schlaf für Dein Gehirn ist. Wie ich bereits erwähnt hatte, gehe ich gegen 21.00 Uhr zu Bett und lese noch ein Weilchen. Ich mache gegen 22.00 Uhr das Licht aus, weil ich pünktlich um 6.00 Uhr aufstehe.

Glück und Stressabbau

Entspannung ist so wichtig für den Körper wie die richtige Ernährung, Bewegung, Arbeit und soziale Kontakte. Baue bewusst Zeiten zur Entspannung in Deinen Kalender ein, an welche Du Dich genauso streng hältst, wie an die anderen Dinge, die uns scheinbar oft viel wichtiger erscheinen. Das kann ein Wellnessbad sein, ein Kinobesuch oder einfach ein faules Rumliegen und das Zuhören von Deiner Lieblingsmusik.

Beobachte Dich und Deinen Körper in den ersten 30 Tagen. Wenn es zu vorübergehender Gewichtszunahme kommt, keine Panik. Mir und vielen anderen Teilnehmern ging es so. Bleib am Ball und befolge die Hinweise so gut wie Du kannst.

P.S.: Willst Du nach den ersten 30 Tagen noch einen Monat oder zwei Monate hinzufügen? Dafür kannst Du die zwei YBYF-Seiten mit 60 Tagen und mit 90 Tagen zum Eintragen Deiner Werte nutzen.

60 Tage YBYF

Your body - Your friend

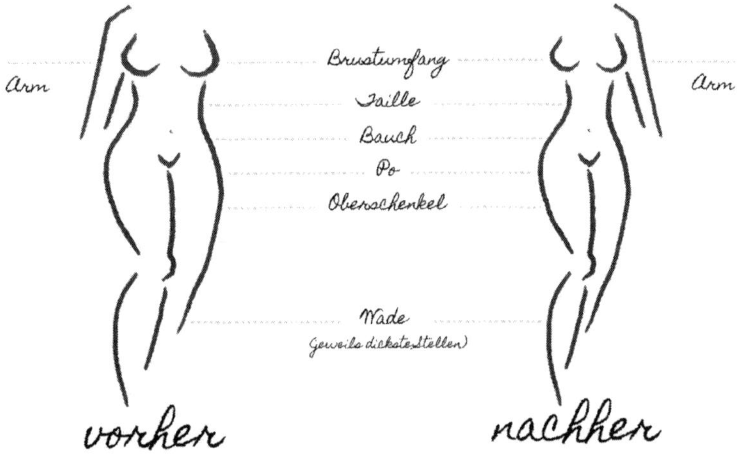

Weiter gehts!

31	32	33	34	35	36	37
38	39	40	41	42	43	44
45	YBYF 46 Hälfte	47	48	49	50	51
52	53	54	55	56	57	58
59	Geschafft! 60 Super!					

90 Tage YBYF

Your body - Your friend

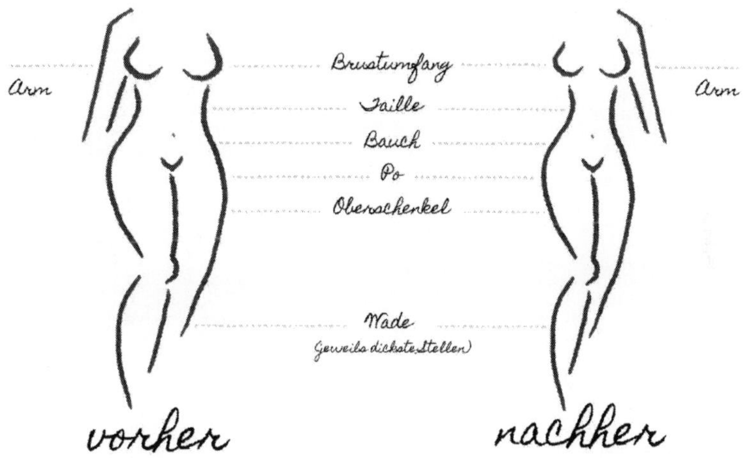

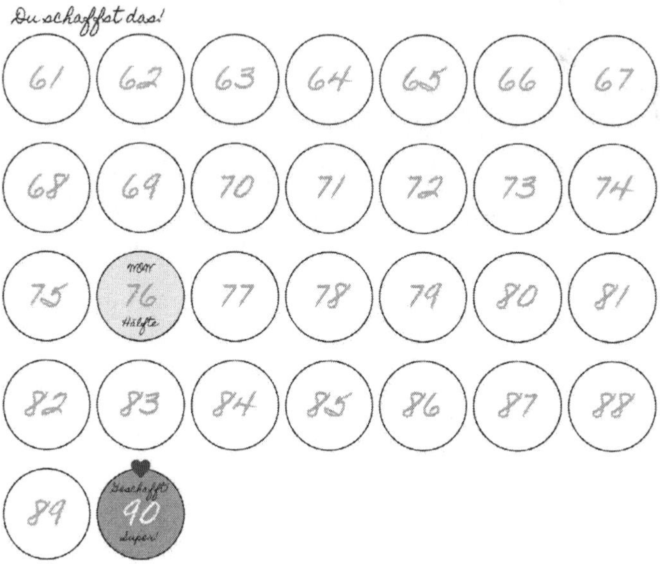

Fragen und Antworten (FAQ)

Wie lange dauert es, bis es zu Gewichtsverlust kommt?

Unterschiedlich. Manche Menschen nehmen sofort sehr viel ab, manche erst nach ein paar Wochen, manche erst nach ein paar Monaten.

Die Gewichtszunahme in dieser Lebensweise ist für jeden nur kurzfristig, und niemand ist auf lange Sicht übergewichtig, so die Erfahrung der *RT4* Community. Das sagt eigentlich schon alles aus. Ich weiß, was für ein Kampf es ist, diese Zeit zu durchleben und wie blöd es ist, sich gesund zu ernähren und weiterhin übergewichtig zu sein. Am blödesten ist es, nicht zu wissen, wann der Körper endlich mit der so lange ersehnten Gewichtsabnahme beginnt. Irgendwann habe ich für mich beschlossen, dass ich meinem Körper die Zeit geben werde, egal wie lange sie dauern sollte. Ich konzentrierte mich darauf, gesund zu leben und damit gesund zu werden. Dies ist nur ein Teil unseres Körpers beim Heilungs- und Anpassungsprozess. Er kann mehrere Monate dauern, auch ein paar Jahre, bevor wir wirklich sehen, dass der Stoffwechsel seinen richtigen Platz gefunden hat und sich unser Gewicht normalisiert. Wie lange es dauert, ja, das hängt von unserer Vergangenheit und dem Zustand unseres Körpers ab. Dein Körper wird im Laufe der Zeit Dein zusätzliches Gewicht loswerden. Dein Körper ist klug! Er wird nicht extra Gewicht und die Fettreserven mit sich herumtragen, wenn er erkennt, dass er diese nicht braucht. Damit das passiert, muss er lernen, dass er **jeden Tag** genügend gesunde Nährstoffe bekommt. Gerade deshalb musst Du konsequent Tag für Tag genügende komplexe Kohlenhydrate zu Dir nehmen. Das ist der Schlüssel zum Erfolg. Kohlenhydrate teilen Deinem Körper mit, dass es eine reichliche Zufuhr von Energie gibt, jeden Tag. So hat er keine Notwendigkeit, Energie in Form von Fett anzusetzen. Aber nach all den Jahren der Kalorienbeschränkung und des Konsums von schlechten Lebensmitteln kann es nun eben eine Weile dauern, bis der Körper damit beginnt, sein zusätzliches Gewicht wieder abzubauen. Die einzige Lösung ist: folge weiterhin den Prinzipien. Gib Dir die beste Chance auf langfristige Gesundheit, indem Du Dich auf regelmäßige Einnahme von gesunden Nährstoffen konzentrierst und Dich um regelmäßige Bewegung kümmerst. Im Laufe der Zeit wird Dein Körper auf natürlichem Weg sein optimales Gewicht finden.

Wenn ich nicht schnell abnehme, verliere ich mein Interesse und gebe auf.

Die fettarme, kohlenhydratreiche, vegane Ernährungsweise ohne Kalorieneinschränkung ist keine Ernährungsweise, mit der man den Körper zum schnellen Abnehmen zwingt, wie es bei den üblichen kalorieneinschränkenden Diäten der Fall ist. Obwohl es sehr viele Menschen gibt, die rasant abnehmen wenn sie die Richtlinien genauestens befolgen, gibt es auch Menschen, bei welchen das Gewicht nicht sofort herunter geht. Dein Körper muss innerlich heilen. Oft muss er sich auch von den Diäten, mit welchen Du ihm Schaden zugefügt hast, erholen. Es kann sogar sein, dass Du am Anfang an Gewicht zunehmen wirst. Viele Menschen nehmen sofort ab, manche nehmen ein paar Pfund zu, manche auch mehr als das. Gib Deinem Körper Zeit. Höre auf, Dich jeden Tag zu wiegen und Dein Gewicht zu Deinem Lebensmittelpunkt zu machen. Wenn Du zu schnell aufgibst, und zu Deiner üblichen kalorieneinschränkenden Ernährungsweise zurückkehrst weil Du keinen schnellen Abnehm-Erfolg siehst, wirst Du weiter im Diäten-Karussell gefangen sein und den Rest Deines Lebens kalorieneinschränkende Diäten machen müssen.

Ich nehme nicht ab. Was soll ich tun?

In ein paar Berichten habe ich beobachten können, dass viele Menschen etwas besser abnehmen, wenn sie die Obsteinnahme auf 2-3 Portionen reduzieren.[200] Das geht nicht allen Menschen so. Manche nehmen besser ab, indem sie die Obstzufuhr erhöhen. Wie Dr. Barnard schreibt, reagieren Menschen ganz unterschiedlich auf Zuckereinnahme.

Siehe auch Kapitel *Maximale Gewichtsabnahme (Schnellere Resultate)*, in welchem Dr. McDougall auf die Erhöhung von Gemüse im täglichen Speiseplan hinweist, um so schnell wie möglich an Gewicht zu verlieren.

Wichtig ist, dass man seine Kalorien nicht einschränkt, auch wenn man damit in Vergangenheit Erfolge hatte. In manchen Berichten erzählen Teilnehmer, dass sie nur dann abnehmen, wenn sie um die 2500kcal pro Tag einnehmen. Sobald sie über 3500kcal pro Tag konsumieren, verlieren sie nicht an Gewicht, sondern halten ihr Gewicht nur.[201] Aber auch das ist unterschiedlich. Ich erinnere mich an den Bericht einer Frau, die erst 10kg zugenommen hat, dieses Gewicht dann verlor und, nun überglücklich schrieb, dass sie seit Monaten mit ca. 4000kcal pro Tag (!) konsequent jeden Monat 1 Pfund verliert.

Marilyn Ricci, MS, RD, Ernährung & Diätetik: „Eine kohlenhydratreiche, fettarme Ernährung wird nur helfen, Gewicht zu verlieren, wenn die Kohlenhydrate ballaststoffreiche Lebensmittel sind und kein raffinierter Zucker. Dies bedeutet eine Ernährung mit viel Vollkornprodukten, Gemüse und Früchten."[202]

Die Waage zeigt einen Verlust an, obwohl ich nicht schlanker aussehe.

Eine Teilnehmerin schrieb in ihrem Bericht, dass sie laut Waage 20 Pfund abgenommen habe und trotzdem dieselbe Kleidergröße trug. Da sie sich besser fühlte, hielt sie die neue Ernährungsweise ein. Für einige Monate trug sie weiterhin Größe 46, dann eine 44. Mehrere Monate vergingen ohne deutliche Veränderung bis sie eine neue Hose kaufen ging und Größe 38 brauchte. Zum jetzigen Zeitpunkt trägt sie Kleidergröße 36 (bei 178cm). Sie schrieb, dass ein paar wenige Pfund einen großen Unterschied machen würden, wenn man sich seinem Wunschgewicht näherte.[203]

Diese Erfahrung kann ich bestätigen. Gefühlt passierte bei mir länger nur sehr wenig, bis ich plötzlich, fast von einem Tag auf den anderen, viel schlanker war. Ich glaube tatsächlich, dass der Grund dafür ist, dass der Körper mit ein paar anderen Dingen zu kämpfen hatte, die er erst einmal lösen musste. Speziell in Bezug auf meinen Darm war die langfristige gesunde Ernährung notwendig, sodass gute Bakterien wieder Land gewinnen konnten. Sobald die vielen Baustellen abgebaut wurden, begannen die Prozesse besser zu funktionieren. Aber dies dauert eben.

Ich nehme zu schnell ab! Ist das normal?

Das ist ganz normal, insbesondere wenn Du sehr viel an Gewicht zu verlieren hast und wenn der Körper seine Heilungsphase abgeschlossen hat.

Oh nein! Gewichtszunahme?

Wenn Du bei einer rein pflanzlichen, fettarmen und salzbewussten Ernährung zunimmst, hat Dein Körper Schaden ertragen, den er nun heilen muss. Es ist nicht ungewöhnlich, dass man, wenn man sich zu dem hier empfohlenen sehr gesunden Lebensstil ohne Kalorieneinschränkung entscheidet, am Anfang **vorübergehend** Gewicht zunimmt, auch wenn man alle Hinweise richtig befolgt. Keine Panik. Die Gewichtszunahme erleben viele Personen, die zuvor einmal oder speziell auch über viele Jahre hinweg eine kalorienreduzierte Diät gemacht haben, oder ihren Körper auf eine andere Weise geschädigt haben.

Eine anfängliche Gewichtszunahme kann übrigens wissenschaftlich erklärt werden. Wenn wir nicht mehr die gewohnte Kalorienzufuhr zu uns nehmen, so Dr. Barnard, erkennt unser Organismus darin einen Nahrungsmangel. In den Jahrmillionen, in welchen es Menschen auf dem Planeten gibt, sind Hungerperioden nichts Ungewöhnliches und der Körper musste immer wieder damit fertig werden. In unseren Chromosomen sind daher Mechanismen einprogrammiert, die sich bei Hungersnöten **automatisch** einschalten, wenn man eine kalorienreduzierte Diät beginnt. Was zuerst passiert, so Barnard, ist, dass sich der Stoffwechsel verlangsamt. **Das kann bei einer kalorienreduzierten Diät sogar um 15-20 Prozent unter Normalwert sein**[204] (!). Das äußert sich unter anderem darin, dass man friert, Verstopfung bekommt und sich generell unwohl fühlt. Der Körper fährt seine biologischen Funktionen zurück. Schließlich will er überleben. Bei sehr wenig Kalorienzufuhr wird den Zellen zudem durch Umwandlung des T-4 Schilddrüsenhormons in T-3 ein Signal gegeben, **Fett nicht mehr zu verbrauchen, sondern es festzuhalten.**[205]

Hier ist der Knackpunkt: Diese Stoffwechselverlangsamung dauert nicht nur wenige Tage (oder im Zeitfenster der Diät), sie kann leider auch nach Ende einer Diät **noch wochenlang** bestehen bleiben.[206]

12 Wissenschaftler der University of Pennsylvania setzten eine Gruppe von Frauen über einen Monat lang auf eine Diät mit 500 Kalorien pro Tag.

> Daraufhin sank die Geschwindigkeit der Kalorienverbrennung fast augenblicklich ab, aber nachdem die Frauen wieder normal aßen, war sie erst nach fast einem Monat wieder auf dem Normalwert. Das ist der Grund, warum eine Diät oft so frustrierend ist und warum das Gewicht anschließend wieder auf den Anfangswert oder sogar noch höher klettert. Wenn man dann nach einer Phase der Entmutigung erneut eine kalorienreduzierte Diät ausprobiert, nimmt man wiederum ein wenig ab, und dann folgt der nächste Anstieg auf das Anfangsgewicht oder darüber. In diesem Jo-Jo-Effekt spiegelt sich einfach der Versuch des Organismus wider, die «Hungersnot» zu bekämpfen. Manche Menschen stellen fest, dass sie immer mehr wiegen, je mehr Diäten sie machen. Es ist, als speicherte der Körper immer ein wenig mehr Fett für den Fall, dass der Hunger wiederkehrt.[207]

Das ist auch ein Grund, warum eine kalorienreduzierte Diät auf lange Sicht gesehen nicht schlank macht und auf keinen Fall zu empfehlen ist.

Eine vorübergehende Gewichtszunahme geschieht also sehr häufig dann, wenn man in der Vergangenheit kalorieneinschränkende Diäten gemacht hat. Natürlich passiert dies aber auch, wenn man sich nicht innerhalb der Richtlinien bewegt und wenige, seltene Ausnahmen falscher Ernährungsweise nicht wirklich wenige oder gar selten sind. Gewichtszunahme kann auch entstehen, wenn Lebensmittel falsch kombiniert werden und somit die Verdauungsorgane stark belastet werden. Dies kann auch passieren, wenn man zu viele Nahrungsmittel vermischt und gleichzeitig konsumiert. Damit das Verdauungssystem leichter geheilt werden kann, wird empfohlen, Mono-Meals zu essen oder nicht zu viele Nahrungsmittel vermischt zu essen.

Woher bekommst Du Dein Protein?

Protein spielt eine bedeutende Rolle im menschlichen Körper, da die Zellen zum Großteil aus Proteinen aufgebaut sind, die einem kontinuierlichen Auf- und Abbau unterliegen. Studien belegen, dass der menschliche Körper nur eine gewisse Menge an Protein benötigt. Das gleiche gilt für Fett.
Lese dazu in Kapitel *Protein* die Empfehlungen der Ärzte.

Woher bekommst Du Dein Kalzium?

Nicht aus Kuhmilch, das steht fest. Alle Pflanzen, die in der Erde wachsen, enthalten Kalzium. Und diese Pflanzen liefern genügend Kalzium für den menschlichen Organismus. Gute Kalziumlieferanten sind verschiedene Gemüsesorten (z.B. Brokkoli, Grünkohl, Pak Choi, Fenchel und Lauch) aber auch Sesam, Mandeln, Feigen und Mineralwässer. Lese dazu Kapitel *Der Mensch: zu 100% Herbivore?*

Was ist *80/10/10*?

Geprägt wurde der Begriff von Dr. Douglas Graham und seinem Buch *The 80/10/10 Diet*. Die aufgenommene Nahrung soll rein pflanzlich sein und sich zu 80% aus Kohlenhydraten, zu 10% aus Proteinen und zu 10% aus Fett zusammensetzen.

Was ist *90/5/5* oder *Raw Till 4* (*RT4*)?

Rawtill4 bedeutet, wie der Name schon sagt, dass man bis 16 Uhr nur Rohkost zu sich nimmt. Die aufgenommene Nahrung sollte rein pflanzlich sein und sich zu 90% aus Kohlenhydraten, zu 5% aus Proteinen und zu 5% aus Fett zusammensetzen. *RT4* wurde von Freelee Bell geprägt. 1000+ Kalorien aus Obst zum Frühstück und 1000+ Kalorien aus Obst zum Mittagessen werden empfohlen. Es folgt eine gekochte Mahlzeit aus kohlenhydratreichen, fettarmen, veganen Nahrungsmitteln zum Abendessen. Abends können z.B. Kartoffeln, Gemüse, Reis oder glutenfreie Nudeln gegessen werden.

Low Carb vs. High Carb

Ich habe beide Diäten versucht, jeweils für mindestens einen Monat. Ich habe innerhalb eines Monats mehr an Gewicht verloren, wenn ich eine Low Carb Diät machte. Allerdings war ich mürrisch, hatte Hunger und hatte keine Energie. Zudem quälten mich schreckliche Magenschmerzen. Als ich auf die High Carb Ernährungsweise umsattelte, nahm ich nicht so schnell ab (am Anfang sogar zu), war aber sehr zufrieden und hatte viel Energie. Das Gewicht ging nach und nach runter, während mein Glücksbarometer nach oben ging. So oder so ähnlich berichten auch andere Teilnehmer, wenn man sich in der Community umhört.

Was, wenn man nicht sportlich aktiv ist/sein kann?

Regelmäßige Bewegung führt zu Gewichtsabnahme, weil er den Stoffwechsel ankurbelt. Bleibe daher so aktiv wie es Dir möglich ist. Es geht nicht um exzessive Sporteinheiten sondern um eine regelmäßige Bewegung, die empfohlen wird.

Lies auch Kapitel *Maximale Gewichtsabnahme (Schnellere Resultate)*, in welchem Dr. Barnard auf seine sportliche Empfehlung hinweist.

Tipps bei Koffeinabhängigkeit?

Ersetze Deinen Kaffee mit einem Fruchtsmoothie. Sobald ich einen Smoothie mit Bananen und Datteln am Morgen getrunken habe, fühle ich mich so energiegeladen als könnte ich einen Marathon laufen. Sobald man sich vegan ernährt, erwacht man mit einem Gefühl der Euphorie und man fühlt sich, als ob man bereits eine Tasse Kaffee getrunken hätte. Ähnlich erging es mir übrigens auch mit dem Alkohol. Als ich mich immer gesünder ernährte und mein Körper mehr und mehr gesundete, ging mein Verlangen nach ungesunden Suchtstoffen weg.

Bei sehr großer Koffein-Sucht kann die Dosis einfach langsam, in kleinen Schritten über mehrere Tage herabgesetzt werden. Die Erhöhung der Menge von Smoothies und Obst könnte helfen, den Körperzellen einen schnelleren Energieschub zu geben.

Tipp: Trinke den Smoothie (evtl. mit etwas Zimt) langsam aus Deinem Kaffeebecher. Manchmal ist es die Gewohnheit, nicht wirklich das Verlangen. Manche mögen statt Zimt Selleriestangen in ihren Smoothies. Mixe dazu zwei ganze Stangen in Deinen Smoothie.

Wenn keine Zeit für einen Smoothie ist: Manche Leute berichten auch, dass sie in Äpfeln einen guten Ersatz gefunden haben.

Kopfschmerzen bei Koffeinentzug?

Der Körper hat sich über eine längere Zeit an das Koffein gewöhnt und er benötigt ihn, um seine normale Leistungsfähigkeit zu erreichen. Nun muss sich der Körper wieder umstellen. Dass man Kopfschmerzen beim Koffein-Entzug bekommt, ist ein gutes Zeichen. Viele Menschen berichten davon. Es zeigt, dass Du auf dem richtigen Weg bist. Nach ungefähr einer Woche solltest Du den Koffein-Entzug und somit die Entgiftung hinter Dir haben. Die Kopfschmerzen sollten deutlich nachgelassen haben. Man muss geduldig sein und dem Körper mit gesunden Nährstoffen und viel Wasser helfen. Er wird sich umstellen. Was für ein tolles Gefühl ist es dann, nicht mehr „abhängig“ zu sein! Also: Weiter so! Nicht aufgeben. Dein Körper wird es Dir mit einem ganz neuen Lebensgefühl danken.

Ist eine Fastenkur empfehlenswert?

Von einer Fastenkur rate ich ab. Mit einer Fastenkur bringst Du Deinem Körper bei, dass es nichts zu essen gibt. Egal ob Du abnehmen möchtest oder ob Du es aus einem anderen Grund machst, für Deinen Körper ist eine Hungerkur ein Stresszustand. Dein Körper ist schlau und wird den Stoffwechsel sofort herunterfahren, um Energie einzusparen. Du wirst müde und hungrig sein. Ein Zustand, der schrecklich ist – für

Deinen Körper und Deinen Geist. Dein Gehirn wird ständig nach Nahrung verlangen, und besonders begierig auf schnell brennende, ungesunde Kohlenhydrate sein (Schokolade, Kekse, Kuchen etc.). Das zeigt sich dann in unstillbaren Essgelüsten und plötzlichem Verzehr von einer hohen Kalorienanzahl auf einmal. Der Körper wird sich einfach zurückholen, was ihm vorenthalten wurde. Schließlich müssen die Millionen von Zellen beliefert werden. Kurzfristig wirst Du abnehmen, aber langfristig eher Schaden tragen. Wenn Du Deinem Körper keine Nahrungsmittel gibst, trainierst Du ihn dazu, die Nahrung in Zukunft kräftig einzulagern. Daher nimmt man nach einer Diät immer zu und wiegt dann noch mehr als vor der Diät. Nach Beenden eine Fastenkur benötigt der "verwirrte" Körper sehr lange, um sich wieder zu regenerieren.

Lies auch im ersten Kapitel *Das Minnesota-Hungerexperiment*, in welchem die Teilnehmer sehr lange brauchten, um sich von der langen Kalorieneinschränkung zu erholen.

In meinen Recherchen haben die Ärzte fast nie zu einer Fastenkur geraten. Nur in sehr extremen und seltenen Fällen, wenn selbst die vegane, fettarme Ernährung versagt hat, wurden Wasserkuren unter ärztlicher Aufsicht verschrieben. Hierbei handelte es sich um Patienten, die lebensbedrohlich erkrankt waren. In den alltäglichen Fällen haben Ärzte zu einer Umstellung zu veganer, fettarmer Nahrung (High Carb Low Fat) geraten, um den Körper mit richtiger Nahrung zu heilen. Auf diese Weise haben sie bei ihren Patienten erstaunliche Resultate erzielt, was Abnahme und Heilung von Krankheiten betraf. Selbst wenn es Dir nicht um eine Gewichtsreduktion geht und Du Dich nur gesünder ernähren willst, bedenke immer: Dein Gehirn und alle Deine Zellen brauchen die wundervollen Nährstoffe, um richtig funktionieren zu können. Sie brauchen die Nährstoffe auch, um Giftstoffe abtransportieren zu können. Der positive Nebeneffekt ist Dein positives Wohlbefinden und Dein strahlend schönes Aussehen.

Denke immer daran, dass Du mit den gesunden Nährstoffen Deinem Körper hilfst und ihm mit den schlechten schadest.
"Diet is absolutely essential. You are consuming the nutrients that are helping you or the toxins that hurt you. [...] food is medicine or it is poison." – Daniel Amen

Ich habe „gesündigt" und habe etwas gegessen, was nicht vegan ist...

Es geht um bessere Entscheidungen bei der Ernährung, nicht um 100%ige Perfektion. Es geht auch darum, eine bessere Wahl zu treffen als bisher und Fortschritt zu machen.

Wir sollten immer versuchen, unseren Stoffwechsel fit und so schnell wie möglich zu halten. Wir sollten immer versuchen, den Fett- und Salzgehalt so gering wie möglich zu halten. Wir müssen einfach bedenken, dass alle Ausnahmen und "Sünden" (es gibt übrigens keine Sünden, es gibt nur gute oder schlechte Entscheidungen) eine Verlangsamung des Prozesses im Gesundwerden des Körpers nach sich ziehen. Es wird nur Deinen eigenen persönlichen Prozess zu einem gesunden Lebensstil verlangsamen. Mache Dir keine Sorgen, wenn Du mal rückfällig geworden bist. Kehre einfach wieder um und befolge alle Hinweise so gut Du kannst.

Wie viel Reis Nudeln und Kartoffeln darf ich essen?

Du kannst so viel Reis, Kartoffeln und Nudeln essen, bis Du angenehm satt bist.

Es ist 19.00 Uhr und ich bin noch hungrig. Bis wann darf ich essen?

Versuche, Deine letzte Mahlzeit ungefähr 2-3 Stunden vor dem Schlafengehen einzunehmen. Es ist am besten, vor 20.00 Uhr zu essen, weil dann die Aufnahme und Verwertung der Nahrung (von 20 Uhr bis morgens 4 Uhr) beginnt. Wenn Du nach 20.00 Uhr noch Hunger hast und bereits Dein Kaloriensoll abgedeckt hast, empfehle ich den Verzehr von Karotten oder anderem rohen Gemüse.

Kann ich veganen Rotwein trinken?

Wenn Du maximale Gesundheit und Vitalität haben möchtest, solltest Du nicht an Alkohol denken. Alkohol macht süchtig, belastet die Leber, wirkt dehydrierend, lässt die Haut und Deine Organe altern. Zudem verringert es Deine natürliche Lust auf gesunde Nahrungsmittel und insbesondere auf frisches Obst und Gemüse. Um die bestmöglichen gesundheitlichen Ergebnisse zu erhalten, sollte strikt verzichtet werden. Wenn Du lange der fettarmen veganen Lebensweise folgst, und dann wieder Alkohol, Kaffee oder schlechtes Essen zu Dir nimmst, wirst Du sofort bemerken, dass Dir diese Dinge nicht gut tun.

Darf ich jetzt nie wieder Schokolade oder Kuchen essen?

Du darfst natürlich! Ich glaube, es tut uns nicht gut, wenn wir uns alles verbieten. Man ist ja auch so oft irgendwo eingeladen, wo es Kuchen gibt. Bedenke einfach immer, dass dies immer Ausnahmen sein sollten. Ich habe die Erfahrung gemacht, dass meine Lust auf Kuchen und andere Süßspeisen fast automatisch verschwunden ist, wenn ich mich morgens und teilweise auch Mittags an viel süßem Obst satt gegessen habe. Dann hat man natürlich aber auch die Möglichkeit, vegane, fettarme Kuchen zu backen (es gibt tolle Rezepte), oder vegane Süßigkeiten zu kaufen.

Obst heilt Diabetes? Wie geht das?

Kann Diabetes mit Reis, Kartoffeln und zuckerhaltiger Frucht rückgängig gemacht werden? Das Thema wurde von Dr. Neal Barnard klinisch untersucht und veröffentlicht. Die Anzeichen und Symptome von Diabetes können rückgängig gemacht werden, und er hat die Belege, um es zu beweisen. Lies das Buch, wenn Du weitere Informationen wünschst und lasse Dich dabei von Deinem Diabetes-Arzt überwachen.
Buch-Empfehlung: *Dr. Neal Barnard's Program for Reversing Diabetes: The Scientifically Proven System for Reversing Diabetes Without Drugs*

Interessante Videos zu dem Thema
How to Eat Fruit for Diabetics:
www.youtube.com/watch?v=7PT2vdnwwVo
Overcame Type 2 Diabetes in 2 Weeks on a High Fruit Raw Diet:
www.youtube.com/watch?v=o9fXi2YOEw4

Ich mag kein Obst / ich habe nicht genug Obst vorrätig. Was tun?

Man kann auch mit weniger Obst tolle Ergebnisse erzielen. Obst ist ratsam, da es einfach sehr gut für den menschlichen Organismus ist, aber falls man nicht so viel essen/kaufen kann oder nicht genug vorrätig hat, kann man die Kohlenhydrate durch Reis oder Kartoffeln aufnehmen. Achte bei Obst immer darauf, dass Du es auf nüchternen Magen einnimmst und richtig kombinierst. Melone sollte immer als Mono-Meal gegessen werden.

Können meine Zähne kaputt gehen, wenn ich viel Obst esse?

Früchte schaden den Zähnen nicht, so meine Zahnärztin. Wir hatten eine lange Unterhaltung darüber. Sie sagte, Fleisch und Milch bewirkt, dass Speichel sauer wird, und das ist es, was zu Karies führen kann. Sie sagte, wenn man sich auf eine pflanzliche Basis ernährt, sei der Speichel alkalisch. Man müsse aber sicherstellen, dass man, wenn man klebrige, zuckerhaltige Sachen (wie Datteln) isst, Zähne und Zahnzwischenräume gut reinigt. Ich rate auch zu zuckerfreiem Kaugummikauen nach dem Genuss von Lebensmitteln, die Karies verursachen können.

Was ist zu tun gegen Blähungen nach Obstgenuss?

Obst muss immer auf leeren Magen gegessen werden und sollte nicht mit anderen Lebensmitteln kombiniert werden. Was zu tun ist, wenn man weiterhin Blähungen hat, beantwortet Harvey Diamond:

> Gelegentliche Blähungen nach Obstgenuss entstehen durch den Umstand, dass Obst dem Körper hilft, toxische Abfallprodukte aus der Magenschleimhaut auszuschwemmen. Wenn diese toxischen Rückstände in Bewegung gebracht werden, bringen sie Obst zum Gären und tragen so zur Aufblähung bei. Mit der Zeit werden die toxischen Rückstände völlig aus dem Magen ausgeschwemmt, und die Blähungen verschwinden. Es gibt jedoch etwas, was Sie jetzt tun können. Möglicherweise sind Sie über dieses Hilfsmittel schockiert, da wir häufig davor warnen, Obst zusammen mit anderen Nahrungsmitteln zu essen. Jede Regel hat jedoch auch ihre Ausnahmen, und in diesem speziellen Fall dürfen Sie Selleriestangen und/oder Kopfsalatblätter (egal welcher Art) zusammen mit dem Obst verzehren, um damit zu verhindern, dass zwischen dem Obst und den toxischen Rückständen eine Wechselwirkung entsteht. Diese hoch alkalischen Gemüse neutralisieren die Säure im Magen und verhindern so die Aufblähung. Es funktioniert wirklich. Die Anhänger der Natürlichen Gesundheitslehre wissen das seit langem. Manche Leute bleiben bei dieser Gewohnheit, auch wenn ihr Magen längst gereinigt ist und sie Obst ohne weiteres für sich allein essen können, einfach weil es ihnen schmeckt.[208]

Wenn Du an Blähungen leidest, die nicht nur mit Obstgenuss in Verbindung stehen, könnten Dir Flohsamen aus der Drogerie/Apotheke helfen. Außerdem könntest Du auch eine Darmsanierung mit Hilfe von Heilerde (Drogerie/Apotheke) versuchen.

Ein bisschen Pupsen zu müssen ist übrigens gesunde Pflicht, und es ist ganz normal. Allerdings sollte es nicht unbedingt komisch riechen. Gesunde Bakterien (Bifidobakterien oder Lactobazillen) im Darm verbreiten keine unangenehmen Gerüche.[209]

Folgender Artikel mag auch interessieren, wenn Du nicht

nur unter Blähungen sondern auch unter Mundgeruch, Hautveränderungen und Haarausfall leidest, wovon sich der Körper dringend erholen muss:

> [...] Gut bürgerliche Zivilisationskost schafft es immerhin binnen sechs Wochen, eine intakte Darmflora relativ vollständig zu ruinieren. Alkohol, Nikotin und Medikamente können diesen Zeitraum noch extrem verkürzen. [...] Eine danieder liegende Darmflora erkennt man leicht an solch abschreckenden Symptomen wie Mundgeruch, Blähungen (und allen möglichen anderen Verdauungsproblemen), plötzlichem oder chronischem Haarausfall und mysteriösen Hautveränderungen, wie juckende Ausschläge, undefinierbare rote Punkte oder ähnlichem. Ist es einmal so weit, dann wird nicht selten jedes noch so kleine Häppchen gewichtmäßig rasch zu Buche schlagen, denn nichts kann mehr ordnungsgemäß verarbeitet oder verwertet werden. Fast alles wird einfach nur noch rasch in Fett umgewandelt und irgendwohin verstaut.[210]

Wie verhält es sich mit Tofu?

Tofu ist weniger schädlich als Fleisch, so Harvey Diamond. Für alle, die Tofu benötigen, um einen Fleischersatz zu haben und um weniger Fleisch zu essen, ist es daher durchaus die „weniger schädliche“ Alternative. Allerdings sollte man Tofu nur als Füllmittel ansehen, welches nach und nach aufgegeben werden sollte.[211]

> [...] Sie wissen, dass Tofu weder Geruch noch Geschmack besitzt, es sei denn, sie bereiten ihn mit Knoblauch, Zwiebeln, Tamari, usw. zu. Er wird unter derart großer Hitzeeinwirkung hergestellt, dass nichts Lebendiges mehr erhalten bleiben kann, und dieser Vorgang wird *dreimal* wiederholt. Tofu enthält **absolut keine Nährstoffe mehr** [...][212]

Warum werden 2500kcal als minimaler Grundwert empfohlen?

Laut *RT4* sind 2500 Kalorien der Maßstab, an dem, wenn man das ideale Verhältnis von 90/5/5 befolgt (oder 80/10/10 nicht überschreitet) der Ernährungs- und Energiebedarf für eine sitzende Tätigkeit erreicht oder sogar überschritten wird. Wenn man sich bewegt sollte man ein wenig mehr essen, wenn man sich viel bewegt, noch etwas mehr. Laut *RT4* sind die getesteten 2500 Kalorien ein Minimum, welches jedes Mal Erfolg bringt. Es ist wichtig, einen Wert zu haben, der dem Körper signalisiert, dass er nicht in den Hungermodus wechseln muss.

Ich habe Lust auf Kartoffel-Chips

Es geht zumeist nur um das Salz und die Gewürze sowie um die knusprige Textur, wenn man Gelüste auf Kartoffel-Chips verspürt. Stelle sicher, dass Du genügend grünes Gemüse zu Dir nimmst, vor allem Sellerie.

Vielen Leuten genügt auch die Vorstellung an einen großen Klumpen gelbes Fett, um die Gelüste auf Kartoffelchips zu verlieren. Du kannst übrigens Deine eigenen gesunden Kartoffel-Chips ohne Salz und ohne Fett im Backofen zubereiten. Je nach Geschmack kannst Du sie z.B. mit italienischen Gewürzen bestreuen.

Seit ich mich nun gesund ernähre und darauf achte, genügend komplexe Kohlenhydrate zu mir zu nehmen, habe ich nie wieder Lust auf Kartoffel-Chips bekommen. Wenn ich sie im Supermarktregal sehe, habe ich kein Interesse, sie zu kaufen. Dabei geht es nicht um Selbstkontrolle sondern um die wichtige Tatsache, immer an gesunden Kohlenhydraten gesättigt zu sein. Wenn man nicht genügend Kohlenhydrate zu sich genommen hat, wenn man unterzuckert ist, dann steigt das Interesse an ungesunden Lebensmitteln. Wenn ich reichlich gesättigt bin haben diese fettreichen Krankheitsbomben absolut keinen Reiz für mich. Es geht darum, dass unser Körper immer das bekommt, was er braucht, damit er nicht nach etwas zu suchen beginnt, das ihm nicht gut tut.

Ich habe Lust auf salziges Essen!

Stelle sicher, dass Du genügend grünes Gemüse zu Dir nimmst, vor allem Sellerie. Ein paar Tropfen Zitrone auf Deinem Essen helfen auch. Pass nur auf, dass Du nicht zu viel Zitrone verwendest, damit es nicht zu sauer schmeckt.

Ich habe Lust auf süßes Essen!

Wenn man Lust auf Schokolade, Kuchen und andere Süßigkeiten hat, ist das ein Zeichen, ein Signal vom Gehirn, dass der Körper Glukose braucht. Was wir dem Körper geben müssen, ist aber nicht der raffinierte Zucker (oder gar der zweite Energielieferant: Fett). Der Körper benötigt z.B. Fruktose in Obst Bananen, Datteln, Mango, Trauben oder die gesunden Kohlenhydrate aus Gemüse, Kartoffeln, Reis oder Nudeln. Wenn Du Dich an diesen Lebensmitteln satt isst, insbesondere wenn Du sehr viel Obst am Vormittag isst (*RT4* empfiehlt 2000kcal+ an süßem Obst), dann gehen die Gelüste zurück, da das Gehirn keinen Defizit im Blut meldet. Vielleicht ist Dir schon aufgefallen, dass Du nach z.B. einem großen süßen Obstsalat nie Lust auf ungesunde Süßigkeiten oder Fett hast.

VI.
Ein Potpourri an Informationen

Veganer sind extrem!

"Einige Leute denken, dass eine rein pflanzliche Ernährung extrem sei. 500.000 Menschen werden jährlich der Brustkorb aufgeschnitten, eine Vene aus dem Bein geschnitten und an die Koronararterie genäht. Einige Leute würden das extrem nennen." ~ Dr. Caldwell B. Esselstyn

Ich mag es, Leute mit richtigem Wissen anzustecken! Aber zuerst schauen sie mich immer erst an, als käme ich vom Mars. Schlimm ist das, wenn alle denken, man sei verrückt, obwohl man weiß, dass man nun doch vieles anders macht, weil man sich ausgiebig informiert hat. Ein lieber Freund von mir gestand mir vor kurzem, dass er vorher schon dachte, dass eine Ernährungsweise ohne tierische Produkte sehr extrem sei. Jetzt aber, mit all dem Hintergrundwissen verstehe er sehr gut warum pflanzliche Kost so wertvoll ist und isst viel mehr Obst und Gemüse als jemals zuvor in seinem Leben. Und das auch, wenn ich nicht dabei bin. Schön!

Vegan leben bedeutet Verzicht

Als ich in der Innenstadt spazierte, sah ich, dass jemand mit Kreide in großen Letter auf den Boden geschrieben hatte: *www.earthlings.com*. So oft sah ich es, an unterschiedlichen Orten der Innenstadt und die Neugierde war groß die Website zu besuchen, aber ich vergaß es immer wieder. Aber das, was jemand wissen muss, findet auch den Weg zu ihm. Auf wundersamste Weise wurde mir die Website noch einmal vor Augen geführt, direkt als ich am Rechner saß. Interessanterweise ein Aufrütteln, eine Dokumentation über uns Menschen und die tierischen

Mitbewohner. Vieles aus der Dokumentation war mir nicht neu. Bestärkte es mich damals schon, vegan zu leben? Obwohl ich mich damals hauptsächlich vegetarisch ernährte, kamen mir Veganer seltsam vor. Was sind das für komische Leute? So dachte ich tatsächlich. Warum haben wir ein seltsames Bild über den „typischen" Öko-Veganer im Kopf? Wir wehren uns vor ihrer extrem erscheinenden Einstellung und finden sie uncool. Dabei ist es der coolste Haufen von Erdlingen überhaupt. Und das sage ich natürlich nur, weil ich inzwischen dazu gehöre! :-)

Was ich bald erkannte, nachdem ich es hinterfragt und für mich selbst entdeckt hatte, war: Vegan zu leben bedeutet tatsächlich Verzicht. Verzicht auf Krankheit, Verzicht auf Übergewicht und Verzicht auf Energielosigkeit. Es bedeutete auch Verzicht auf weiche Nägel, stumpfe Haare und blasse Haut. Verzicht auf Völlegefühl, auf schlechten Geruch. Die Liste ist ewig. Was das Essen anbelangt, lernte ich eine komplett neue Ernährungswelt kennen. Endlich verstand ich, warum es so viele Anhänger gab, von denen keiner Öko oder seltsam war. Oder vielleicht nur ein bisschen :). Endlich verstand ich auch, warum die Zahl der Anhänger immer größer wurde. Wie arrogant ich doch gewesen war. Vegan zu leben bedeutet ernährungstechnisch Genuss. Man muss nur wissen wo und wie. Und was mir besonders gut gefiel, war, dass ich plötzlich so viel essen konnte, wie ich wollte und dabei im Laufe der Zeit immer schlanker und gesünder wurde.

Vegan leben – Tendenz steigend

„Wir alle werden als Veganer geboren. Wir mögen den Geschmack von Fleisch, Käse, Milch und Eiern nur, wenn uns das als Kleinkind in den Mund gestopft wird."[213]

Vegan zu leben ist weder extrem noch ein Trend. Die gute Nachricht aus den USA: Der Konsum von Fleisch ist seit 3 Jahrzehnten so niedrig wie nie. Tendenz sinkend. Amerikaner konsumieren seit 1983 durchschnittlich 20 Pfund weniger Fleisch pro Jahr.[214]

Kein Wunder. Wir Menschen sind nicht dumm. Wir mögen zwar unsere Gewohnheiten haben und diese ungern ändern, aber sobald wir über ein aufgeklärtes Wissen verfügen, scheuen wir uns nicht vor Veränderung. Im Gegenteil. Dann sind wir Feuer und Flamme unser neues Wissen auf bestmögliche Art und Weise in unser Leben zu integrieren.

Interessante Fakten von der Website: „Fleischverzicht hat viele Vorteile. Menschen, die Fleisch vermeiden sind dünner als Fleischesser. In einer Studie aus dem Jahr 2009, veröffentlicht von der *American*

Diabetes Association, hatten Fleischesser einen durchschnittlichen Body Mass Index (BMI) von 28,8 und lagen damit deutlich über 25,0 (die Obergrenze für ein gesundes Gewicht). Aber Leute, die tierische Produkte vermieden haben, hatten einen durchschnittlichen BMI von 23,6. Fleischverzicht reduziert auch das Risiko von Diabetes, Krebs und Herzerkrankungen und verbessert den Blutdruck.“[215]

Vor Kurzem erzählte ich einem langjährigen Freund (Fleischesser), dass ich mir rein pflanzliche Hamburger-Patties im Supermarkt gekauft habe, da ich diese aus Neugier einmal testen wollte. Seine Frage: „Warum bist Du Veganerin geworden, wenn Du Hamburger essen willst?“ Für ihn eine berechtigte Frage. Als ich ihm sagte, dass ich den Geschmack von tierischen Produkten sehr mag und nicht deshalb Veganerin geworden bin, weil ich den Geschmack nicht mag, staunte er nicht schlecht.

Ich glaube, dass Fleisch essen extrem ist. Ich bin fest davon überzeugt, dass eines Tages die Mehrheit der Bevölkerung vegan sein wird. Keine Frage. Fleisch essen wird noch seltsamer sein als heutzutage Vegan-Essen angesehen wird. Dann werden Bücher wie dieses eine Rarität sein über eine Bewegung, die heute immer noch für einen Großteil der Menschen lebensbedrohlich und ungesund erscheint.

An alle „extremen“ Neu-Veganer:

Willkommen im Club. Willkommen im extremsten, verrücktesten, coolesten Club, den es auf diesem Planeten gibt.

“So if your family thinks that going vegan is crazy, and you’re doing high carb health-food, lots of fruit, healthy stuff, going to bed early, drinking water instead of vodka, if people think that’s crazy, that’s good, man. Means you are on the right track.”[216]
~ Durian Rider

Vitamin B12

„The meat eaters' last stand." ~ McDougall
(= Des Fleischessers letzter Widerstand)

B12, auch Cobalamin genannt, ist ein sehr trendiges Argument gegen den Veganismus. Es ist auch das einzige Argument, welches oft von Fleisch-Essern als Widerspruch gegen die Natürlichkeit der veganen Lebensweise verwendet wird. Wobei, und da wundern sich viele Menschen, auch Tieresser an einem B12-Vitaminmangel erkranken können. Was viele Menschen zudem nicht wissen, ist, dass das Vitamin weder von Pflanzen noch von Tieren selbst produziert wird. B12 stammt von Bakterien und von anderen Einzellern.

Das Vitamin ist wichtig für die Gesundheit von Nerven und Blut und an Stoffwechselvorgängen beteiligt. Der Tagesbedarf ist sehr gering, die empfohlene Dosis beträgt 2 Mikrogramm (aber in Wirklichkeit braucht der Organismus etwa die Hälfte davon). In der menschlichen Leber wir ein Vorrat gespeichert, der bei den meisten Menschen drei Jahre lang ausreicht.[217] Das häufigste Symptom für einen B12 Mangel sind Taubheit und Kribbeln in Händen und Füßen. [218]

Fakt ist, dass B12 nicht in Pflanzen enthalten ist (Bodenbakterien befördern manchmal Spuren des Vitamins in Wurzelgemüse[219]). Fleisch und andere tierische Produkte enthalten B12, weil es im Darm der Tiere durch Bakterien hergestellt wird und dann vom Gewebe aufgenommen wird. [220] Der Kot von Kühen, Hühnern, Schafen und Schweinen enthält große Mengen an B12. Da in ferner Vergangenheit die meisten Menschen in nahem Kontakt zu ihren Farmtieren lebten, konsumierten sie eine Menge B12, z.B. durch ungesäubertes Gemüse.[221] Der Grund eines möglichen B12 Defizits ist also nicht in der pflanzliche Ernährung zu suchen, sondern vielmehr ein Resultat unserer sanitären, reinlichen Umgebung.[222]

Da es in tierischen Produkten vorkommt, wäre es unsinnig nur deshalb ungesunde tierische Produkte zu essen. Man darf all die Krankheiten, die durch tierische Proteine entstehen nicht vergessen und sollte einen eventuellen Mangel an B12 nicht mit dem Konsum von Tierprodukten ausgleichen. Wie gesagt, auch Fleischesser können einen B12 Mangel haben.

B12 kann ganz einfach über Nahrungsergänzungsmittel wie handelsübliche Multivitaminpräparate oder per Injektion zugeführt werden. Das Vitamin ist übrigens vielen Lebensmitteln zugesetzt, unter anderem ist es mittlerweile sehr oft in Soja-Drinks, Reis-Drinks und Säften enthalten. Viele Ärzte empfehlen eine Einnahme aus Vorsichtsgründen. Alternativ zu einem Vitamin-B-12-Nahrungsergänzungspräparat lässt sich der Vitamin-B12 Gehalt über eine Urin- und Blutprobe beim Arzt feststellen. Dies wird insbesondere schwangeren Frauen empfohlen.

Stuhlgang

Mögliche Rückschlüsse auf die Konsistenz

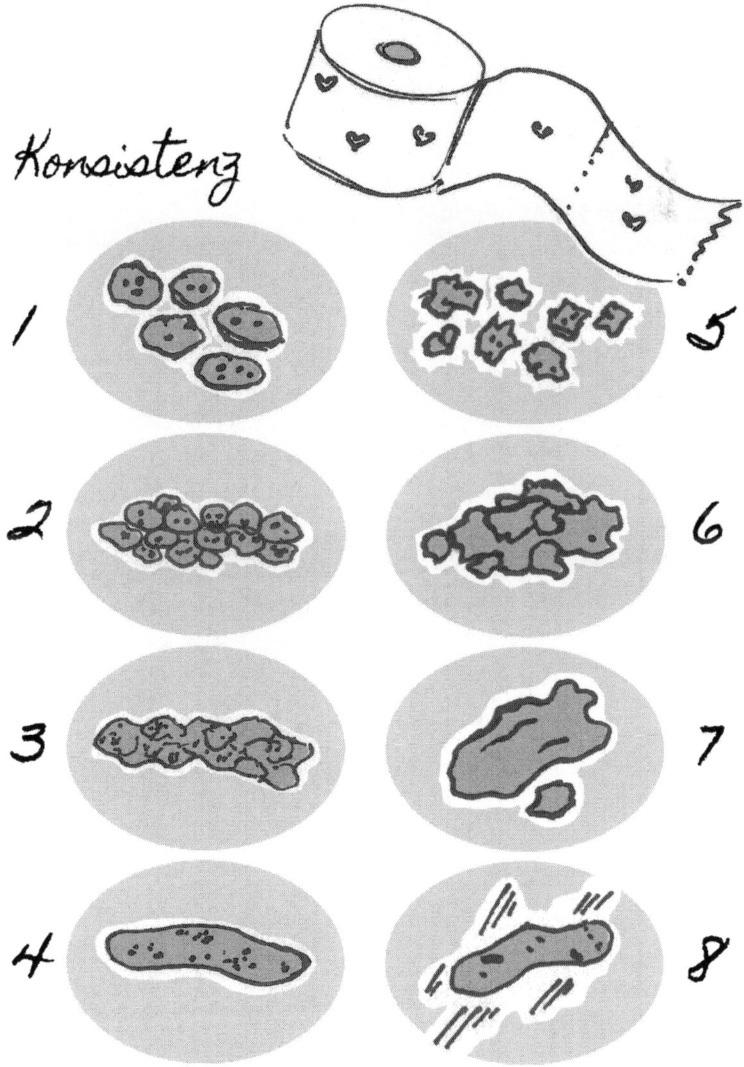

Die Konsistenz des Stuhlgangs

Quelle: Abgeleitet von der Bristol-Stuhlformen-Skala, 1997

1. Harte, getrennte und nussförmige Kotbrocken, schwer auszuscheiden: Deinem Körper könnten Wasser und Ballaststoffe fehlen. Trinke viel Wasser und esse viel mehr Obst und Gemüse.

2. Klumpiger Kot aus vielen kleinen Teilen, in länglicher Form: Schon etwas besser, aber Deinem Körper könnten weiterhin Wasser und Ballaststoffe fehlen. Trinke mehr Wasser und esse mehr ballaststoffreiche Kost.

3. Die Form ähnelt einem Würstchen mit vielen Rissen: Das ist deutlich besser, aber noch nicht ganz optimal. Versuche, die Ballaststoffe in Deiner Nahrung zu erhöhen. Ein wenig mehr Wasser könnte auch helfen.

4. Ebenmäßige, glatte Würstchenform: Das ist die ideale Form und Konsistenz. Super.

5. Einzelne weiche Kotkleckse in Würstchenform, leicht auszuscheiden: Auch das ist OK, wenn Du mehrmals täglich auf die Toilette gehen musst. Bei der Umstellung auf pflanzliche Ernährung oder Rohkost nicht ungewöhnlich.

6. Weiche Klümpchen mit unregelmäßigem Rand: Dies ist das Übergangsstadium zwischen normalem Kot und Durchfall.

7. Flüssiger Kot ohne feste Teile: Du hast Durchfall. Ursache könnte eine Infektion oder eine Intoleranz gegen ein oder mehrere Nahrungsmittel sein. Hast Du etwas Ungewöhnliches gegessen? Dein Körper versucht auf diese Art, Unverträgliches loszuwerden. Jetzt musst Du auf besonders viel Flüssigkeit achten.

8. Klebriger, schmieriger Kot, der an der WC-Schüssel haften bleibt: Dies könnte ein Hinweis auf zu viel Fett in Deiner Nahrung sein. Versuche Fett zu minimieren. Schmieriger Kot könnte auch auf eine Nahrungsmittelintoleranz hindeuten.

Falls Du unter regelmäßigen Darm-Magen Beschwerden leidest, solltest Du einen Arzt aufsuchen. Lasse Dich beraten, damit körperliche Ursachen ausgeschlossen werden können.

Was Du alleine bewirken kannst

“Ist es nicht ein Glück, dass die gleichen Entscheidungen, die am besten für den Planeten und seine Bewohner sind auch unserer persönlichen Gesundheit zugute kommen?”[223]
~ Dr. John McDougall, MD

Jeder Mensch, der sich dazu entscheidet, weniger oder gar keine tierischen Produkte zu sich zu nehmen, tut seiner Gesundheit, unserer Umwelt und natürlich den Tieren auf diesem Planeten einen riesigen Gefallen. Die vielen Vorteile für Deine Gesundheit haben wir aufgezählt. Ich weiß, es gibt viele Gründe, warum der Verzicht auf Fleisch oder Milch schwer fällt. Es ist mir wichtig, dass Du weißt, dass ich niemanden missionieren möchte. Ich möchte auch keine Fleischesser verletzen oder gar beleidigen. Nichts steht mir ferner. Viele Menschen wissen leider einfach nicht genug. Zu normal ist der Fleischkonsum im Leben geworden, sodass er nie hinterfragt wurde. Ich war, wie Du aus meiner Biographie weißt, über viele Jahre selber ein Fleischesser. Ich weiß also, wie es ist, auf beiden Seiten des Zaunes zu stehen. Jeder darf frei entscheiden, was er essen möchte. Ich präsentiere hier nur ein paar interessante Fakten, ganz ohne mit dem Finger zu zeigen. Das Schöne hierbei ist, dass jeder von uns, wenn er möchte, bereits an einem rein pflanzlichen Tag so viel verändern kann!

Jeder einzelne Veganer hilft maßgeblich dabei, den Welthunger zu stoppen. Die Produktion von Fleisch kostet einfach sehr viele Ressourcen, die dann an anderer Stelle fehlen. 1 Milliarde Menschen auf der ganzen Welt sind jeden Tag hungrig, weil ein Großteil der

Ackerflächen heutzutage verwendet wird, um Futtergetreide für Tiere anstatt Korn für Menschen zu fördern.[224] Wusstest Du, dass wenn jeder Mensch 25% seiner Kalorien durch tierische Produkte einnimmt, nur 3,2 Milliarden Menschen ernährt werden? Bei einer Senkung davon zu 15% sind es bereits 4,2 Milliarden. Würden wir alle vegan leben, gäbe es mehr als genug Lebensmittel für die komplette Weltbevölkerung.[225]

Wenn man das kultivierbare Land auf unserer Erde gleichmäßig unter jedem Menschen aufteilen würde, würde jedem 2.700m² zustehen. Für einen durchschnittlichen Fleischesser wäre diese Fläche nicht ausreichend. Er würde 13.000m² benötigen. Ein Veganer hingegen bräuchte nur 700m².[226]

Viele Menschen wissen nicht, dass die Produktion eines tierischen Produkts das eines pflanzlichen in unfassbaren Werten übersteigt. Rinder und andere Tiere verschlingen einen Großteil der auf dem Planeten produziert Getreide.

Neben den Grundnahrungsmitteln für das Futter, welches in hohem Maß für die Aufzucht von Tieren benötigt wird, verbraucht die Produktion auch eine riesige Menge an Wasser und setzt eine riesige Menge an Schadstoffen frei. Eine Milchkuh produziert jährlich 75kg Methan, was über 1.5 Tonnen Kohlendioxid entspricht[227].

Ein paar bekannte Stimmen zu dem Thema:

„Ich versuche, bescheiden zu leben und Abfall zu vermeiden. Zudem bin ich zum Vegetarier geworden. Dies, weil die Produktion eines einzigen Kilogramms Fleisch etliche Kilogramm CO2 freisetzt."
~ Dr. Rajendra K. Pachauri,
Nobelpreisträger und Vorsitzende des Uno-Weltklimarats
(Migros-Magazin Nr. 38, 17.09.07)

"Nichts wird die Chance auf ein Überleben auf der Erde so steigern wie der Schritt zur vegetarischen Ernährung."
~ Albert Einstein, Physiker

„Jedes Kilogramm Rindfleisch erfordert 100.000 Liter Wasser zu produzieren. Zum Vergleich: ein Kilogramm Weizen benötigt nur 900 Liter und ein Kilo Kartoffeln nur 500 Liter."
~ T. Colin Campbell, *Whole: Rethinking the Science of Nutrition*

Nun könnte man sich tatsächlich fragen, ob man statt einem Kilo Rindfleisch nicht lieber 50 Kilo Kartoffeln und statt einer Dose Thunfisch nicht lieber 10 Kilo Obst essen sollte, von der Energiebilanz gesehen.[228]

Im Verlauf seines Lebens isst jeder Durchschnittsdeutsche in seinem Leben: 4 Rinder, 46 Schweine und 945 Hühner. Das sind eine Menge Tiere (Fische, Gänse, Enten etc.) nicht mitgezählt...[229]

Damit die Tierindustrie hohe Gewinne machen kann, ist es wichtig, so viel Milch, Eier und Fleisch wie möglich in schnellster Zeit mit kleinstmöglicher Platzanforderung zu produzieren. 98% der gesamten Fleischproduktion in Deutschland kommt aus Intensivtierhaltung. Wenn Du die Nerven dafür hast, sieh Dir das Video auf *www.earthlings.com* an. Viele von uns wissen leider nicht, wie schlimm es da draußen zugeht. Es ist eine Katastrophe, wie Tiere misshandelt werden, damit wir ein Stück Käse essen können. So lange die Nachfrage nach tierischen Produkten vorhanden ist, so lange werden die Qualen und die Ungerechtigkeit leider weiter gehen. Viele Menschen glauben, dass es in Deutschland nicht so schlimm ist. Das ist ein Irrglaube. Trotz des großen Bio-Trends und des gesteigerten Verbraucherinteresses an Ökoprodukten, liegt der Anteil der Nutztiere, die ökologisch gehalten werden, bei nur 2,8% (3,6% deutsche Rinder 0,6% Schweine, 1% Geflügel).[230]

Bitte sieh Dir das Video über Massentierhaltung an, damit Du weißt, was das deutsche Tierschutzgesetz alles erlaubt: *www.youtube.com/watch?v=DB-9kpaSFhg* „[...] Obwohl wir heute leicht auf Fleisch als Teil unserer Nahrung verzichten könnten, verzehren wir Jahr für Jahr Milliarden von Tieren. Durch die Haltung der Tiere müssen diese oft entsetzliche Qualen erleiden. Für die meisten Menschen sind Tiere keine zu respektierenden Lebewesen, sondern bestenfalls ein Produkt, das es möglichst rentabel auf den Markt zu bringen gilt. Tiere als Geschöpfe mit Gefühlen und Wahrnehmung kommen nur im Weltbild von wenigen Menschen vor. Doch hier liegt der Fehler. Was wir den Tieren antun kommt auf uns zurück."

Marc Bekoff ist seit über 30 Jahren Forscher an der Universität of Colorado, und befasst sich mit dem Verhalten von Tieren. Aufgrund von seinen Forschungserkenntnissen ist er selber Vegetarier geworden. Er ist zu dem Ergebnis gekommen, dass Tiere in Schlachthäusern den Schmerz doppelt empfinden: Sie trauern um ihre Artgenossen und haben Angst vor ihrem eigenen Schicksal.[231]

Inzwischen gibt es in den USA und in ein paar Europäischen Ländern den *Meatless-Monday* (= fleischloser Montag, siehe Info unter *www.meatlessmonday.com*), mit welchem für einen gesunden und vegetarischer Start in die Woche aufgerufen wird. In Deutschland hat sich der Donnerstag als *Veggietag* einen Namen gemacht (*www.donnerstag-veggietag.de)*. Weltvegantag ist am 1. November (*www.weltvegantag.de*). Sei aktiv dabei!

Du veränderst die Welt

Selbst **ein Tag ohne** Konsum von tierischen Produkten kann viel bewirken, für Dich, andere Lebewesen und unseren Planeten.

Jeder Tag ohne Fleischverzehr:

• tut Deiner Gesundheit gut

Pflanzliche Nahrungsmittel sind die Lebensmittel, die am gesündesten sind. Im Vergleich zu Fleischessern leben Veganer nicht nur länger, sie erkranken zudem seltener ernsthaft und haben ein geringeres Risiko für Herz- und Krebserkrankungen.[232]

• hilft Tierleben zu retten

Jedes Jahr werden allein in Deutschland über zwei Milliarden Tiere nur ihres Fleisches wegen getötet.[233]

Von dem Wert dieser Quelle (*Peta*) ausgehend ergibt das über 5.479.452 Tiere, die in Deutschland jeden Tag getötet werden. Das sind fast **5,5 Millionen Tiere**, die **täglich** sterben müssen. Dies sind bei einer Bevölkerung von 81,8 Millionen durchschnittlich 0,0669 Tiere pro Kopf. Das ergibt, rein theoretisch, einen Wert von durchschnittlich 14,9 Tagen, an denen man fleischfrei leben muss, um 1 Tierleben zu verschonen. Sprich wenn Du ca. 2 Wochen auf Fleischkonsum verzichtest, rettest Du ein Tier. Das sind in einem Jahr mindestens 24 Tiere.

(Davon ausgehend, dass jeder Mensch denselben Fleischverzehr hat, einschließlich Kinder. Peta-Artikel von 2011. In 2011 war die Bevölkerung in Deutschland 81,8 Millionen, im Dez. 2013 ist sie bei 80,76, was bei derselben Tötungsrate von 2 Milliarden 14,7 Tage entspricht.)

• hilft gegen den Hunger und rettet Menschenleben

1 Milliarde Menschen leiden an Hunger. Tragischerweise leben 80% der hungernden Kinder der Welt in Ländern mit Nahrungsmittelüberschüssen, von denen viele in Form als Futter an Tiere verfüttert werden, die von wohlhabenden Konsumenten verzehrt werden.[234]

• spart pro Kopf ca. 90 Badewannen Wasser ein[235]

Etwa 70% der erschlossenen Wasserressourcen fließen in die

Landwirtschaft, dabei hat die Fleischindustrie einen besonders hohen Wasserbedarf.[236]

• hilft der Umwelt und dem Klima

Massentierhaltung produziert unglaublich viele Schadstoffe. Laut UN Welternährungsorganisation ist die Herstellung tierischer Produkte einer der Hauptverursacher der schlimmsten Umweltprobleme unserer Zeit.[237]

• veranlasst die Nahrungsmittelindustrie, ihre Gewichtung auf pflanzliche Produkte zu verlagern

Der Konsument bestimmt die Lebensmittelindustrie, denn die Nachfrage bestimmt das Angebot. Je mehr Konsumenten rein pflanzliche Produkte kaufen, umso mehr passt sich die Industrie an.

Ob Vegetarier, Veganer, oder jemand, der seinen Fleischkonsum an einem Tag pro Woche einschränkt: jeder tierproduktfreie Tag verändert die Welt, und jeder einzelne von uns verändert sie mit.

Lieblingsrezepte

Ich bin niemand, der viel Zeit in der Küche verbringt. Ich gehöre zu den Menschen, die sich gerne gesund ernähren, aber keine ständige Abwechslung brauchen. Wenn es mal Abwechslung gibt, genieße ich diese durchaus. Ich gehe gerne auswärts in guten Restaurants essen, und mir haben es besonders die Asiaten mit ihrer zumeist gesunden, fettarmen Zubereitung der Speisen angetan. Auch probiere ich immer wieder gerne Neues, allerdings fehlt mir häufig die Zeit, um aufwändige Rezepte nachzukochen. Wir werden in diesem Rezept-Bereich keine ausgefallenen Besonderheiten der fettarmen, kohlenhydratreichen Küche präsentieren – dazu gibt es viel zu viele wirklich geniale vegetarische oder vegane Kochbücher auf dem Markt (siehe u.a. *Berühmte Gerichte VEGAN zubereitet!* auf S.246). Allerdings möchte ich gerne die einfachen Speisen aufführen, die ich häufig während des *90 Tage-Vegan* Versuchs zubereitet habe. Variationen sind leicht möglich. Mein Tipp, wenn Du noch etwas schneller abnehmen möchtest: **Keep it simple!** Je weniger Nahrungsmittel Du kombinierst, umso einfacher wird es Deine Verdauung haben.

Ein Backofen ist ideal. Für Einzelpersonen lohnt sich der Kauf eines Minibackofens. In ihm kann man so viele Dinge einfach backen, dazu Nahrungsmittel in kleine hitzefeste Behälter legen und auf den Rost stellen, ohne Zugabe von Fett oder Öl. Man gewöhnt sich erstaunlich schnell an die fettfreie Zubereitung.

Nicecream (fettfreies Bananeneis)

Dieses Bananeneis – ein Traum. Nicht nur im Sommer eine irre lecker geniale Delikatesse. Ein besseres und gesünderes Eis gibt es nicht.

4 Bananen, 1 Mango

Bananen klein schneiden und für 4-5 Stunden ins Eisfach stellen. Dann herausnehmen und in einen Mixer (meine Empfehlung: *Kenwood CH 580 Quadblade Zerkleinerer vier Messersystem*). Im Anschluss die Mango klein pürieren. Fertig.
Tipp: Sollte die Banane zu fest gefroren sein (evtl. noch vom Vortag), dann ca. 25min rausstellen und dann erst in den Mixer geben.

ca. 526kcal, 2,4g Fett, 130g Kohlenhydrate, 6,2g Protein

***Variation:* Nicecream mit Erdbeersauce**
z.B. 4 Bananen, 50g Datteln und 250g Erdbeeren

Eine leckere Variante! Statt einer Mango werden 50g getrocknete Datteln und frische (oder gefrorene) Erdbeeren gemixt. Die getrockneten Datteln können dazu ca. 1 h in Wasser eingelegt werden, dann mixen sie sich leichter (insbesondere härtere Datteln).

Reis mit Champignons und Gemüse

120g Bio Spitzenlangkornreis (oder Naturreis)
125g braune oder weiße Champignons (die braunen sind schmackhafter)
180g Gemüsemix (z.B. Mais, Karotten, Erbsen) frisch oder tiefgekühlt
Variation möglich mit Zucchini, Blumenkohl, Rosenkohl – lass Deiner Fantasie freien Lauf.
Als Beilage: z.B. 1/3 Gurke, 3 kleine Tomaten, 1 Romanasalatherz

Reis nach Paketanweisung kochen, Gemüsemix in eine kleine feuerfeste Schale füllen. Braune oder weiße Champignons klein schneiden, in eine kleine feuerfeste Schale füllen und beides im Mini-Ofen für ca. 30 Minuten bei 200 Grad backen. Fertig.

ca. 600kcal, 5,7g Fett, 112g Kohlenhydrate, 22,8g Protein

Während der maximalen Gewichtsabnahme habe ich weniger Naturreis und viel mehr Gemüse gegessen (100g Naturreis – bis zu 700g Gemüse) Ich empfehle zu diesem Rezept 100g fettarmen Ajvar als Sauce.

Naturreis mit Baked Beans

100g Naturreis
1 Dose Baked Beans (nur 0,8g Fett!)
1 große Zucchini, ca. 300g
Als Beilage: 1 Romanasalatherz

Reis nach Paketanweisung kochen, Baked Beans erhitzen, Zucchini waschen und in 0,5cm-dicke Scheiben schneiden. Champignons klein schneiden, beides in eine feuerfeste Schale füllen und im Mini-Ofen für ca. 40 Minuten bei 200 Grad backen. Fertig.

Das Gericht kann man natürlich auch mit Vollkornbrötchen oder Reisnudeln essen. Es hat viel Protein.

ca. 780kcal, 5,3g Fett, 134g Kohlenhydrate, 40g Protein

Während der maximalen Gewichtsabnahme habe ich weniger Naturreis und viel mehr Gemüse gegessen (100g Naturreis – bis zu 700g Gemüse) Ich empfehle zu diesem Rezept 100g fettarmen Ajvar als Sauce.

Naturreis „Texas Mix“ Mais & Kidney Bohnen (scharf)

100g Naturreis
1 Dose Texas Mix
Als Beilage: 1 Romanasalatherz, 2-3 Tomaten
100g Paprikasoße und Hot Chili Sauce (z.B. *Tabasco* o. Chili-Schoten)

Reis nach Paketanweisung kochen, 1 Dose Texas Mix erhitzen. Alle Zutaten mit Paprikasoße und Chili Sauce vermischen. Mit Tomaten anrichten.

ca. 813kcal, 14,5g Fett, 132g Kohlenhydrate, 27g Protein

Kartoffelspalten mit Tomatensauce

Schmeckt so lecker, dass ich sie manchmal mittags und abends esse.

750g Kartoffeln (alle Sorten, auch Süßkartoffeln oder Kürbis geeignet)
250g Tomaten, passiert
1 Romanasalatherz

Kartoffeln in Spalten schneiden und im Backofen für 40-50 Minuten bei 200 Grad backen (oder bis sie schön goldbraun sind).

Lege sie dazu auf Backpapier. Kein Fett oder Öl hinzugeben. Passierte Tomaten gibt es überall fertig zu kaufen. Achte auf die Inhaltsangabe. Es sollten nur Tomaten, Wasser und Salz als Zutaten aufgeführt sein (z.B. *Freshona Passierte Tomaten*, bei Lidl). Erhitze 250g davon und koche so die passierten Tomaten so lange, bis etwas Wasser verdampft ist, sodass eine dickere Konsistenz entsteht. Fertig.

Dieses Gericht lässt sich natürlich auch wunderbar mit einer Suppe oder Ofengemüse ergänzen. Ich esse sehr gerne Erbsen dazu.

ca. 632kcal, 1g Fett, 123g Kohlenhydrate, 19,9g Protein

Leckere Möhrensuppe (fettarm + simpel!)

250g Möhren
1 TL Gemüsebrühe (Vorsicht, wird schnell salzig)
200ml Tasse Reismilch

Die Möhren sehr fein raspeln und mit etwas heißem (ca. 1/4l) Wasser und Gemüsebrühe garkochen. Ein wenig abkühlen lassen, Reismilch hinzu. Mit Chili, Salz, Pfeffer (evtl. 1-2 TL Currypaste) abschmecken.

ca. 160kcal, 2,5g Fett, 31g Kohlenhydrate, 2,7g Protein

Pizza vegan

200g Pizzaboden (fettarme Fertigmischung oder Rezept unten)
Belag:
125g Tomaten, passiert
½ Paprika gelb
½ Paprika rot
½ Paprika grün
3 braune Champignons
1 EL Maiskörner aus der Dose

Passierte Tomaten auf den Pizzaboden streichen, Champignons in Scheiben schneiden, Paprika in kleinere Würfelchen schneiden und mit dem Mais die Pizza belegen.
Auf Backpapier bei 220 Grad 10-15 Minuten goldbraun backen.

Pizzateig:
7 Tassen Vollkornmehl (oder weißes Mehl)
ca. 3 Tassen Wasser
1 TL Trockenhefe
1 TL Salz

Die Zutaten vermengen und so lange kneten, bis ein weicher Teig entstanden ist. Sollte der Teig zu kleberig sein, ein wenig Mehl hinzufügen. Am besten legt man den Teig in eine Schüssel, bedeckt ihn mit Klarsichtfolie und stellt ihn für 18-24 Stunden in den Kühlschrank. Am nächsten Tag kann man daraus 3-6 Pizzaböden formen (je nach gewünschter Größe und Dicke). Wenn man möchte, kann man den Teig auch wunderbar einfrieren.

ca. 600kcal, 4g Fett, 105g Kohlenhydrate, 21,9g Protein

Karottenkuchen (fettfrei)

½ kg Karotten
1 Tasse entsteinte Datteln
1 großer oder 2 kleine rote Äpfel
¾ Tasse Kokosmehl (oder Weizen- oder Vollkornmehl)
¼ Tasse Wasser
1 EL Zitronensaft (bei unbehandelter Zitrone auch Schale davon)
1 TL Vanille-Extrakt (oder 1 Pck. Vanillezucker)
1 TL gemahlener Zimt
½ TL gemahlene Muskatnuss (optional)
¼ TL Meersalz

Datteln für mindestens 15 Minuten (besser 1h oder auch über Nacht) in warmem Wasser einweichen. Ich habe die Datteln auch schon für 24h in Wasser in den Kühlschrank gelegt. Äpfel schälen, entkernen, raspeln. Die Karotten fein raspeln und mit den restlichen Zutaten vermischen.
Bei 180°C 40-50 Minuten backen. Nach Erkalten kann man ihn mit Puderzucker bestreuen.

Vegane Lebensmittel aus dem Supermarkt

Diese tolle Liste[238] haben wir auf *www.deutschlandistvegan.de* entdeckt (schöne Domain mit hunderten von interessanten Artikeln) und stammt aus der Feder der veganen Bloggerin Linda aus dem Frankenthal. Man muss nicht ständig zum Reformhaus oder Bioladen rennen. Auch im ganz normalen Supermarkt gibt es viel mehr vegane Lebensmittel, als wir glauben. Linda schreibt: "Die Liste verfolgt vor allem den Zweck zu zeigen, dass mehr Produkte vegan sind als man denkt und sich vegan zu ernähren gar nicht so schwierig ist. Die Supermarkt-Kette *Tegut* hat auf ihrer Seite eine Liste aller veganer Produkte veröffentlicht. Ich nenne hier einige vegane Produkte, die man im ganz normalen Supermarkt kaufen kann (ohne Anspruch auf Vollständigkeit, denn dann wäre die Liste megalang)."
Es ist einfach genial, wie viele Produkte es bereits gibt, und es gibt täglich mehr und mehr. *Wir haben uns daher erlaubt, die tolle Liste von Linda mit ein paar weiteren Lieblingsprodukten zu ergänzen.* Auch wenn viele der Produkte auf der Liste nicht wirklich gesund sind, haben sie alle einen wichtigen Vorteil: sie sind ganz ohne tierische Produkte hergestellt.

Kuchen und Süßkram/Knabberzeug:

Coppenrath & Wiese Apfelstrudel
Ditsch Laugenbrezeln
Schneekoppe Sandkuchen Backmischung
CroustiPâte Croissants (und CroustiPâte Schoko Croissants)

Knack & Back Croissants zum Aufbacken
Haribo (ColaKiss, Saure Gurken, Jelly Beans, Sour Snup Apfel/Erdbeere)
Mr. Tom
Reiswaffeln mit Zartbitter-Schokolade
Manner Neapolitaner Waffeln
TIP Mint Täfelchen, *bei Real*
Oreo Kekse
Mon Cherí
Ritter Sport Marzipan , Ritter Sport Halbbitter, Ritter Sport Edelbitter
Beachte:
www.ritter-sport.de/blog/2012/06/20/ritter-sport-neues-zur-veganen-schokolade
Lindt (Zartbitterschokolade 52%, Hauchdünne Täfelchen Edelbitter, Zartbitter Schokostick 52%)
Zentis Edel-Marzipan Kartoffeln
Chio Chips (Ready Salted, Hangover)
Chio Tortilla Chips (Hot Chili, Original Salted)
Chio Roll it! (Tortilla Rolls) Sweet Chili
Chio Dip! (Hot Salsa, Mild Salsa, Spicy Barbecue)
Chio Mikrowellen Popcorn (süß, salzig, karamell)
Chipsfrisch (Oriental, gesalzen, Peperoni, Salsa de Brasil)
Funnyfrisch (Kessel Chips Rosmarin & Meersalz, Natürlich Atlantik Meersalz, Riffels Naturell, Ofen Chips Meersalz)
Rewe Bio Dinkel Knusperbrezeln mit Sesam
Lorenz Wilde Locken Erdnuss, Lorenz Saltletts Sticks

Veganes Eis:

Diverse Sorbets
Langnese Capri
Valsoia 4 Nusshörnchen (wie Cornetto), *bei Kaufland, Real und Edeka*
Valsoia il Gelato (wie Magnum), *bei Kaufland, Real und Edeka*
Soja Vanille von Mio, *bei Kaufland*
Soja Stick Vanille (wie Magnum), *bei Kaufland*
Lupinesse, bei Edeka und Globus
Bosco Chocolate Syrup

Statt Honig:

Ahornsirup
Agavendicksaft
Zuckerrüben-Sirup
Schneekoppe Frühstückssirup mit Honiggeschmack
Schneekoppe Cremiger Genuss mit Honigaroma

Statt Milch:

Haselnussdrink und Mandeldrink (von Alpro)
Hafermilch (von der Firma Kölln)
Reisdrink (von diversen Anbietern)
Sojadrink (von diversen Anbietern)

Statt Käse:

Wilmersburger Scheiben (mehrere Sorten), *bei Globus*
Wilmersburger Pizzaschmelz
Mandelmus, z.B. von Alnatura bei dm (zum Überbacken nehmen)
Hefeflocken (zur Herstellung von Hefeschmelz o. als Parmesan-Ersatz)

Statt Pudding:

Alpro Soja Dessert
Dr. Oetker Pudding-Pulver

Statt Wurst:

Hobelz Aufschnitt *bei Globus* (wie Lyoner)
Hobelz Rustikal *bei Globus* (wie Salami)
Hobelz Hot Dog Classic Würstchen, *bei Globus*
Veggie Life Velami (wie Salami), *bei Rewe, Edeka oder HIT*
Veggie Life Kids Lieblingswurst (wie Schinken), *bei Rewe, Edeka o. HIT*
Veggie Life Prima Lieblingswurst, *bei Rewe, Edeka oder HIT*
Veggie Life Rostbraten, *bei Rewe, Edeka oder HIT*
Bio Zentrale Brotaufstrich Gemüse rein pflanzlich bei *Rewe* (lecker!)
weitere diverse pflanzliche Aufstriche z.B. von Schneekoppe und verschiedene Eigenmarken, auch Alnatura, bei *dm*

Statt Butter:

Deli Reform Margarine
Alsan
Sojola

Süße Aufstriche:

Schneekoppe Nuss-Nougat-Creme, *bei Real*
Edler Kakao – Schokoladen Brotaufstrich, *bei Netto*
Penotti Schokoaufstrich, *bei Netto*
Cremino – Dunkle Creme mit Kakaosplittern, *bei Penny*
Zartbitter-Schokoaufstrich von Alnatura, *bei dm*
Lotus Spekulatius-Auftsrich, *z.B. bei Real*
Diverse Marmeladen

Außerdem die oben erwähnten Honigalternativen von Schneekoppe.

Tofu / Fleischersatz:

Tofu gibt es wirklich überall, auch sogenannte Fleischersatzprodukte und vegane Fertiggerichte. *Eine große Auswahl hat z.B. Aldi Süd, REWE oder Edeka, aber auch Real* (z.B. Gyros, Bolognese, Schnitzel usw.).

Veggie Life, *bei REWE und Edeka*

Vegetaria, *bei Real und Kaufland*: Schnitzel, Frikadellen, Burger Patties, Hackbällchen, Gyros, Bolognese und Granulés

Tofu Life, *bei Aldi Süd*: Sojaschnitzel, Veggie-Burger, Veggie-Würstchen, Veggie-Gulasch, feine Bratstreifen Gartengemüse, zart geräucherter Veggie-Aufschnitt, Veggie-Toskana Bällchen, Soja Veggie Knusperstäbchen,Veggie-Bolognese und Tofu, außerdem pflanzliche Aufstriche

Und weil es im Supermarkt immer schon Ende August **Weihnachtskram** zu kaufen gibt:

Quality Edel-Marzipan Stollen, *Real*
Edelmarzipan Stollen, *Edeka*
Das Exquisite Edelmarzipan Stollen, *bei Rossmann*
Lindt Weihnachtsmann Edelbitter 60%
After Eight Weihnachtsmann
Rausch 10 Kleine Weihnachts-Männer, *bei Rewe*
Borggreve Gewürz Spekulatius
Wicklein Nürnberger Spekulatius
Coppenrath Feiner Gewürz Spekulatius
Schulte Feingebäck Feine Dominosteine, *bei Rossmann und Globus*
Wicklein Diabetiker Domino-Steine
Favorina Dominosteine mit Zartbitter-Schokolade, *bei Lidl*
Weis Magenbrot

Es gibt eine vegane Supermarktkette. Es ist die erste vegane Supermarktkette in Europa. Da draußen tut sich was, Leute. Einfach genial! Die Supermarktkette *Veganz* gibt es bisher in Berlin (2x), Hamburg, Frankfurt, München, Essen, Leipzig, Wien und Prag. Wir wünschen viel Erfolg.

Vegane Alternativen für Lebensmittel

Du hast ein Lieblingsrezept und möchtest probieren, es vegan zu kochen/backen? Hier ein paar Alternativen einzelner Lebensmittel, die Du verwenden kannst:

Milch
Hafermilch, Kokosmilch, Reismilch, Mandelmilch, Sojamilch

Joghurt
veganer Joghurt, Seidentofu, angedickte Sojamilch (Zitronensaft)

Sahne
Kokosmilch, Sojasahne, Hafersahne

Butter, Margarine
Vegane Margarine

Käse
Veganer Käse, Tahin (Paste aus feingemahlenen Sesamkörnern. Tahin stammt aus der arabischen Küche und ist eine Grundzutat des Hummus), Nährhefe

Eier (beim Backen)
sehr reife Bananen, Apfelmus, Tomatenmark, Ei-Ersatz-Pulver

Rührei
Tofu (am besten Seidentofu)

Quark
Tofu

Fleisch
Tofu, Seitan, Sojagranulat, Sojaschnitzel

Zum Binden
Mehl, Sojasahne, Agar-Agar, eingeweichte Leinsamen

Erfahrungen und Success Stories

Star McDougallers
Tägliche Motivation kann man auf der Website von Dr. McDougall finden. Es gibt sehr viel zu lesen von den sogenannten „Star McDougallers“, die über ihre Erfahrungen berichten. Du kannst zwischen Video-Berichten und verfassten Erfolgsgeschichten wählen.
Link: *www.drmcdougall.com/health/education/health-science/stars/*

***RT4* Video-Testimonial**
Ein inspirierendes und sehr motivierendes Video, in welchem Menschen von ihren tollen Erfolgen berichten.
Link: www.youtube.com/watch?v=myDYR-8VPlo
Dauer: 6:20, *Englisch*

***RT4* Testimonials**
Link: www.facebook.com/photo.php?fbid=736095543124400

***RT4* Erfahrungen und Austausch**
An dieser Stelle kann man sich der *RT4* FB-Gruppe anhängen und wird bei Fragen von Admins betreut.
Link: www.facebook.com/groups/rawtill4

Ausstieg

Immer mehr Menschen wissen, dass tierische Proteine Auslöser und Grund für viele schwere und tödliche Krankheiten sind. Tierische Produkte zu reduzieren oder komplett aus der Ernährung zu streichen ist ein wichtiger und entscheidender Schritt in ein gesünderes und glücklicheres Leben. Selbst der Ansatz „ich esse und verwende weniger tierische Proteine" macht gesünder, schließt niemanden vom sozialen Leben aus und ist nicht nutzlos. Sobald dieser Schritt getan ist, dürfen wir uns ruhig ganz stolz auf die Schulter klopfen: Was für ein Erfolg! Weiter so!

Ich glaube, dass es ein riesiger Erfolg ist, wenn Menschen sich zumindest bemühen, etwas in der gewohnten Ernährung zu ändern. Nicht alle sind dafür bereit. Mein Schwager arbeitet im medizinischen Sektor. Er berichtete mir, dass die meisten Menschen, sobald sie erfahren, dass sie Diabetes, Bluthochdruck oder ähnliche Krankheiten haben, nichts oder nur wenig in ihrer Lebens- oder Ernährungsweise verändern. Sobald sie Tabletten einnehmen, welche die Symptome verbessern, sind sie damit völlig zufrieden. Ich war erschrocken darüber, und konnte es erst gar nicht glauben. Dann hörte ich ähnliche Berichte von anderen Ärzten. Schlussendlich erlebte ich Ähnliches bei meiner Mutter, die übergehwichtig an Diabetes erkrankt ist und nun seit Jahren Tabletten einnehmen muss. Hat sie etwas geändert? Leider nicht. Es kann mitunter ein sehr frustrierender Prozess sein, wenn man Menschen in seinem Umkreis von den neuesten Erkenntnissen informiert und bei denen, die es vermutlich am nötigsten hätten, leider nichts bewirken kann. Sei nicht enttäuscht, wenn Du dieselbe Erfahrung machst. Im Endeffekt können wir niemandem eine bestimmte Ernährungsweise vorschreiben. Wir können sie nur vorleben und ein Vorbild sein. Lasst uns gesund sein, schlank sein und lasst uns kein resigniertes Dasein mit Pillen und Tabletten leben.

Obgleich es wichtig ist, mit Menschen zu reden, ihnen unser Wissen zu vermitteln, warne ich vor nutzlosen Auseinandersetzungen. Es geht nicht darum, ob 2 Datteln mehr oder weniger in unserer Diät gesünder sind und ob man sich hin und wieder etwas Ungesundes gönnt, was nicht auf dem Plan steht. Es gibt so viele Optionen, die diese Ernährungsweise einfach und besonders schön machen. Es geht um das Gesamtbild. Schlussendlich ist es nicht Perfektion, sondern Beharrlichkeit, die einen ans Ziel führt.

Persönlich habe ich aus der veganen Ernährung einige riesige Vorteile, nicht nur in meiner Gesundheit, auch in anderen Aspekten meines Lebens gewonnen. Ich bin definitiv eine ruhigere, optimistischere und offenherzige Person geworden. Ich bin schlanker geworden. Ich spare Geld. Es ist die größte Umstellung, die ich bisher in meinem Leben erlebt habe. Bisweilen ist es nicht nur die größte, aber auch die einfachste gewesen, die so viele Belohnungen für mich hat und – das weiß ich – noch haben wird. Ich bleibe dabei, keine Frage. Für jeden, der an Übergewicht oder an einer Essstörung leidet, oder an einer Krankheit leidet noch einmal mein Appell: bitte versuch diese Ernährungsweise. Lies die Bücher im Literaturverzeichnis. Du hast nichts zu verlieren. Alles, was Du gewinnen kannst, ist ein Übermaß an Glückseligkeit, Schlankheit und Gesundheit.

Wie erzählte Dr. Neal Barnard doch so schön in einem seiner Vorträge: „...now the third born child, you could be looking your mum in the eye and you could say: mum, you got hypercholesterolemia, you probably have atherosclerosis, she just thinks it's cute, big words, that's it. She's not paying any attention at all. So anyway, my mum goes to her doctor. He says: ‚Mrs. Barnard, sit down, you've been dealing with this high cholesterol level for too long, I'm writing a prescription for you now, for some cholesterol lowering medication and I want you to take it.' She says: 'OK. How long for?' and he says: 'I don't think you get it. You're going to take this medication for the rest of your life.' She says: 'Well, wait a minute. I have to think this over.' And she goes home and she picks up a book that I wrote called "Food for life". [...] She does it, she becomes a vegan. And six weeks later, she's been a vegan this whole time, she goes back to her doctor. Her cholestorol has dropped 80 points. This is a true story. The doctor thought he had a lab error. And he explained that to her. She goes: 'Thanks. Got the message. Bye.' She has a totally normal cholesterol level. She goes home, she picks up the phone 'Neal, why didn't you tell me about this before?' [audience laughter] So, anyway, my mum's light bulb has gone off. She decided, the whole world ought to be vegan. My mum is 79 years old. She's decided that everybody ought to be vegan, especially my dad. [audience laughter] But the thing is my dad grew up on a cattle ranch. But on the other hand he was part of this generation: the men don't know where the kitchen is in the house. He's been sitting at the dining room table for 55 years and the plates of food just come in. And when he is done the plates go away. And he has never shopped a day in his life and has never made a single meal. So my mum takes advantage of that fact. She goes to the health food store. And by the way, if you haven't been to the health food store lately, it's safe to go back, they've stopped playing folk music, the guy behind the counter is not named Sunshine, he doesn't have a tidied shirt, the soy milk is not a powder anymore, remember you had to mix it up and pour it really fast, before it precipitated. Well, they've got great products there now, my mum buys hotdogs that are not really hotdogs and she buys sliced turkey and chicken that's really made of soy or wheat, it's not really turkey or chicken. And she gives these all to my father. He has a hotdog and he knows it has a little bit lighter taste but it's fine, she must do that ‚whole-milk/skim-milk'-thing on him again. And she'll make him a *Baloney* sandwich that's a good bread, and *Phony Balony*, and sliced tomatoes, and cucumbers and lettuce and a little *Dijon* mustard and she gives it to my dad and he's happy with it. They've been doing this for five or six years. and I've got now two vegetarian parents, and only one of them actually knows it. [audience laughter]"[239]

Obgleich ich lange plante, das Buch mit der lustigen Geschichte von Dr. Barnard abzuschließen, habe ich meine Meinung für den richtigen Ausstieg geändert. An dieser Stelle, ganz zum Schluss, möchte ich mich mit einem Zitat von Prof. Campbell aus seinem Werk *China Study* verabschieden. Diese wenigen Sätze sind sehr lange, bis heute, in meinem Kopf geblieben.

> Ich traf so viele Menschen, die sagten: „Ich werde vielleicht nicht so lange leben wie Ihr Gesundheitsfanatiker, aber ich werde ganz sicherlich die Zeit, die mir verbleibt, genießen, und wann immer ich möchte, ein Steak essen, rauchen, wenn ich will, und alles andere tun, was ich möchte." Ich wuchs mit diesen Leuten auf, ging mit diesen Leuten zur Schule, und einige dieser Leute sind nun meine besten Freunde. Es ist nicht lange her, dass sich einer meiner besten Freunde einer schweren Krebsoperation unterzog und seine letzten

> Jahre gelähmt in einem Pflegeheim verbrachten. Während meiner vielen Besuche im Pflegeheim hatte ich jedes Mal ein Gefühl tiefer Dankbarkeit für meine Gesundheit, die mir trotz meines Alters immer noch beschieden ist."[240]

In diesem Sinne, sei gut zu Deinem Freund – Du hast nur diesen einen – und lasst es Euch gemeinsam gut gehen.

Hallo lieber Freund!

Vielen herzlichen Dank, dass Du Dich für dieses Buch entschieden hast. Über Feedback, Erfolgsgeschichten und Fragen zu meinen Büchern bin ich dankbar. Schreibe mir an ivijaeger@gmail.com. Für Hinweise bezüglich Unklarheiten bin ich dankbar, um sie in künftigen Ausgaben zu beseitigen.

Die Redaktion veröffentlicht eventuell ausgewählte Leserbriefe, Fragen, Testimonials und Erfahrungsberichte nach vorheriger Prüfung/Kürzung in der kommenden Ausgabe. Die Veröffentlichung erfolgt anonym oder mit Pseudonym.

Herzlichst,
Deine Anna

Literaturverzeichnis

Buchempfehlungen zum Thema Ernährung:

Harvey Diamond, Marilyn Diamond
Fit fürs Leben: Fit for Life,
Fit fürs Leben Teil 2

T. Colin Campbell, Thomas M. Campbell
The China Study
Die wissenschaftliche Begründung für eine vegane Ernährungsweise

Dr. John A. McDougall, MD
The Starch Solution
Eat the foods you love, regain your health, and lose the weight for good

Dr. Neal Bernard, MD
Iss dich fit (Org.: Iß dich fit): Die vitalisierende Kraft natürlicher Ernährung
Dr. Neal Barnard's Program for Reversing Diabetes

Dr. Caldwell B. Esselstyn Jr.
Prevent and Reverse Heart Disease:
The Revolutionary, Scientifically Proven, Nutrition-Based Cure

Douglas N. Graham
80/10/10 Diet: Balancing Your Health, Your Weight, and Your Life

Helmut Wandmaker
Rohkost statt Feuerkost

Andere Buchempfehlungen:

Stefan Frädrich
Luft! Ganz einfach Nichtraucher

Dr. Conor Farren
Overcoming Alcohol Misuse: A 28-Day Guide

Viktor Sommer
Jetzt ist es genug! Leben ohne Alkohol

Verweise

Die Videos, Filme und Webseiten in diesem Kapitel sollte man einfach gesehen haben. Ich hoffe, dass sie weitergereicht und verlinkt werden und somit einer immer breiteren Masse zugänglich gemacht werden.

Videos:

Vortrag von Gary Yourofsky, „*Tiere haben Rechte. Animal Rights.*"
Rede vom 8.7.2010, Georgia, USA
Link: www.adaptt.org/videos.html
Dauer: 1:10:19, *Englisch mit deutschen Untertiteln*
(Klicke auf „Gary's Speech at GA Tech" und wähle Deine Sprache aus)

Vortrag von Dr. Doug Lisle, Ph.D., "*How to Lose Weight Without Losing Your Mind*" (Channel: *Forks Over Knives*), hochgeladen am 11.01.2012, Rede vom 8. Januar, 2012, Day Adventist Chruch in Redondo Beach, CA, USA, *Link: www.youtube.com/watch?v=xAdqLB6bTuQ*
Dauer: 1:14:47, *Englisch*

Vortrag von John McDougall „*The food we were born to eat*" (Channel: *TEDxTalks www.tedxfremont.com*), veröffentlicht am 04.12.2012. What food habits do all great civilizations have in common? John McDougall suggests that starch-based diets are the foods humans were born to eat. He has been studying, writing, and speaking out about the effects of nutrition on disease for over 40 years and is a bestselling author of several titles, including The Starch Solution.
Link: www.youtube.com/watch?v=d5wfMNNr3ak
Dauer: 17:20, *Englisch*

Vortrag von John McDougall „*The Starch Solution*" (Channel: *VegSource*), hochgeladen am 20.11.2010. This talk is by John McDougall MD from the VegSource Healthy Lifestyle Expo 2010.
This truth is simple and is, therefore, easy to explain. You must eat to live. But the choice of what you eat is yours. There is an individual, specific diet that best supports the health, function, and longevity of each and every animal. The proper diet for human beings is based on starches. The more rice, corn, potatoes, sweet potatoes, and beans you eat, the trimmer and healthier you will be – and with those same food choices

you will help save the Planet Earth too.
Link: www.youtube.com/watch?v=4XVf36nwraw
Dauer: 1:15:23, *Englisch*

Vortrag von Dr. Neal Barnard: *„Breaking The Food Seduction“* (Channel: dowhatuwill), veröffentlicht am 29.09.2012. Whether you're drawn to chocolate, cookies, potato chips, cheese, ice cream or burgers and fries, we all have foods we can't seem to resist—foods that sabotage our best efforts to lose weight and improve our health. These foods are winning the battle—but that's because we're fighting it in the wrong place. As physician and leading health researcher Dr. Neal Barnard explains in his groundbreaking book, Breaking the Food Seduction: The Hidden Reasons Behind Food Cravings—and Seven Steps to End Them Naturally, banishing these cravings is not a question of willpower or psychology—it's a matter of biochemistry. Based on the author's research and that of other leading investigators at major universities, his book reveals the diet and lifestyle changes that can break these stubborn craving cycles.
Neal D. Barnard, M.D., aged 58, is an American physician, author, clinical researcher, and founding president of the Physicians Committee for Responsible Medicine (PCRM), an international network of physicians, scientists, and laypeople who promote preventive medicine, conduct clinical research, and promote higher standards in research. An advocate of low-fat vegan diets, he has also conducted research into alternatives to animal experimentation and has been active in the animal protection movement. As of 2012, he is an adjunct associate professor of medicine at the George Washington University School of Medicine and Health Sciences, serves as president of The Cancer Project, and heads the Washington Center for Clinical Research, a PCRM subsidiary. Barnard is the author of more than 50 published research papers on nutrition and its impact on human health, and over a dozen books, including The 21-Day Weight Loss Kickstart (2011), Dr. Neal Barnard's Program for Reversing Diabetes (2007), and the beforementioned Breaking the Food Seduction (2003). Collectively these have sold over 2 million copies.
Link: www.youtube.com/watch?v=XXFazS_GWjQ
Dauer: 56:33, *Englisch*

Interview von CNN - Drs. Esselstyn and Ornish interview about Bill Clinton going Vegan, hochgeladen am 25.09.2010, USA
Link: www.youtube.com/watch?v=p4hbV4RgzI8
Dauer: 9:11, *Englisch*

Informationsvideo "*Dr. Tel Oren (MD): The Truth about Protein*" (Channel: PacificVegan), hochgeladen am 07.10.2011. Talk at 2011 World Vegetarian Festival Weekend in San Francisco California sponsored by the San Francisco Vegetarian Society.
Link: www.youtube.com/watch?v=aR9iz8d_Dj4
Dauer: 51:15, Englisch

Informationsvideo „*Der dumme Vegetarier*“ (Channel: *gesund&lecker*), hochgeladen am 15.01.2011. Der Titel „Der dumme Vegetarier“ hätte auch heißen können „Der schlaue Fleischesser“. Hier in diesem Beitrag werden umfangreiche Konsequenzen aus dem einen oder dem anderen Verhalten aufgedeckt und sollten jedem denkenden Menschen zu denken geben! *Link: www.youtube.com/watch?v=skkk7s16ZLY*
Dauer: 48:40, *Deutsch*

Fitnessvideo von Jillian Michaels „30 Day *Shred*“ (Channel: *BeFit*)
Level 1 will burn fat with this interval training fitness system, combining strength, cardio, and abs workouts that blast calories to get you shredded and ripped.
This workout is from Jillian Michael's the DVD *30 Day Shred.*
Link: www.youtube.com/watch?v=1Pc-NizMgg8
Dauer: 27:59, *Englisch*

Filme:

Gabel statt Skalpell
Der Dokumentarfilm *Gabel statt Skalpell* zeigt, dass die vegane Ernährung Krankheiten wie Herz-Kreislauf-Erkrankungen, Diabetes und Krebs vermeiden, mildern und heilen kann. Nachgewiesen wurde dies längst von unabhängigen Ärzten und Wissenschaftlern wie T. Colin Campbell (*China Study)* und Caldwell Esselstyn, die im Film auch ausführlich zu Wort kommen.

Fat Sick & Nearly Dead
Die sehenswerte Dokumentation. Erleben Sie, wie der 45-kg-übergewichtige und kranke Australier Joe Cross durch eine 60-tägige-Entgiftungs- und Saftkur mit frisch gepressten Obst- und Gemüsesäften seine Gesundheit wiedererlangt und dabei andere inspiriert. Was dabei herauskommt, ist nichts weniger als unglaublich!

SuperSize me
Super Size Me ist ein Dokumentarfilm des US-Regisseurs Morgan

Spurlock. Als Kritiker von Fast-Food-Ketten sieht er deren Produkte als wichtige Ursache für das in den USA weit verbreitete starke Übergewicht. Für seinen Dokumentarfilm setzte sich Spurlock einem ungewöhnlichen Selbstversuch aus: unter medizinischer Aufsicht nahm er 30 Tage lang nichts anderes als Produkte von McDonald's zu sich.

Got the facts on milk
Auch bekannt unter dem Titel: *The Milk Documentary.*
„Got the facts on milk„ ist ein sehr interessanter und unterhaltsamer aber beunruhigender (auf Fakten basierender) Dokumentarfilm über die Auswirkungen der Milch auf unseren Körper. Mit T.C. Campbell, Autor von *China Study.*

May I Be Frank
Eine unterhaltsame Dokumentation: Der 54-jährige Frank Ferrante ist nach einem Leben von Alkohol- und Drogenmissbrauch stark übergewichtig und krank. Gemeinsam mit seinen Freunden beschließt er, den Kampf gegen sein Übergewicht und seine Krankheit aufzunehmen.

Webseiten:

Unsere neue ***YBYF*** Facebook-Gemeinschaft unter „YBYF“

Physicians Committee for Responsible Medicine
Dr. Barnard's Blog: *www.pcrm.org/nbBlog/*

The latest in Nutrition Related Research
Michael Greger M.D.: *www.nutritionfacts.org*

The World Peace Diet: Dr. Will Tuttle: *www.worldpeacediet.com/*

Dr. McDougall's Health & Medical Center: *www.drmcdougall.com*

Happy Cow: The healthy eating guide (auch als App)
www.happycow.net

RT4
Freelee Bell: *www.youtube.com/user/Freelea*
Harley Johnstone: *www.youtube.com/user/durianrider*

ADAPTT
Animals deserve absolute protection today and tomorrow
Gary Yourofsky: *www.adaptt.org*

“I have heard one doctor call high-protein, high-fat, low-carbohydrate diets “make-yourself-sick” diets, and I think that’s an appropriate moniker. You can also lose weight by undergoing chemotherapy or starting a heroin addiction, but I wouldn’t recommend those, either.”

~ T. Colin Campbell

“Man darf nicht essen, was ein Gesicht hat.”

~ Paul McCartney, Musiker, Singer-Songwriter, Komponist

“The only thing you’ll regret about going vegan is that you didn’t do it sooner. “

~ Ignatz Ziller II

Ebenfalls erhältlich

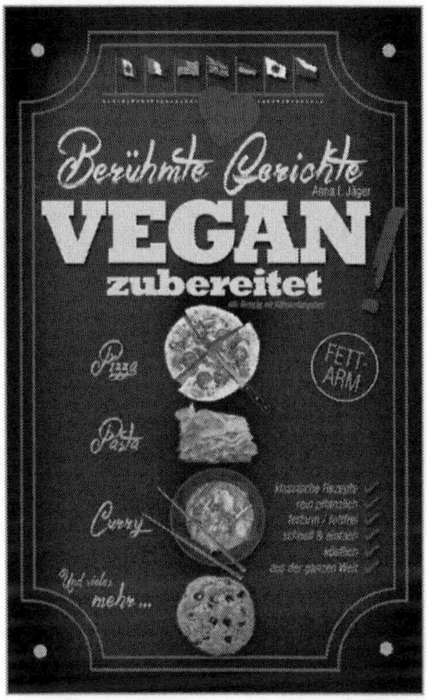

Berühmte Gerichte VEGAN zubereitet!

Klassische Rezepte rein pflanzlich genießen - *fettarm, schnell & köstlich!*

Wenn Du denkst, dass die vegane Ernährung langweilig ist und Du mit ihr nie wieder geschmackvolle, klassische, weltberühmte Speisen genießen kannst, dann muss ich Dich leider enttäuschen! In diesem Buch voller veganer und fettarmer Rezepte findest Du eine Sammlung von vielen köstlichen, veganen Rezepten Speisen, die wenig Fett enthalten, aber voller Geschmack sind. Genieße weiterhin einige Deiner Lieblingsgerichte aus der ganzen Welt, darunter Pfannkuchen, Pizza, Pasta, Muffins und viele mehr!

♥ Rein vegane, leckere Rezepte ohne Milch- oder Fleischprodukte
♥ Schnelle und einfache Rezepte (viele unter 30 Minuten)
♥ Alle Rezepte mit Foto
♥ Alle Rezepte mit Nährwertangaben
♥ Alle Rezepte fettarm
♥ Alle Rezepte mit interessanten Fakten

Erhältlich als Kindle Edition und als **schön gestaltete Taschenbuch-Ausgabe** mit 84 Seiten, vollfarbig, im Großformat: ca. 21 x 28 cm.

ISBN-13: 978-1511655286
ISBN-10: 1511655283

NEU erhältlich

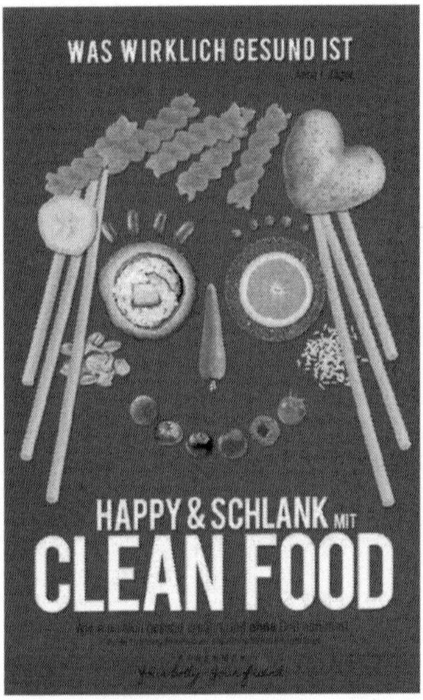

Happy & schlank mit Clean Food

Basierend auf wissenschaftlichen Erkenntnissen

Wir können unseren Gemütszustand maßgeblich verbessern, indem wir zu den richtigen Lebensmitteln greifen. Mit ihnen beeinflussen wir unsere Gesundheit, Lebenszeit, Lebensqualität und die Zahl auf der Waage.

Was bedeutet "gesunde Ernährung" genau, und was deckt sie ab? Welche Lebensmittel sind besonders gesund und welche machen besonders krank? Mit welchen kann man besonders schnell abnehmen? Und welche machen besonders glücklich?

Freue Dich auf folgende Themen:

♥ Was genau Clean Food ist
♥ Wie man sich glücklich isst (inkl. Tabellen und Anleitung)
♥ Warum man mit Clean Food eine Essstörung und Depressionen überwinden kann
♥ Welche Vor- und Nachteile eine kohlenhydrat**reiche** Ernährung hat
♥ Welche Vor- und Nachteile eine kohlenhydrat**arme** Ernährung hat
♥ Mit welchen erstaunlichen Ergebnissen man nach 24h rechnen kann

Das Buch beinhaltet Clean Food im Überblick inkl. Kapitel für Veganer, Vegetarier und Fleischesser.

Erhältlich als Kindle Edition und als Taschenbuchausgabe.

ISBN-13: 978-1515102977
ISBN-10: 1515102971

Hinweise, Rechtliches und Impressum

Ähnlichkeiten oder mögliche Übereinstimmungen mit real existierenden Personen oder Gegebenheiten sind rein zufällig und nicht beabsichtigt.

Wir sind um die Richtigkeit und Aktualität der in diesem Buch bereitgestellten Informationen bemüht. Trotzdem können Fehler und Unklarheiten nicht vollständig ausgeschlossen werden. Wir übernehmen deshalb keine Gewähr für die Aktualität, Richtigkeit, Vollständigkeit oder Qualität der bereitgestellten Informationen. Für Schäden materieller oder immaterieller Art, die durch Nutzung oder Nichtnutzung der dargebotenen Informationen bzw. durch die Nutzung fehlerhafter oder unvollständiger Informationen unmittelbar oder mittelbar verursacht werden, haften wir nicht, sofern uns nicht nachweislich vorsätzliches oder grob fahrlässiges Verschulden zur Last fällt. Für Hinweise auf Fehler oder Unklarheiten sind wir dankbar, um sie in künftigen Ausgaben zu beseitigen.

Haftung des Verfassers bzw. des Verlages und seiner Beauftragten für Personen-, Sach- und Vermögensschäden ausgeschlossen.

„Dein Körper – Dein Freund, Your body – Your friend
Welche Nahrung er zum Gesundsein, Schlanksein, Glücklichsein braucht.
Basierend auf wissenschaftlichen Erkenntnissen“ von Jäger, Anna, I.;
herausgegeben von: Anna I. Jäger, Red. Guer, Engelthaler Str. 73, 60435
Frankfurt am Main, Deutschland
Kontakt: ivijaeger@gmail.com

2. Ausgabe (Version 2.6)

Korrekturleserin: Claudia Stein
Bildnachweis: Foto Titel © Brad Pict - Fotolia.com
Stand: 21. Juli 2015

Anmerkungen

Angegeben sind Quellen zu Inhalten, die nicht in Standardlehrbüchern zu finden sind.

---

[1] John McDougall and Mary McDougall, *The Starch Solution: Eat the Foods You Love, Regain Your Health, and Lose the Weight for Good!*, Reprint (29. Juli 2013) (New York, USA: Verlag Rodale Inc., 2013), S. 20.
Original: Too few people know that for free they can have all the health and beauty that money can't buy. (Übersetzung v. Verf.)
[2] Neal Barnard, MD, *Iss dich fit*, trans. Sebastian Vogel (Reinbek bei Hamburg: Rowohlt Verlag GmbH, 1998), S. 9f.
[In allen Zitaten aus dieser Quelle wurde die Rechtschreibung der neuen deutschen Rechtschreibung angepasst.]
[3] Doug Lisle, Ph.D., "How to Lose Weight Without Losing Your Mind" (Redondo Beach, CA, USA, August 1, 2012), https://www.youtube.com/watch?v=xAdqLB6bTuQ.
[4] Barnard, MD, *Iss dich fit*, S. 252.
[5] Lisle, Ph.D., "How to Lose Weight Without Losing Your Mind."
Original: You don't need to be doing what everybody thinks you need to be doing. [...] You don't have to eat less, you don't have to push yourself away from the table, you don't have to frustrate yourself and consider yourself, that you did a "good job" if you didn't eat very much. If you didn't eat very much today, and you just thought that you did a good job, then I will tell you: You just made a big mistake. You just set yourself up for failure tomorrow. (Übersetzung v. Verf.)
[6] o. V., "Zucker - Auswirkungen auf den Körper," *Zentrum der Gesundheit*, August 27, 2014, http://www.zentrum-der-gesundheit.de/zucker.html.
[7] vgl. Barnard, MD, *Iss dich fit*, S. 239.
[8] vgl. *Longer Life Within Walking Distance*, 2014, http://www.youtube.com/watch?v=2yftnkZcoPg&feature=youtube_gdata_player.
[9] Barnard, MD, *Iss dich fit*, S. 245.
[10] vgl. minnesota-experiment de R. Gawlick-Internetdienstleistungen, "Das Minnesota-Experiment - Informationen rund um das Hungerexperiment von Ancel Keys," *minnesota-experiment.de*, October 4, 2013, http://www.minnesota-experiment.de/.
[11] o. V., "Set-Point-Theorie," *Set-Point-Theorie - gesundheit.de*, May 23, 2012, http://www.gesundheit.de/ernaehrung/diaeten/weitere-diaeten/set-point-theorie.
[12] Barnard, MD, *Iss dich fit*, S. 236f.
[13] vgl. Jonathan Bailor, "How To Lower Your Set-Point Weight," *Smarter Science of Slim, SANE Solution*, January 21, 2012, http://thesmarterscienceofslim.com/how-to-lower-your-set-point-weight/.
Zitiert nach (Quellenverweis):
• Bray GA: Effect of caloric restriction on energy expenditure in obese patients. Lancet 1969; 2:397-398
• Geissler CA, Miller DS, Shah M: The daily metabolic rate of the postobese and the lean. Am J Clin Nutr 1987; 45:914-920
• Haines H, Hackel Db, Schmidt-Nielsen K. Experimental Diabetes Mellitus Induced By Diet In the Sand Rat. Am J Physiol. 1965 Feb;208:297-300. Pubmed

Pmid: 14259964.
• Jéquier E. Leptin signaling, adiposity, and energy balance. Ann N Y Acad Sci. 2002 Jun;967:379-88. Review. PubMed PMID: 12079865.
• Keesey RE, Powley TL. The regulation of body weight. Annu Rev Psychol. 1986;37:109-33. PubMed PMID: 3963779.
• Keys, Ancel. The Biology of Human Starvation: Volume I. Minneapolis: University of Minnesota Press, 1950. Print.
• Leibel RL, Hirsch J: Diminished energy requirements in reduced-obese patients. Metabolism 1984; 33:164-170
• Leibel RL, Rosenbaum M, Hirsch J. Changes in energy expenditure resulting from altered body weight. N Engl J Med. 1995 Mar 9;332(10):621-8. Erratum in: N Engl J Med 1995 Aug 10;333(6):399. PubMed PMID: 7632212.
• Obesity and leanness. Basic aspects. Stock, M., Rothwell, N., Author Affiliation: Dep. Physiology, St. George's Hospital Medical School, London Univ., London, UK.
• Peckham SC, Entenman C. The influence of a hypercaloric diet on gross body and adipose tissue composition in the rat. Res Dev Tech Rep. 1962 Feb 5:23. PubMed PMID: 14484833.
• Ravussin E, Burnand B, Schutz Y, et al: Energy expenditure before and during energy restriction in obese patients. Am J Clin Nutr 1985; 41:753-759
• Rosenbaum M, Murphy EM, Heymsfield SB, Matthews DE, Leibel RL. Low dose leptin administration reverses effects of sustained weight-reduction on energy expenditure and circulating concentrations of thyroid hormones. J Clin Endocrinol Metab. 2002 May;87(5):2391-4. PubMed PMID: 11994393.
• Rothwell NJ, Stock MJ. Energy expenditure of 'cafeteria'-fed rats determined from measurements of energy balance and indirect calorimetry. J Physiol. 1982 Jul;328:371-7. PubMed PMID: 7131317; PubMed Central PMCID: PMC1225664.
• Rothwell NJ, Stock MJ. Regulation of energy balance in two models of reversible obesity in the rat. J Comp Physiol Psychol. 1979 Dec;93(6):1024-34. PubMed PMID: 521518.
• Sclafani A, Springer D. Dietary obesity in adult rats: similarities to hypothalamic and human obesity syndromes. Physiol Behav. 1976 Sep;17(3):461-71. PubMed PMID: 1013192.
• Shah M, Miller DS, Geissler CA. Lower metabolic rates of post-obese versus lean women: Thermogenesis, basal metabolic rate and genetics. Eur J Clin Nutr. 1988 Sep;42(9):741-52. PubMed PMID: 3181107.
• Tordoff MG. Obesity by choice: The powerful influence of nutrient availability on nutrient intake. Am J Physiol Regul Integr Comp Physiol. 2002 May;282(5):R1536-9. PubMed PMID: 11959698.
• Weigle DS, Sande KJ, Iverius PH, Monsen ER, Brunzell JD. Weight loss leads to a marked decrease in nonresting energy expenditure in ambulatory human subjects. Metabolism. 1988 Oct;37(10):930-6. PubMed PMID: 3173112.
• Friedman JM, Halaas JL. Leptin and the regulation of body weight in mammals. Nature. 1998 Oct 22;395(6704):763-70. Review. PubMed PMID: 9796811.
• Jéquier E. Leptin signaling, adiposity, and energy balance. Ann N Y Acad Sci. 2002 Jun;967:379-88. Review. PubMed PMID: 12079865.
• Walks D, Lavau M, Presta E, Yang MU, Björntorp P. Refeeding after fasting: effects of dietary-induced obesity on energy balance regulation. Am JClin Nutr. 1983 Mar;37(3):387-95. PubMed PMID: 6338694.
• Dulloo AG, Girardier L. Adaptive changes in energy expenditure during

refeeding following low-calorie intake: evidence for a specific metabolic component favoring fat storage. Am J Clin Nutr. 1990 Sep;52(3):415-20. PubMed PMID: 2393003.
• Björntorp P, Yang MU. Refeeding after fasting in the rat: effects on body composition and food efficiency. Am J Clin Nutr. 1982 Sep;36(3):444-9. PubMed PMID: 7113950.
• Dulloo AG, Jacquet J, Girardier L. Autoregulation of body composition during weight recovery in human: The Minnesota Experiment revisited. Int J Obes Relat Metab Disord. 1996 May;20(5):393-405. PubMed PMID: 8696417.
• Layman DK. Dietary Guidelines should reflect new understandings about adult protein needs. Nutr Metab (Lond). 2009 Mar 13;6:12. PubMed PMID: 19284668; PubMed Central PMCID: PMC2666737.
• Ross R, Janssen I. Physical activity, total and regional obesity: dose-response considerations. Med Sci Sports Exerc. 2001 Jun;33(6 Suppl):S521-7; discussion S528-9. Review. PubMed PMID: 11427779.
[14] o. V., "Set-Point-Theorie."
[15] vgl. Bailor, "How To Lower Your Set-Point Weight."
[16] vgl. Stephan Guyenet, "Whole Health Source: The Body Fat Setpoint, Part IV: Changing the Setpoint," *Whole Health Source, Nutrition and Health Science*, January 31, 2010, http://wholehealthsource.blogspot.de/2010/01/body-fat-setpoint-part-iv-changing.html.
[17] Bailor, "How To Lower Your Set-Point Weight."
[18] vgl. *Restrictive Eating Calories In Vs Calories Out Only Work Short Term*, 2014,
http://www.youtube.com/watch?v=EQjAbQopBls&feature=youtube_gdata_player.
[19] Guyenet, "Whole Health Source."
[20] Bailor, "How To Lower Your Set-Point Weight."
[21] Guyenet, "Whole Health Source."
[22] vgl. Jonathan Bailor, "Ep.4 - Lower Your Set-Point, Kant, & Smarter Exercise," *Smarter Science of Slim, SANE Solution*, July 16, 2012,
http://thesmarterscienceofslim.com/ep-4-how-to-lower-your-set-point-weight-pragmitism-smarter-exercise-introduction/.
[23] Barnard, MD, *Iss dich fit*, S. 239.
[24] Harvey Diamond, *Fit fürs Leben / Fit for Life 2 von Harvey Diamond und Irmingard Hagen*, trans. Irmingard Hagen, 20th ed., vol. 2 (München: Wilhelm Goldmann Verlag, 1992), S. 472.
[25] Lisle, Ph.D., "How to Lose Weight Without Losing Your Mind."
Original: "Law of Satiety: Animals eating to fill satisfaction (satiety) in their natural habitat will - over time - eat neither too much or too little for optimum health." ~ Doug Lisle, Ph.D. (Übersetzung v. Verf.)
[26] Diamond, *Fit fürs Leben / Fit for Life 2 von Harvey Diamond und Irmingard Hagen*, 2:S. 94–95.
[27] vgl. Joachim Schüring, "Wie viele Zellen hat der Mensch?," *Wie viele Zellen hat der Mensch? - Spektrum der Wissenschaft*, July 27, 2003,
http://www.spektrum.de/frage/wie-viele-zellen-hat-der-mensch/620672.
[28] vgl. Simone Herzner, "Was sind eigentlich Kohlenhydrate?," *Was sind eigentlich Kohlenhydrate? | Apotheken Umschau*, December 4, 2012, http://www.apotheken-umschau.de/kohlenhydrate.
[29] o. V., "Zucker - Auswirkungen auf den Körper."
[30] John McDougall, "Salt Sugar Fat: How the Food Giants Hooked Us,"

McDougall Newsletter: July 2013, July 2013, https://www.drmcdougall.com/misc/2013nl/jul/ssf.htm.
[31] Fachredaktion Diabetes Aktuell, "Der Kohlenhydrat-Stoffwechsel," *Der Kohlenhydrat-Stoffwechsel*, January 2011, http://www.diabetes-aktuell.com/j-hcs-diabetes1/index.php?option=com_content&view=article&id=136&Itemid=26.
[32] vgl. Herzner, "Was sind eigentlich Kohlenhydrate?"
[33] Ibid.
[34] Wiebke Raue, "Kohlenhydrate (Zucker)," *Kohlenhydrate (Zucker) Einteilung der Kohlenhydrate Einfachzucker (Monosaccharide), Zweifachzucker (Disaccharide), Oligosaccharide*, April 25, 2013, http://www.onmeda.de/naehrstoffe/kohlenhydrate-einteilung-der-kohlenhydrate-3803-2.html.
[35] vgl. Ibid.
[36] Ulrike Becker, "Komplexe Kohlenhydrate: Basis der gesunden Ernährung," Pharmazeutische Zeitung, *PTA-Forum online*, (January 2, 2014), http://ptaforum.pharmazeutische-zeitung.de/index.php?id=4184.
[37] Herzner, "Was sind eigentlich Kohlenhydrate?"
[38] Simone Herzner, "Was ist eigentlich Stoffwechsel?," *Was ist eigentlich Stoffwechsel? | Apotheken Umschau*, May 9, 2012, http://www.apotheken-umschau.de/Ernaehrung/Was-ist-eigentlich-Stoffwechsel-175195.html.
[39] Ibid.
[40] Herzner, "Was sind eigentlich Kohlenhydrate?"
[41] Herzner, "Was ist eigentlich Stoffwechsel?"
[42] vgl. D. Feskanich et al., "Milk, Dietary Calcium, and Bone Fractures in Women: A 12-Year Prospective Study," *American Journal of Public Health* 87, no. 6 (June 1997): 992–97.
[43] Diamond, *Fit fürs Leben / Fit for Life 2 von Harvey Diamond und Irmingard Hagen*, 2:S. 344.
[44] vgl. Ibid., 2:S. 345–346.
[45] vgl. Ibid., 2:S. 380.
[46] Carina Steyer, "Kuhmilchproteinallergie: Grundlage der Allergie erforscht," Pharmazeutische Zeitung, *PTA-Forum online*, (January 2, 2014), http://ptaforum.pharmazeutische-zeitung.de/index.php?id=5196.
[47] Diamond, *Fit fürs Leben / Fit for Life 2 von Harvey Diamond und Irmingard Hagen*, 2:S. 344.
[48] Ibid., 2:S. 346.
Zitiert nach (Quellenverweis):
• Bahna, Sami L., M. D.: „Milchallergien" (Allergies to Milk). New York, Grune & Stratton, 1980
• Bahna, Sami L., M. D., et al.: „Kuhmilch-Allergie, Pathogenese, Manifestation, Diagnosen und Behandlung" (Cow's Milk Allergy, Pathogenesis, Manifestations, Diagnoses, and Management), in: „Advances in Pediatrics", Vol. 25, 1978, Seite 1.
• Gerrard, J. W., D. M., F. R. C. P.: „Milchallergie, Klinisches Bild und Vorkommen in der Familie" (Milk Allergy, Clinical Picture and Familial Incidence), in „Canadian Medical Association Journal", Vol. 97, 23. Sept. 1967, Seite 780.
• Murray, A. B.: „Kindernahrung und Allergie der Atemwege" (Infant Feeding and Respiratory Allergy), in: „Lancet", Vol. 1, 6. März 1971, Seite 497.
• Tommori, J., and Pal Osvath, Hajnalka Marton, and Helga Lehotzky.: „Studie über die Häufigkeit von Empfindlichkeit gegenüber Kuhmilch in Familien, deren

Kindern an Milchallergien oder Asthma leiden“ (Study of the Frequency of Cow’s Milk Sensitivity in the Families of Milk-Allergic and Asthmatic Children), in „Acta Allergol“, Vol. 28, Juli 1973, Seite 107.
[49] Barnard, MD, *Iss dich fit*, S. 208.
Zitiert nach (Quellenverweis):
• Remer, T., F. Manz. 1994. Estimation of the renalnet acid excretion by adults consuming diets containing variable amounts of protein. American Journal of Clinical Nutrition (59), 5.1356-1361.
[50] vgl. Diamond, *Fit fürs Leben / Fit for Life 2 von Harvey Diamond und Irmingard Hagen*, 2:S. 375.
[51] T. Colin Campbell and Thomas M. Campbell, *China Study: Die wissenschaftliche Begründung für eine vegane Ernährungsweise*, trans. Maria Michalitsch, 2nd ed. (Bad Kötzingen und München: Verlag Systemische Medizin AG, 2011), S. 218.
[52] Diamond, *Fit fürs Leben / Fit for Life 2 von Harvey Diamond und Irmingard Hagen*, 2:S. 362–363.
[53] Barnard, MD, *Iss dich fit*, S. 207.
[54] Diamond, *Fit fürs Leben / Fit for Life 2 von Harvey Diamond und Irmingard Hagen*, 2:S. 361.
Zitiert nach (Quellenverweis):
• Southern California Dental Association Journal, Vol. 31, Nr. 9, Sept. 1963.
[55] Barnard, MD, *Iss dich fit*, S. 205.
[56] vgl. Diamond, *Fit fürs Leben / Fit for Life 2 von Harvey Diamond und Irmingard Hagen*, 2:S. 376–377.
[57] Ibid., 2:S. 367–377.
[58] Barnard, MD, *Iss dich fit*, S. 74.
[59] Gary Yourofsky, “Georgia Tech Lecture: Animal Rights” (Georgia, USA, August 7, 2010), http://www.adaptt.org/videos.html.
[60] The New York Times, “CANCER INCREASING AMONG MEAT EATERS; Particularly Among the Foreign-Born Using Foods Derived from Diseased Animals. ADAMS’S CHICAGO FIGURES On the Other Hand, Italians and Chinese, Practically Vegetarians, Show the Lowest Mortality of All.,” *The New York Times*, September 23, 1907, http://query.nytimes.com/mem/archive-free/pdf?res=9502E1D81331E733A25757C2A96F9C946697D6CF.
[61] McDougall and McDougall, *The Starch Solution: Eat the Foods You Love, Regain Your Health, and Lose the Weight for Good!*, S. 40.
[62] Ibid.
[63] o. V., “Zucker - Auswirkungen auf den Körper.”
[64] Diamond, *Fit fürs Leben / Fit for Life 2 von Harvey Diamond und Irmingard Hagen*, 2:S. 348–349.
[65] Ibid., 2:S. 63.
[66] Ibid., 2:S. 58f.
[67] o. V., “Obst, Obstlagerung, Fruchtobst, Samenobst, Wildobst, Beerenarten, Früchte: Definition, Warenkunde, Lebensmittelkunde,” accessed October 23, 2014, http://www.lebensmittellexikon.de/o0000180.php.
[68] o. V., “Gesunde Verdauung durch richtige Kombination der Lebensmittel,” *Zentrum der Gesundheit*, July 15, 2014, http://www.zentrum-der-gesundheit.de/gesunde-verdauung-ia.html.
[69] Ibid.
[70] Ibid.
[71] o. V., “Gesunde Verdauung durch richtige Kombination der Lebensmittel,”

Zentrum der Gesundheit, July 15, 2014, http://www.zentrum-der-gesundheit.de/gesunde-verdauung-ia.html.
[72] Diamond, *Fit fürs Leben / Fit for Life 2 von Harvey Diamond und Irmingard Hagen*, 2:S. 62.
[73] vgl. *A Day in the Life of a High Carb Vegan with Freelee the Banana Girl*, 2014, http://www.youtube.com/watch?v=ZRuytGHlpNc&feature=youtube_gdata_player. (Übersetzung v. Verf.)
[74] Becker, "Komplexe Kohlenhydrate: Basis der gesunden Ernährung."
[75] o. V., "Fructose (Fruchtzucker) - Die gefährlichste Form aller Zuckerarten," *Zentrum der Gesundheit*, March 9, 2014, http://www.zentrum-der-gesundheit.de/fruchtzucker.html.
[76] o. V., "Zucker - Auswirkungen auf den Körper."
[77] Redaktion, "Wie gefährlich sind Obst und Gemüse?," *Wie gefährlich sind Obst und Gemüse? - Kopp Online*, September 11, 2013, http://info.kopp-verlag.de/medizin-und-gesundheit/gesundes-leben/redaktion/wie-gefaehrlich-sind-obst-und-gemuese-.html.
[78] Katrin Mehner, "Was ist Sorbit (Sorbitol)?," *Was ist Sorbit (Sorbitol)? - gesundheit.de*, April 30, 2012, http://www.gesundheit.de/wissen/haetten-sie-es-gewusst/ernaehrung/was-ist-sorbit.
[79] Barnard, MD, *Iss dich fit*, S. 250.
[80] McDougall and McDougall, *The Starch Solution: Eat the Foods You Love, Regain Your Health, and Lose the Weight for Good!*, S. 20.
Original: Too few people know that for free they can have all the health and beauty that money can't buy. (Übersetzung v. Verf.)
[81] o. V., "Zucker - Auswirkungen auf den Körper."
[82] Campbell and Campbell, *China Study: Die wissenschaftliche Begründung für eine vegane Ernährungsweise*, S. 98.
[83] o. V., "Zucker - Auswirkungen auf den Körper."
[84] Ibid.
[85] Ibid.
[86] Barnard, MD, *Iss dich fit*, S. 78ff.
[87] Ibid.
[88] Ibid., S. 237.
[89] Campbell and Campbell, *China Study: Die wissenschaftliche Begründung für eine vegane Ernährungsweise*, S. 99.
[90] Julieanna Hever, RD, "How Can a Low-Fat, High-Carbohydrate Diet Keep Me from Losing Weight? - Fats and Weight Loss," *Sharecare*, accessed October 20, 2014, http://www.sharecare.com/health/fats-and-weight-loss/low-fat-high-carbohydrate-diet-losing-weight.
[91] McDougall and McDougall, *The Starch Solution: Eat the Foods You Love, Regain Your Health, and Lose the Weight for Good!*, S. 6.
Original: The gold medal for the carbohydrate most beneficial to humans goes to starch. [...] Starch is valuable to us because we can break it down into simple sugars that provide us with sustained energy and keep us feeling full and satisfied.
[92] Ibid., S. 4.
Original: Plants store in their roots, stems, leaves, flowers, seeds, and fruits the starch they produce. The stored starch provides them with a source of energy when they need it later, keeping them alive through the winter and fueling their reproduction the following spring. It's what makes starchy vegetables, legumes,

and grains so healthy to eat: Their high concentration of carbohydrates not only sustains the plants but also provides the energy needed to sustain human life. Starch should be our primary source of digestible carbohydrate. (Übersetzung v. Verf.)

93 Ibid., S. 4f.

94 o. V., "Thinnest People Eat a Lot of This Food," *Thinnest People Eat a Lot of This Food*, n.d., http://webcenters.netscape.compuserve.com/homerealestate/package.jsp?name=fte/thinnestpeople/thinnestpeople.

95 John McDougall, "Dr. McDougall's Comments on the National Headlines about the March 18, 2014 Annals of Internal Medicine Article Suggesting Saturated Fat (Dairy, Meat, and Eggs) Is OK to Eat," March 2014, https://www.drmcdougall.com/misc/2014other/comments/satfat.htm.
Original: A widely held belief is that the sugars in starches are readily converted into fat and then stored unattractively in the abdomen, hips, and buttock. Incorrect! And there is no disagreement about the truth among scientists or their published scientific research.5-13 After eating, the complex carbohydrates found in starches, such as rice, are digested into simple sugars in the intestine and then absorbed into the bloodstream where they are transported to trillions of cells in the body in order to provide for energy. Carbohydrates (sugars) consumed in excess of the body's daily needs can be stored (invisibly) as glycogen in the muscles and liver. The total storage capacity for glycogen is about two pounds. Carbohydrates consumed in excess of our need and beyond our limited storage capacity are not readily stored as body fat. Instead, these excess carbohydrate calories are burned off as heat (a process known as facultative dietary thermogenesis) or used in physical movements not associated with exercise.9,13 The process of turning sugars into fats is known as de novo lipogenesis. Some animals, such as pigs and cows, can efficiently convert the low-energy, inexpensive carbohydrates found in grains and grasses into calorie-dense fats.5 This metabolic efficiency makes pigs and cows ideal "food animals." Bees also perform de novo lipogenesis; converting honey (simple carbohydrates) into wax (fats). However, human beings are very inefficient at this process and as a result de novo lipogenesis does not occur under usual living conditions in people.5-13 When, during extreme conditions, de novo lipogenesis does occur the metabolic cost is about 30% of the calories consumed—a very wasteful process.11 Under experimental laboratory conditions overfeeding of large amounts of simple sugars to subjects will result in a little bit of de novo lipogenesis. For example, trim and obese women were overfed 50% more total calories than they usually ate in a day, along with an extra 3.5 ounces (135 grams) of refined sugar. From this overfeeding the women produced less than 4 grams (36 calories) of fat daily, which means a person would have to be overfed by this amount of extra calories and sugar every day for nearly 4 months in order to gain one extra pound of body fat.10 Obviously, even overeating substantial quantities of refined and processed carbohydrates is a relatively unimportant source of body fat. So where does all that belly fat come from? The fat you eat is the fat you wear. (Übersetzung v. Verf.)
Zitiert nach (Quellenverweis):

• 5) Hellerstein MK. De novo lipogenesis in humans: metabolic and regulatory aspects. Eur J Clin Nutr. 1999 Apr;53 Suppl 1:S53-65.
• 6) Acheson KJ, Schutz Y, Bessard T, Anantharaman K, Flatt JP, Jequier E. Glycogen storage capacity and de novo lipogenesis during massive carbohydrate

overfeeding in man. Am J Clin Nutr. 1988 Aug;48(2):240-7.
• 7) Minehira K, Bettschart V, Vidal H, Vega N, Di Vetta V, Rey V, Schneiter P, Tappy L. Effect of carbohydrate overfeeding on whole body and adipose tissue metabolism in humans. Obes Res. 2003 Sep;11(9):1096-103.
• 8) McDevitt RM, Bott SJ, Harding M, Coward WA, Bluck LJ, Prentice AM. De novo lipogenesis during controlled overfeeding with sucrose or glucose in lean and obese women. Am J Clin Nutr. 2001 Dec;74(6):737-46
• 9) Dirlewanger M, di Vetta V, Guenat E, Battilana P, Seematter G, Schneiter P, Jequier E, Tappy L. Effects of short-term carbohydrate or fat overfeeding on energy expenditure and plasma leptin concentrations in healthy female subjects. Int J Obes Relat Metab Disord. 2000 Nov;24(11):1413-8.)
• 10) McDevitt RM, Bott SJ, Harding M, Coward WA, Bluck LJ, Prentice AM. De novo lipogenesis during controlled overfeeding with sucrose or glucose in lean and obese women. Am J Clin Nutr. 2001 Dec;74(6):737-46
• 11) Danforth E Jr. Diet and obesity. Am J Clin Nutr. 1985 May;41(5 Suppl):1132-45.
• 12) Hellerstein MK. No common energy currency: de novo lipogenesis as the road less traveled. Am J Clin Nutr. 2001 Dec;74(6):707-8.
• 13) Tappy L. Metabolic consequences of overfeeding in humans. Curr Opin Clin Nutr Metab Care. 2004 Nov;7(6):623-8.

[96] o. V., "Your Eatopia - Blog - Edema: The Bane (and Blessing) of the Recovery Process," May 22, 2012, http://www.youreatopia.com/blog/2012/5/22/edema-the-bane-and-blessing-of-the-recovery-process.html.

[97] Becker, "Komplexe Kohlenhydrate: Basis der gesunden Ernährung."

[98] Barnard, MD, *Iss dich fit*, S. 247 f.

[99] McDougall and McDougall, *The Starch Solution: Eat the Foods You Love, Regain Your Health, and Lose the Weight for Good!*, S. 14.
Original: When we consume too much fat, the body looks for a place to store it, typically in the belly, buttocks, and thighs. The fat you eat is the fat you wear, quite literally. Starches provide energy and an abundance of nutrients without being stored visibly as fat. Quite the opposite: They fuel us with the proteins, essential fats, vitamins, and minerals that make our bodies run like the efficient machines they were meant to be. (Übersetzung v. Verf.)

[100] McDougall and McDougall, *The Starch Solution: Eat the Foods You Love, Regain Your Health, and Lose the Weight for Good!*.
Original: With all those efficient calories, you would think that starches would promote excess weight gain, but they don't. That's because your body efficiently regulates the use of the carbohydrates you get from starch: Even if you consume them in excess, the body will burn them off as heat and energy rather than store much of them as fat. (Übersetzung v. Verf.)
Zitiert nach (Quellenverweis):
• FlattJP. Carbohydrate balance and body-weight regulation. hoc NutT Soc. 1996 Mar; 55 (J B): H9-65.

[101] Barnard, MD, *Iss dich fit*, S. 248.

[102] o. V., "Durianrider - Raw Food Interview," *Loving It Raw*, accessed October 27, 2014, http://www.lovingitraw.com/durianrider.html.

[103] *What 12 Years High Carb Vegan Fruitarian Diet Has Done To My Body Fat*, 2013,
https://www.youtube.com/watch?v=nj1rTH3KugM&feature=youtube_gdata_player. (Übersetzung v. Verf.)

[104] The New York Times, "CANCER INCREASING AMONG MEAT EATERS;

Particularly Among the Foreign-Born Using Foods Derived from Diseased Animals. ADAMS'S CHICAGO FIGURES On the Other Hand, Italians and Chinese, Practically Vegetarians, Show the Lowest Mortality of All."
[105] McDougall and McDougall, *The Starch Solution: Eat the Foods You Love, Regain Your Health, and Lose the Weight for Good!*, S. 41.
Zitiert nach (Quellenverweis):
• Hegsted M, Schuette SA, Zemel MB, Linkswiler HM. Urinary calcium and calcium balance in young men as affected by level of protein and phosphorus intake.J Nutr. 1981 Mar; 111 (3): 553-62
[106] Rich Roll, "Slaying The Protein Myth," *Medium*, July 2014, https://medium.com/@richroll/slaying-the-protein-myth-edf53585e778.
[107] Barnard, MD, *Iss dich fit*, S. 240.
[108] "Veganismus Und Die Sache Mit Dem Protein," accessed November 9, 2014, http://www.peta.de/veganismus-und-die-sache-mit-dem-protein.
[109] Ibid.
[110] Ibid.
[111] McDougall and McDougall, *The Starch Solution: Eat the Foods You Love, Regain Your Health, and Lose the Weight for Good!*, S. 88.
Zitiert nach (Quellenverweis):
• Hegsted DM. Minimum protein requirements of adults. AmJ ClinNutr. 1968 May; 21 (5): 352-27.
• Dole V. Dietary treatment of hypertension: clinical and metabolic studies of patients on the rice-fruit diet.J Clin Invest. 1950; 29: 1189-1206.
[112] Ibid.
Zitiert nach (Quellenverweis):
• Millward DJ. The nutritional value of plant-based diets in relation to human amino acid and protein requirements. Proc Nutr Soc. 1999 May; 58 (2): 249-60.
[113] Campbell and Campbell, *China Study: Die wissenschaftliche Begründung für eine vegane Ernährungsweise*, S. 329.
[114] *Dr. Tel Oren (MD): The Truth about Protein*, 2011, https://www.youtube.com/watch?v=aR9iz8d_Dj4&feature=youtube_gdata_player.
[115] Diamond, *Fit fürs Leben / Fit for Life 2 von Harvey Diamond und Irmingard Hagen*, 2:S. 374.
Zitiert nach (Quellenverweis):
• Mazess, Richard Z., Ph. D., et al.: »Mineralstoffgehalt der Knochen bei den Eskimos in Nordaalaska« (Bone Mineral Content of North Alaskan Eskimos), in: »American Journal fo Clinical Nutrition«, Vol. 27, Seot. 1974, Seite 916.
[116] Ingeborg Bördlein, "Ohne Salz Würde Der Mensch Nicht Überleben," *Welt Online*, February 15, 2008, sec. Wissen, http://www.welt.de/wissenschaft/article1677815/Ohne-Salz-wuerde-der-Mensch-nicht-ueberleben.html.
[117] McDougall, "Salt Sugar Fat: How the Food Giants Hooked Us."
[118] Giulia Enders, *Darm mit Charme: Alles über ein unterschätztes Organ* (Berlin: Ullstein Hardcover, 2014), S. 55.
[119] Bördlein, "Ohne Salz Würde Der Mensch Nicht Überleben."
[120] McDougall, "Salt Sugar Fat: How the Food Giants Hooked Us."
[121] Barnard, MD, *Iss dich fit*, S. 210.
[122] McDougall, "Salt Sugar Fat: How the Food Giants Hooked Us."
[123] Bördlein, "Ohne Salz Würde Der Mensch Nicht Überleben."
[124] *George Guthrie, MD Says Not to Worry about Salting Your Food.*, 2014,

https://www.youtube.com/watch?v=rVK5fLtPQKI&feature=youtube_gdata_player.
[125] Conor Farren, *Overcoming Alcohol Misuse: A 28-Day Guide* (Orpen Press, 2011).
[126] Susanne Schoeppner, "Das Nervengift Der Gesellschaft: Die Wahrheit Über Alkohol," *FOCUS Online*, accessed November 8, 2014, http://www.focus.de/gesundheit/videos/das-nervengift-der-gesellschaft-die-wahrheit-ueber-alkohol_id_3067788.html.
[127] Simone Herzner, "Sucht Hat Viele Gesichter," May 8, 2005, http://www.apotheken-umschau.de/Sucht.
[128] Ibid.
[129] Barnard, MD, *Iss dich fit*, S. 49.
[130] "Alkoholstoffwechsel - Lexikon der Ernährung," accessed November 9, 2014, http://www.spektrum.de/lexikon/ernaehrung/alkoholstoffwechsel/280.
[131] Y. Schutz, "Role of Substrate Utilization and Thermogenesis on Body-Weight Control with Particular Reference to Alcohol," *The Proceedings of the Nutrition Society* 59, no. 4 (November 2000): 511–17.
[132] J. J. Shelmet et al., "Ethanol Causes Acute Inhibition of Carbohydrate, Fat, and Protein Oxidation and Insulin Resistance," *The Journal of Clinical Investigation* 81, no. 4 (April 1988): 1137–45, doi:10.1172/JCI113428.
[133] Séverine Sabia et al., "Alcohol Consumption and Cognitive Decline in Early Old Age," *Neurology* 82, no. 4 (January 28, 2014): 332–39, doi:10.1212/WNL.0000000000000063.
[134] "Alkoholstoffwechsel - Lexikon der Ernährung."
[135] Werner Bartens, "Gesundheitsrisiko Alkohol: Der kleine Schluck zu viel," *sueddeutsche.de*, February 6, 2012, sec. wissen, http://www.sueddeutsche.de/wissen/gesundheitsrisiko-alkohol-der-kleine-schluck-zu-viel-1.473025.
Zitiert nach (Quellenverweis): Fachblatt Journal of the National Cancer Institute, Naomi Allen, Bd.101, S.296, 2009; Quelle: Google Alkohol Alert, 26.2.09
[136] Richard D. Semba et al., "Resveratrol Levels and All-Cause Mortality in Older Community-Dwelling Adults," *JAMA Internal Medicine* 174, no. 7 (July 1, 2014): 1077, doi:10.1001/jamainternmed.2014.1582.
[137] Peter Dr. med . Teuschel, "Depression und Alkoholismus," *NetDoktor.de*, July 6, 2010, http://www.netdoktor.de/Gesund-Leben/Alkohol+Drogen/Alkohol/Depression-und-Alkoholismus-5275.html.
[138] Farren, *Overcoming Alcohol Misuse*, S. 6.
(Übersetzung v. Verf.:)"Es kann 30 Jahre dauern, um das Stadium einer wahren Abhängigkeit von Alkohol zu erreichen. Es kann jedoch nur 30 Tage dauern, um eine Genesung zu verzeichnen, wenn alles glatt geht."
[139] Hever, RD, "How Can a Low-Fat, High-Carbohydrate Diet Keep Me from Losing Weight?"
[140] Diamond, *Fit fürs Leben / Fit for Life 2 von Harvey Diamond und Irmingard Hagen*, 2:S. 176–177.
[141] vgl. Ibid., 2:S. 175, 177.
[142] vgl. Ibid., 2:S. 178.
[143] vgl. Ibid., 2:S. 178–179.
[144] Ibid., 2:S. 179.
[145] Ibid., 2:S. 185.
[146] Barnard, MD, *Iss dich fit*, S. 234.
[147] Ibid., S. 236.

[148] Ibid., S. 238f.
Zitiert nach (Quellenverweis):
• Danforth, E.,Jr., E. A. H. Sims, E. S. Horton, R. F. Goldman. 1975. Correlation of serum triiodothyronine concentrations (T3) with dietary composition, gain in weight, and thermogenesis in man. Diabetes (24), S. 406; Spaulding, S. W., I. J. Chopra, R. S. Sherwin, S. S. Lyall. 1976. Effect of caloric restriction and dietary composition on serum T3 and reverse T3 in man. Journal of Clinical Endocrinology and Metabolism (42), S. 197-200; Mathieson, R. A., J. L. Walberg, F. C. Gwazdauskas, D. E. Hinkle, J. M. Gregg. 1986. The effect of varying earbohydrate content of a very-low-caloric diet on resting metabolic rate and thyroid hormones. Metabolism (35), S. 394-398.
[149] Ibid., S. 240.
[150] Ibid., S. 243.
[151] Ibid.
[152] Ibid., S. 242.
[153] Justine Kocur, "Säure-Basen-Haushalt," *Säure-Basen-Haushalt - Alles im Lot*, n.d., http://www.reformhaus.de/wohlbefinden/saeure-basen-haushalt-alles-im-lot.html.
[154] "Basische Ernährung," *Ratgeber gesund leben - basische Ernährung als Lösung*, November 2012, http://www.ratgeber-gesund-leben.de/basische-ernaehrung.htm.
[155] McDougall and McDougall, *The Starch Solution: Eat the Foods You Love, Regain Your Health, and Lose the Weight for Good!*, S. 43.
Original: Even if you are already showing signs of sickness from the excess of meat, dairy, and eggs, there is hope. Starch has an immense ability to allow your body to naturally heal itself. (Übersetzung v. Verf.)
[156] Helmut Wandmaker, *Rohkost statt Feuerkost: Wahre Gesundheit durch natürliche Nahrung*, 9. ed. (München: Goldmann Verlag, 1996), S. 99.
[157] *John Mackey Discusses the Whole Foods Health Care System*, 2014, https://www.youtube.com/watch?v=Vw5JVkGNMUc&feature=youtube_gdata_player.
Original: "The one [program] that's had the biggest impact in terms of really changing people's lives[...]: we work with 4 different doctors around the country and their programs are all 99% alike. They are whole food plant based diets that significantly reduce any kind of refined sugars, that don't have oil in them, that have virtually have no animal food and are all plant based. The four programs, each of them, is miraculous. The results are significant in just seven days.[...] The human body is more resilient, I had no idea. It can heal itself fairly rapidly if we just stop poisoning it. It wants to heal. Only we just keep insulting it with poison day after day after day. But turn the poison off, give him healthy nutritious food, body starts to heal, starts to return to a healthy state and healthy condition. Disease takes reverse. It's astounding." (Übersetzung v. Verf.)
[158] Barnard, MD, *Iss dich fit*, S. 23.
[159] Ibid., S. 282.
[160] Ibid., S. 284f.
[161] Campbell and Campbell, *China Study: Die wissenschaftliche Begründung für eine vegane Ernährungsweise*, S. 396.
[162] *George Guthrie, MD Says Not to Worry about Salting Your Food.*
[163] McDougall and McDougall, *The Starch Solution: Eat the Foods You Love, Regain Your Health, and Lose the Weight for Good!*, S. 20.
Original: Too few people know that for free they can have all the health and

beauty that money can't buy. (Übersetzung v. Verf.)
[164] Campbell and Campbell, *China Study: Die wissenschaftliche Begründung für eine vegane Ernährungsweise*, S. 6.
[165] Ibid.
[166] Ibid., S. 58f.
[167] Ibid., S. 58.
[168] Ibid., S. 59f.
[169] Barnard, MD, *Iss dich fit*, S. 73.
[170] Campbell and Campbell, *China Study: Die wissenschaftliche Begründung für eine vegane Ernährungsweise*, S. 65.
[171] Diamond, *Fit fürs Leben / Fit for Life 2 von Harvey Diamond und Irmingard Hagen*, 2:S. 184–185.
[172] Barnard, MD, *Iss dich fit*, S. 289.
[173] Ibid., S. 290.
[174] McDougall and McDougall, *The Starch Solution: Eat the Foods You Love, Regain Your Health, and Lose the Weight for Good!*, S. 4f.
[175] Ibid., S. 210.
Original: 1. Eat more starch. Eat as much starch as you like. Don't go hungry. 2. Choose the least processed starches and other foods you can find. (For example, brown rice is better than white; cooked whole grains are better than products made with white flour.) 3. Eat plenty of vegetables and fruits. 4. Eliminate animal food from your diet, including meat, poultry, fish, eggs, cheese, and milk. 5. Keep your fat intake as low as possible, enjoying avocado, coconut, other nuts, and seeds only as occasional treats. 6. Avoid any added fat in your food, including butter, margarine, and all vegetable oils, even olive oil. 7. When eating soy foods, skip those that are highly processed (e.g., soy burgers) and enjoy minimally processed soy foods like tofu, edamame (soybeans), and soy milk as infrequent additions in small quantities; they're richer than you think. 8. Go easy on sugar and salt, but don't sweat the unimportant stuff. They're usually the scapegoat, not the problem. Whenever possible, add them to the surface of the foods. (Übersetzung v. Verf.)
[176] o. V., "Zucker - Auswirkungen auf den Körper."
[177] Barnard, MD, *Iss dich fit*, S. 252f.
[178] Kelly Dr. Neff, "Healthy Diet and Lifestyle Choices May Actually Re-Program Your Brain, According to a New Study," *The Mind Unleashed*, March 9, 2014, http://themindunleashed.org/2014/09/healthy-diet-lifestyle-choices-may-actually-re-program-brain-according-new-study.html.
Zitiert nach (Quellenverweis):
• Malter, M., G. Schriever, U. Eilber. 1989. Natural killer cells, vitamins, and other blood components of vegetarian and omnivorous men. Nutrition and Cancer (12), S. 271-278.
[179] John McDougall, MD, "McDougall's Moments: Maximum Weight Loss Diet," March 2014, https://www.drmcdougall.com/health/education/videos/mcdougalls-moments/maximum-weight-loss-diet/.
[180] McDougall and McDougall, *The Starch Solution: Eat the Foods You Love, Regain Your Health, and Lose the Weight for Good!*, S. 216.
Zitiert nach (Quellenverweis):
• Malter, M., G. Schriever, U. Eilber. 1989. Natural killer cells, vitamins, and other blood components of vegetarian and omnivorous men. Nutrition and Cancer (12), S. 271-278.

---

[181] McDougall, MD, "McDougall's Moments: Maximum Weight Loss Diet."
[182] McDougall and McDougall, *The Starch Solution: Eat the Foods You Love, Regain Your Health, and Lose the Weight for Good!*, S. 4f.
[183] Ibid., S. 216.
Original: • Increase the amount of nonstarchy green, yellow, and orange vegetables you eat to about one-third to one-half of the food on your plate • Fill the remainder of your plate with starch. • Avoid all simple sugars, including dried fruits and juices. • Keep fresh fruits to one or two a day • Avoid flours and flour products, including breads, bagels, and pastas. • Steer clear of all high-fat plant foods, such as nuts, seeds, avocados, olives, and soy-based foods. • Eat many small meals a day rather than one or two large ones. • Eat a simple meal plan, like sweet potatoes and broccoli or beans and rice with a nonstarchy vegetable. Greater variety results in more food consumed. • Don't eat out at restaurants. • Exercise more frequently to burn more calories and to tame an overactive appetite. (Übersctzung v. Verf.)
[184] Barnard, MD, *Iss dich fit*, S. 245ff.
[185] W. Glo□ckner, W. Jansen, and R. G. Weissenhorn, *Handbuch Der Experimentellen Chemie, Sekundarbereich II*, vol. 1: Wasserstoff, Stickstoff- und Sauerstoffgruppe (Köln: Aulis Verlag Deubner, 2002), S. 1.
[186] o. V., "Dehydratation - Wassermangel," *Zentrum der Gesundheit*, July 31, 2014, http://www.zentrum-der-gesundheit.de/dehydratation.html.
[187] Enders, *Darm mit Charme*, S. 79.
[188] Kathrin Dr. Holzschneider, "Mangel und Überschuss an Serotonin," *Serotonin*, October 7, 2012, http://www.gesundheit.de/krankheiten/psyche-und-sucht/depressionen/serotonin.
[189] o. V., "Zucker - Auswirkungen auf den Körper."
[190] Barnard, MD, *Iss dich fit*, S. 106f.
[191] Jeff Iliff, "One More Reason to Get a Good Night's Sleep," October 13, 2014, https://www.youtube.com/watch?v=MJK-dMlATmM.
Original: [...01.32] We found that sleep may actually be a kind of elegant design solution to some of the brains most basic needs. [...1:53] The first problem that every organ must solve is the continuous supply of nutrients to fuel all the cells of the body. In the brain, that is especially critical. Its intense electrical activity uses up a quarter of the body's entire energy supply (!) even though the brain accounts for only about 2% of the body's mass. [...2:46] Now just as every cell requires nutrients to fuel it every cell also produces waste as a byproduct. And the clearance of the waste is the second basic problem that each organ has to solve. [...8:00] When the brain is awake and is at it's most busy it puts off clearing away the waste from the spaces between its cells until later. And then when it goes to sleep and doesn't have to be as busy it shifts into a kind of cleaning mode to clear away the waste from the spaces between its brain, the waste that has been accumulated throughout the day.[...] You and I go to sleep every night. But our brains, they never rest. While our body is still and our mind is off walking in dreams somewhere the elegant machinery of the brain is quietly hard at work cleaning and maintaining this unimaginable complex machine. [...] When it comes to cleaning the brain it is the very health and function of the mind and the body that's at stake. Which is why understanding these basic housekeeping functions of the brain today may be critical for preventing and treating deceases of the mind tomorrow. (Übersetzung v. Verf.)
[192] Ibid.
Original: Insufficient sleep has been strongly and repeatedly linked to obesity.

Whether it's a cause or consequence of obesity I can't say for sure, but in any case it's important for health to sleep until you feel rested. If your sleep quality is poor due to psychological stress, meditating before bedtime may help. I find that meditation has a remarkable effect on my sleep quality. (Übersetzung v. Verf.)
[193] *What 12 Years High Carb Vegan Fruitarian Diet Has Done To My Body Fat. Original:* One MUST get consistent early nights to ensure success on a healthy weight loss lifestyle. More early nights means a healthier and faster metabolism + you will have greater nerve energy for the next day as your organs get the rest they need to function healthfully. (Übersetzung v. Verf.)
[194] Dr. Holzschneider, "Mangel und Überschuss an Serotonin."
[195] Ibid.
[196] Campbell and Campbell, *China Study: Die wissenschaftliche Begründung für eine vegane Ernährungsweise*, S. 255.
[197] Kocur, "Säure-Basen-Haushalt."
[198] Campbell and Campbell, *China Study: Die wissenschaftliche Begründung für eine vegane Ernährungsweise*, S. 255.
[199] vgl. Bailor, "How To Lower Your Set-Point Weight."
Zitiert nach (Quellenverweis):
• Bray GA: Effect of caloric restriction on energy expenditure in obese patients. Lancet 1969; 2:397-398
• Geissler CA, Miller DS, Shah M: The daily metabolic rate of the postobese and the lean. Am J Clin Nutr 1987; 45:914-920
• Haines H, Hackel Db, Schmidt-Nielsen K. Experimental Diabetes Mellitus Induced By Diet In the Sand Rat. Am J Physiol. 1965 Feb;208:297-300. Pubmed Pmid: 14259964.
• Jéquier E. Leptin signaling, adiposity, and energy balance. Ann N Y Acad Sci. 2002 Jun;967:379-88. Review. PubMed PMID: 12079865.
• Keesey RE, Powley TL. The regulation of body weight. Annu Rev Psychol. 1986;37:109-33. PubMed PMID: 3963779.
• Keys, Ancel. The Biology of Human Starvation: Volume I. Minneapolis: University of Minnesota Press, 1950. Print.
• Leibel RL, Hirsch J: Diminished energy requirements in reduced-obese patients. Metabolism 1984; 33:164-170
• Leibel RL, Rosenbaum M, Hirsch J. Changes in energy expenditure resulting from altered body weight. N Engl J Med. 1995 Mar 9;332(10):621-8. Erratum in: N Engl J Med 1995 Aug 10;333(6):399. PubMed PMID: 7632212.
• Obesity and leanness. Basic aspects. Stock, M., Rothwell, N., Author Affiliation: Dep. Physiology, St. George's Hospital Medical School, London Univ., London, UK.
• Peckham SC, Entenman C. The influence of a hypercaloric diet on gross body and adipose tissue composition in the rat. Res Dev Tech Rep. 1962 Feb 5:23. PubMed PMID: 14484833.
• Ravussin E, Burnand B, Schutz Y, et al: Energy expenditure before and during energy restriction in obese patients. Am J Clin Nutr 1985; 41:753-759
• Rosenbaum M, Murphy EM, Heymsfield SB, Matthews DE, Leibel RL. Low dose leptin administration reverses effects of sustained weight-reduction on energy expenditure and circulating concentrations of thyroid hormones. J Clin Endocrinol Metab. 2002 May;87(5):2391-4. PubMed PMID: 11994393.
• Rothwell NJ, Stock MJ. Energy expenditure of 'cafeteria'-fed rats determined from measurements of energy balance and indirect calorimetry. J Physiol. 1982 Jul;328:371-7. PubMed PMID: 7131317; PubMed Central PMCID: PMC1225664.

• Rothwell NJ, Stock MJ. Regulation of energy balance in two models of reversible obesity in the rat. J Comp Physiol Psychol. 1979 Dec;93(6):1024-34. PubMed PMID: 521518.
• Sclafani A, Springer D. Dietary obesity in adult rats: similarities to hypothalamic and human obesity syndromes. Physiol Behav. 1976 Sep;17(3):461-71. PubMed PMID: 1013192.
• Shah M, Miller DS, Geissler CA. Lower metabolic rates of post-obese versus lean women: Thermogenesis, basal metabolic rate and genetics. Eur J Clin Nutr. 1988 Sep;42(9):741-52. PubMed PMID: 3181107.
• Tordoff MG. Obesity by choice: The powerful influence of nutrient availability on nutrient intake. Am J Physiol Regul Integr Comp Physiol. 2002 May;282(5):R1536-9. PubMed PMID: 11959698.
• Weigle DS, Sande KJ, Iverius PH, Monsen ER, Brunzell JD. Weight loss leads to a marked decrease in nonresting energy expenditure in ambulatory human subjects. Metabolism. 1988 Oct;37(10):930-6. PubMed PMID: 3173112.
• Friedman JM, Halaas JL. Leptin and the regulation of body weight in mammals. Nature. 1998 Oct 22;395(6704):763-70. Review. PubMed PMID: 9796811.
• Jéquier E. Leptin signaling, adiposity, and energy balance. Ann N Y Acad Sci. 2002 Jun;967:379-88. Review. PubMed PMID: 12079865.
• Walks D, Lavau M, Presta E, Yang MU, Björntorp P. Refeeding after fasting in the • rat: effects of dietary-induced obesity on energy balance regulation. Am JClin Nutr. 1983 Mar;37(3):387-95. PubMed PMID: 6338694.
• Dulloo AG, Girardier L. Adaptive changes in energy expenditure during refeeding following low-calorie intake: evidence for a specific metabolic component favoring fat storage. Am J Clin Nutr. 1990 Sep;52(3):415-20. PubMed PMID: 2393003.
• Björntorp P, Yang MU. Refeeding after fasting in the rat: effects on body composition and food efficiency. Am J Clin Nutr. 1982 Sep;36(3):444-9. PubMed PMID: 7113950.
• Dulloo AG, Jacquet J, Girardier L. Autoregulation of body composition during weight recovery in human: The Minnesota Experiment revisited. Int J Obes Relat Metab Disord. 1996 May;20(5):393-405. PubMed PMID: 8696417.
• Layman DK. Dietary Guidelines should reflect new understandings about adult protein needs. Nutr Metab (Lond). 2009 Mar 13;6:12. PubMed PMID: 19284668; PubMed Central PMCID: PMC2666737.
• Ross R, Janssen I. Physical activity, total and regional obesity: dose-response considerations. Med Sci Sports Exerc. 2001 Jun;33(6 Suppl):S521-7; discussion S528-9. Review. PubMed PMID: 11427779.

[200] Monica Blaihman, n.d.
Original: BTW, every time it happened in the past it also got resolved immediately after i got back to limiting my fruit intake to 2-3 portions a day. It is related to fruit for sure...the question is what makes the different between the ones that do react this way to fruit and the others that seem to have no such problem.

[201] Teresa Law Rodriguez, n.d.
Original: The way I lose weight is to stay at the lower end of recommended calories, at around 2500 plus I work out every other day. But even if I consistently eat 3500 I don't gain, I just maintain.

[202] Marilyn Ricci, M.S., R.D., “How Can a Low-Fat, High-Carbohydrate Diet Keep Me from Losing Weight? - Fats and Weight Loss,” *Sharecare*, accessed October

20, 2014, http://www.sharecare.com/health/fats-and-weight-loss/low-fat-high-carbohydrate-diet-losing-weight.
Original: A high carbohydrate, low fat diet will only help you lose weight if your carbohydrates are high fiber foods and not refined sugars. This means a diet high in whole grains, vegetables and fruits. (Übersetzung v. Verf.)
[203] Brittany Flegel, n.d.
Original: I remember losing 20 lbs and still wearing the same size. It was hard, but I felt so much better I just stuck to it. I was a 16 for several months, then a 14, then several months went by and I finally went to get a new pair of pants and I was an 8! It's gradual, but once you get closer to your goal, a few pounds really make a difference. I wear a size 6 now (5'10" 135 lbs), and I go up a size around that time of the month just from 5 pounds of water weight.
[204] Barnard, MD, *Iss dich fit*, S. 251.
Zitiert nach (Quellenverweis):
• Wadelen, T. A., G. D. Faster, K. A Letizia, J. L. Mullen. 1990. Long-term effects of dieting on resting metabolic rate in obese outpatients. Journal of the American Medical Association (264), S. 707 -711; Foster, G. D., et a1. 1990. Controlled trial of the metabolic effects of a very-low-calorie diet: short- and long-term effects. American Journal of Clinical Nutrition (51), S, 167 -172.
[205] Ibid., S. 250ff.
[206] Ibid., S. 251.
Zitiert nach (Quellenverweis):
• Foster et al., Controlled trial of the metabolic effects of a very-low-caloric diet.
[207] Ibid.
[208] Diamond, *Fit fürs Leben / Fit for Life 2 von Harvey Diamond und Irmingard Hagen*, 2:S. 458.
[209] Enders, *Darm mit Charme*, S. 267.
[210] o. V., "Zucker - Auswirkungen auf den Körper."
[211] vgl. Diamond, *Fit fürs Leben / Fit for Life 2 von Harvey Diamond und Irmingard Hagen*, 2:S. 459–460.
[212] Ibid.
[213] Yourofsky, "Georgia Tech Lecture: Animal Rights."
[214] Neal Dr. Barnard, "Meat-Eating Falls to Lowest Levels in 3 Decades," Cancer, Diabetes, Health and Nutrition, *Dr. Barnard's Blog*, (July 3, 2014), http://www.pcrm.org/nbBlog/index.php/meat-eating-falls-to-lowest-levels-in-3-decades/.
[215] Ibid.
[216] *My Family Thinks Im Fucking Crazy!*, 2014, https://www.youtube.com/watch?v=6jRWakgMLlI&feature=youtube_gdata_player.
[217] Barnard, MD, *Iss dich fit*, S. 291f.
[218] McDougall and McDougall, *The Starch Solution: Eat the Foods You Love, Regain Your Health, and Lose the Weight for Good!*, S. 167.
[219] Barnard, MD, *Iss dich fit*, S. 291f.
[220] Ibid.
[221] McDougall and McDougall, *The Starch Solution: Eat the Foods You Love, Regain Your Health, and Lose the Weight for Good!*, S. 167.
[222] Ibid., S. 168.
[223] Ibid., S. 146.
Original: Isn't it fortunate that the same choices that best serve the planet and its inhabitants also benefit our personal health? (Übersetzung v. Verf.)

---

224 Jeremy Rifkin, "LA Times Commentary: There's a Bone to Pick With Meat Eaters," *LA Times Commentary*, May 27, 2002, http://www.upc-online.org/environment/020527latimes_bone.html.
225 "10 Gründe vegan zu werden," *peta2.de*, n.d., http://www.peta2.de/web/10gruende.1200.html.
226 Ibid.
227 Redaktion, "Klimakiller Fleisch," *ARIWA Animal Rights Watch - Klimakiller Fleisch*, accessed November 19, 2014, http://www.ariwa.org/wissen-a-z/archiv/wissen-archiv/34/62-klimakiller-fleisch.html.
228 Redaktion, "Für das Klima - Donnerstag Veggietag," *Klima*, accessed November 19, 2014, http://donnerstag-veggietag.de/hintergrund/klima.html.
229 Sina Weneit, "Welt-Vegetariertag: Wie ein Tag die Welt verändert," *Fit for Fun*, accessed November 18, 2014, http://www.fitforfun.de/abnehmen/gesund-essen/welt-vegetariertag-wie-ein-tag-die-welt-veraendert-169657.html.
230 Redaktion, "Die Bio-Lüge," *ARIWA Animal Rights Watch - Die Bio-Lüge*, accessed November 19, 2014, http://www.ariwa.org/wissen-a-z/archiv/wissen-archiv/35-hintergrund/61-die-bio-luege.html.
231 "10 Gründe vegan zu werden."
232 "Weltvegantag: Warum Promis auf Veganismus schwören PETA: Verzicht auf tierische Produkte kommt Tieren, Umwelt und der eigenen Gesundheit zugute," *Weltvegantag: Warum Promis auf Veganismus schwören*, November 2011, http://www.peta.de/weltvegantag-warum-promis-auf-veganismus-schwoeren-peta-verzicht-auf-tierische.
233 Ibid.
234 Rifkin, "LA Times Commentary."
235 Weneit, "Welt-Vegetariertag."
236 "Intensivtierhaltung: Umwelt," Animals Liberty, *Willkommen bei Animal's Liberty*, (n.d.), http://animalsliberty.de/intensivtierhaltung_umwelt.html.
237 Ibid.
238 Linda, "Vegane Produkte aus dem Supermarkt," May 10, 2014, http://www.deutschlandistvegan.de/vegane-produkte-aus-dem-supermarkt/.
239 *Chocolate, Cheese, Meat, and Sugar -- Physically Addictive*, 2010, http://www.youtube.com/watch?v=5VWi6dXCT7I&feature=youtube_gdata_player.
240 Campbell and Campbell, *China Study: Die wissenschaftliche Begründung für eine vegane Ernährungsweise*, S. 235.

12419706R00157

Printed in Poland
by Amazon Fulfillment
Poland Sp. z o.o., Wrocław